心理咨询与治疗系列教材

朋辈心理咨询

技巧、伦理与视角

（第2版）

[美] 文森特·J·丹德烈亚（Vincent J. D'Andrea）
彼得·萨洛维（Peter Salovey） 编

中国人民大学朋辈心理咨询中心 译

Peer Counseling

Skills,Ethics and Perspectives

(Second Edition)

中国人民大学出版社
· 北京 ·

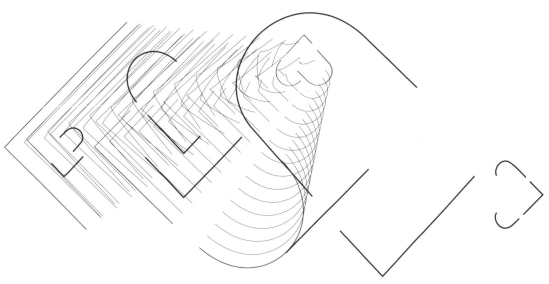

中文版推荐序

对于中国学生，寻求学术发展和心理健康的平衡是个不小的挑战。过去的四年中，我多次访问中国的大学，欣慰地看到校方不仅关注学生的学业发展，而且关心学生的心理健康。越来越多的人意识到智力和心理的完善才是成功的双重保障。经过多年的努力，个体心理咨询在中国逐渐成熟，虽然要做的工作还有许多，但我认为中国的大学已经有能力承办出色的心理咨询项目。发展此类项目最核心的工作是向学员介绍和传授进行朋辈心理咨询的技巧。这本书详细介绍了成为朋辈心理咨询师需要具备的特质和持续开展一个心理咨询项目的主要要求，书中的内容详尽、实用、易懂。

实证研究证明，寻求专业的心理咨询要比与朋友聊天或做一些积极的事情有效得多。另外，朋辈咨询师和来访者背景相仿、年龄相似的特点会使咨询得到更好的效果。书中讨论的关于提高朋辈咨询效果的技巧对于咨询师自身也益处颇丰。在帮助他人的同时咨询师也会建立起积极的自我意识，增加自信。参加朋辈心理咨询项目会催生集体归属感，使彼此融入到精神关怀的氛围中，建立起每个成员的集体责任感。朋辈咨询师也可以将学到的知识应用到生活的方方面面。

在美国，朋辈心理咨询充当了许多大学生心理健康项目的核心环节，朋辈咨询师更是许多自助小组、心理抚慰、疾病预防、代际咨询、预防自杀热线和纠纷调解项目中的关键成员。在斯坦福大学，宿舍管理、性健康咨询和危机咨询等项目中甚至也有朋辈咨询师工作的身影，斯坦福大学的“桥”朋辈心理咨询项目已成功开展40余年，其对朋辈咨询师的培训就主要依靠本书中阐述的朋辈咨询的相关原则和技巧。

《朋辈心理咨询：技巧、伦理与视角》一书为咨访关系等诸多复杂概念提供了清晰的说明，不仅阐述了朋辈心理咨询的基础理论，更提到了朋辈心理咨询伦理建立的重要性和发展多元化理论的意义，同时着重强调了针对大学生这个特殊群体的处理方法和一些建立发展朋辈心理咨询项目的意见。书中的内容对专业心理咨询师以及在心理援助、人际关系咨询等相关机构中的从业人员也会有不小帮助，同时也能帮助那些关注学生心理健康和个人成长的学校管理者和教职人员找到理论依据和指导方法。

亚历杭德罗·马丁内斯博士
斯坦福大学学生心理咨询和服务中心

译者序

在中国，“心理咨询”是舶来品，“朋辈心理咨询”亦然。

20 世纪 80 年代中期，专业的心理咨询机构开始在中国高校出现，经过几十年的发展，心理健康教育与心理健康服务的日益精细化，成为中国高校学生工作发展的大趋势。相较于欧美高校，中国高校的心理健康教育与心理健康服务，在充分借鉴西方经验的基础上，更体现出鲜明的“中国特色”，其表现即是以开设课程的形式，面向全体学生普及心理健康知识，并辅之以大量的、常规性的校园心理健康教育活动。在“覆盖全体”、“全员参与”的目标之下，心理健康知识与活动的普及得到了方方面面的重视。但是，心理健康教育与心理咨询，作为高校学生工作中最具专业性的工作，其专业性的体现和所提供服务的专业水平之提升，需要不断的学习和点滴的积累，在追求“本土化”的同时，充分的学习和借鉴永远是第一位的。

朋辈心理咨询（Peer Counseling）起源于美国，20 世纪七八十年代传入中国的香港和台湾地区，并逐渐成为高校心理健康服务的重要内容之一。内地高校朋辈心理咨询的历史不长，但在严格规范意义上的朋辈心理咨询形成之前，各种形式的同伴教育模式就已经存在，比如“一帮一结对子”、“学习小组”或高年级学生帮助低年级学生等。这些出于实际工作需要和管理者经验的教育模式，不仅很好地契合了学生的年龄特点和心理需求，更有着充分的科学依据。许多专家经过研究发现，当学生遇到心理困扰时，他们首先求助的不是专业的心理咨询师或社会工作者，也不是家长和老师，而是身边的朋友和同学。同龄人之间由于年龄相仿，经历近似，因此更容易敞开心扉，倾诉烦恼，彼此安慰，形成“共情”。所以，无论从理论的支撑，还是现实的需要来看，开展朋辈心理健康教育都有着充分的依据和充足的人力资源条件。

不过，正如前文所提到的，心理咨询工作的专业性，决定了它的“门坎”也是比较高的。也就是说，在具备爱心和助人热情的同时，要做好这个工作必须接受一定的专业培训，经受一定的实践磨练，并要接受专业人员的定期指导。这一系列的工作流程是不能缺少的。所以，我不认为朋辈心理咨询工作就是一个“低成本”的工作，靠学生干部的“振臂一呼”就可以在短时间内建立起几十甚至是几百人的队伍，把工作开展起来。尽管参与心理健康教育与咨询工作的学生是“准专业人员”，但他们也需要充足的“专业培训”。早在2005年，我校心理中心与学校的社工系合作开展了朋辈互助项目，受过专业训练的朋辈心理辅导员（以社工系社会工作研究生为主，包括部分高年级班级心理健康委员）在同学中开展了具有心理健康教育功能的各项服务。2008年，我校朋辈互助辅导员张沁怡、赵茜多次参加中国红十字会举办的危机干预国际研讨会；2009年，张璐璐代表我校朋辈互助项目学生参加了团中央、北京市教工委、北京高教学会联合举办的“和你一路同行”大学生心理健康论坛，并担任朋辈互助分论坛主席；2009年《中国青年报》专题报道了由我校曹小话、何晓霞同学开展的“互动心理剧”工作坊。

近年来，中国人民大学在发展自己的朋辈心理咨询项目方面进行了一系列的探索。其主要步骤就是引入斯坦福大学“桥”这一朋辈心理咨询项目，以提升朋辈心理咨询服务的专业化水平。

“桥”这一朋辈心理咨询项目在斯坦福大学已经走过了40年的历程。斯坦福大学心理咨询中心通过对斯坦福大学学生心理咨询师进行专业系统的培训，使之具备倾听、情绪处理、问题解决等专业的助人技能，那些完成75小时培训、考核合格的学生可以成为朋辈心理咨询师，全天候给予求助的同学以热线或面对面的心理帮助。

2010年11月8日至12日，我校心理健康教育与咨询中心、北京大学心理健康教育与咨询中心、美国斯坦福大学心理咨询中心共同举办了首次“大学生朋辈心理咨询工作坊”，由美国斯坦福大学心理咨询中心亚历杭德罗·马丁内斯（Alejandro Martinez）博士主讲，来自中国人民大学、北京大学、复旦大学、上海交通大学等高校的40余名心理咨询师参加。

2011年2月，我校正式启动了“朋辈心理咨询师培训计划”。作为朋辈心理咨询工作的“后来者”，我们在项目开展的初期坚持了“拿来主义”，即不折不扣地按照斯坦福大学“桥”项目的培训模式训练朋辈咨询师，务必使学生掌握“原汁原味”的朋辈心理咨询技巧。在这个过程中，学生的学习和专业心理咨询师的学习是同步的。我们的专业咨询师在培训学生的过程中，也全面地了解了斯坦福大学朋辈心理咨询师的培训内容和工作流程。这种全面、系统的外来经验借鉴，是今后逐步消化与结合中国实际对以中国学生为服务对象的高校朋辈心理咨询工作作出全面调整的前提。为保证朋辈心理辅导员的基本素质，我们首先对自愿报名的学生进行了严格的遴选，挑选出的候选人要完成系统的初级、高级课程学习，经过严格的闭卷考试和操作技能的一对一评估，方能获得朋辈心理咨询师的上岗资格。而同学们课程学习的主要参考教材，就是现在呈现给大家的《朋辈心理咨询：技巧、伦理与视角》。为了使同学们更好地掌握教学内容，老师们还依据斯坦福大学朋辈心理咨询师的培训教材，选定了大量的英文资料供学生们阅读。

2011年11月23日，“中国人民大学朋辈心理咨询中心”开始试运行。其标志就是设在学生公寓“品园六楼”113房间和“品园三楼”105房间两个“朋辈小屋”的开放。尽管在前文我一再提到学习和借鉴斯坦福大学经验的“拿来主义”，但那主要是指在培训内容和训练方式上的“拿来”，在中心的实际运作过程中我们则必须结合学校的实际，“因地制宜”。回想起来，中心的成立并非一帆风顺。尽管我们有着想把工作做好、做精的巨大热情，但实际条件的制约也是必须要面对的现实。我参观过斯坦福大学的“朋辈心理中心”，那是校园里一座独栋的公寓，虽然是与他人共用，但也宽敞、明亮，接待、面谈，朋辈咨询师夜间值班的宿舍，工作设施齐全，功能明确。而在我校西郊校区寸土寸金的校园里很难找到一处独立的空间，来安置这样一个学生自主运营、以学生为服务对象的专业性的服务机构。后来，我们利用公寓的学生活动空间开设“朋辈小屋”，虽说有些无奈，但却意外地达到了“学生服务就在学生身边”的效果，如今想来，颇令人感慨。

在这里，我不能不谈起为了这个中心的建设而倾情投入、活力四射、创意频出而又十分享受助人快乐的那些可爱的学生们。“中国人民大学朋辈心理咨询中心”，我们定义她是“由学生处指导，由学生独立运营的校园服务机构，旨在在情感、学业、人际关系、就业、个人适应与发展等多方面为中国人民大学在校学生提供支持与帮助，使他们在同龄人中得到温暖和关怀，促进学生独立人格和良好心理适应能力的发展”的机构。也就是说，学校和老师出于学生培养的考虑，搭建了一个舞台，而活跃在台前与幕后的几乎都是学生。这里的学生不仅是指经过严格培训上岗的心理咨询师，还包括专门负责中心运营的学生行政助理。在老师们的指导下，他们自主设计了中心的标志、主页、宣传品，拍摄了宣传片，拟定了中心的工作章程，制定了严格、规范的工作流程，其工作的效率和质量令人赞叹。“朋辈小屋”这一新鲜概念也受到了同学们的追捧，试运行的短短 1 个月就接待了 50 多位来访者。

2012 年 1 月，应我校的邀请，马丁内斯博士再次来华，在中国人民大学举办了第二期朋辈心理咨询工作坊，并在工作坊开始的第一天作为嘉宾为“中国人民大学朋辈心理咨询中心”正式揭幕。他参观了我们的“朋辈小屋”，对同学们的工作环境和工作质量给予了高度的评价，同时，再次表示了对我们翻译出版《朋辈心理咨询：技巧、伦理与视角》一书的支持，并欣然同意为本书的中文版做序。而本书中文版的出版，我认为，恰恰反映了中美两国高校学生工作者倾力合作，以促进学生健康、全面发展的美好愿望。

当然，在翻译本书并不断消化其核心内容的过程中，我们也发现，由于文化背景的差异和校园氛围的不同，中美两国学生所面临的心理困惑，按其困扰程度来区分有明显的不同；在遵循普遍的咨询伦理与咨询技巧的同时，中国高校的朋辈咨询师要学会将从书本上学到的“西方经验”转换为可以被本土学生所接受的表达形式，创造性地解决由于文化差异带来的话语转换问题。这是一个很大的挑战。要解决好这个问题，既涉及专业知识的掌握程度，也反映跨文化交流能力的水平。但我始终相信，我们的学生有能力自信地去迎接这一挑战。或许，在不久的将来，熟练掌握本书内容的中国人民大学朋辈心理咨询师们会向本书的作者和他们的美国同行们讲述朋辈心理咨询的“中国故事”。我们期待着这一天的到来。

本书的翻译工作，全部由我校朋辈心理咨询中心第一期学员完成。作为第一批接触朋辈心理咨询的中国大学生，学生们在培训全程，阅读、使用英文原版教材《朋辈心理咨询：技巧、伦理与视角》，并接受来自斯坦福大学原汁原味的教学，这样的培养体系使他们对教材的内容有着更纯正且准确的理解。更可贵的是，我校心理健康教育与咨询中心的周莉老师和徐紫薇老师的本土教学和督导，加强了学生们应用朋辈心理咨询原则和技巧辅导中国大学生的能力。本书就是在这样的基础上进行翻译工作的，学生们将自己的本土学习体验转化为更为地道而准确的汉语翻译，期望各位读者在使用时有更愉快、顺畅的阅读感受。各章具体的翻译执笔情况为：前言，付蓉、宋乾麒；第 1 章，徐俐君；第 2 章，陈佳乐、冯雪；第 3 章，陈奎霖、吴俊；第 4 章，管苾辰、徐翔宁、韩韬；第 5 章，唐淼；第 6 章，沈曈、陈佑昕；第 7 章，邓启迪；第 8 章，陈耀宗；第 9 章，李佳滨、黎金辉；第 10 章，徐佳诺、温悦；第 11 章，诸葛八全、刘喜聪；附录，蔡嘉杰、蔡勰忞、付蓉；索引，宋乾麒。初译稿完成后，宋乾麒和徐佳诺先后组织了全书的三次校对工作，陈佳乐、陈耀宗、付蓉、管苾辰、沈曈为主要校对人，另外，周莉老师和徐紫薇老师进行了最后的把关。作为该项目的主持人，我审定并通改了全稿。在此，对本书各位译校者的辛勤劳动以及在这一工作过程中提供支持和帮助的各位老师和同学，表达深深的敬意和谢意。

最后，我还要特别鸣谢斯坦福大学的毕业生梅瑰（Tricia Bolle）女士，正是她将斯坦福大学“桥”项目推荐给了我们，并热心参与了我校“朋辈心理咨询师培训计划”的教学工作，本书的翻译也得益于她的推荐。

本书是师生合作的集体性成果，尽管我们自觉已经尽心尽力，但是粗陋之处肯定在所难免，所以，恳请该领域的专家和广大读者批评，以期今后有机会修订时进一步完善。

张晓京博士

于中国人民大学学生事务楼

2012 年 7 月 31 日

推荐序

"钻石恒久远"，真正好的理念才能经久不衰。时至今天，朋辈心理咨询经受住了时间的考验，已然从一个新兴的理念蜕变成了一颗久经磨砺的"钻石"。在美国，是否拥有朋辈咨询项目通常是评价一个校园或社区好坏重要的硬性标准。

一个成熟的朋辈心理咨询项目是：

● 社区成员之间相互帮助的平台。

● 一个重要的服务机构。

● 成员对社区的投入和存在感的体现（这也是个体成长的动力和提升教育质量的方式）。

● 一个让学生学会处理自己事务的绝佳方式，也是最有影响力的教育理念之一。

● 一个帮助个体脱离对专业人员的依赖，从而变得独立并与其他普通个体间建立起相互依赖关系的有效方式。

● 一个性价比较高的提供帮助的模式。

朋辈心理咨询与所在的社区息息相关。它的存在不只是为了帮助"来访者"，更能使得朋辈咨询师和他们所在的社区获益。朋辈咨询的技巧简单易学且不乏实用性。这些技巧包括主动倾听、理解他人、识别并处理情绪、不评价他人、非言语交流、复述和在对话中识别重要且相关信息等。还有一些不那么容易界定的技巧，比如如何划定界限，使得咨询师不去"侵犯"来访者的自主权。

在我们的社会中，很多职业和角色都依赖于这些在课堂中学习不到的技巧。所以，当见到本书的作者们并没有将这些理念的适用范围局限于学生群体或校园的时候，我倍感欣慰。他们大部分的培训过程可以被很好地整合到社区性的活动中去，通常这些活动都是通过募集志愿者来给公众提供服务的。而志愿者在那些更加正式、有基金支持的项目中并不常见。

虽然朋辈心理咨询项目的性价比很高，但其并不能一劳永逸地解决咨询界面临的所有经济难题。事实上，朋辈咨询并不构成处理学生事务的机构的基本单元。它无法替代具有丰富临床经验的咨询机构，也无法替代良好的社区诊所（或咨询中心）。传统的咨询诊所在社区往往设有自助小组、免费的信息和帮助中心，以及热线等附属机构。

让我回到我的专业领域：大学生群体。我无法想象一个没有将朋辈咨询师纳入咨询服务和社会工作体系的学生事务机构会是什么样的。朋辈咨询师的作用无可替代，所以他们在我们的医疗项目、个体咨询、学业辅导、有着特殊宗旨的组织（如以种族或性别聚集的群体）、宿舍辅导和职业规划项目中都应占有一席之地。

一个良好的朋辈咨询项目对所在的校园意义重大。它可以让学生学会为自己的事情负责，这一点是很重要的。大多数学生在这个项目中认识到了他们可以独立，可以不依赖于父母、家庭或一些青少年组织。虽然他们即便不上大学也很可能会认识到自己应当独立，但仅仅独立是远远不够的。真正重要且困难的是如何建立起与他人相互依赖（相互支持、相互帮助）的社会关系网。朋辈咨询恰恰向学生群体提供了一个学习、实践并且体悟这种相互依赖的机会。

朋辈心理咨询带来的另一个好处是集体意识。这来自学生之间互助、为自己的事务承担责任的传统理念。在有朋辈咨询的校园里，学生通常能体会到存在感和主人翁意识，感到这是他们自己的学校/团体。在朋辈心理咨询机构工作、学习的学生往往可以学到如何转介、如何向他人提供有用的信息。所以，他们通常对校园内的各类学术、服务机构的组织结构和职能了若指掌。

当朋辈咨询师对学生们自身也大有好处。对大多数学生来说，最大的获益莫过于明确了自身的职业取向，他们的职业技能也得到了有效的评估；另外，在毕业后，他们还可以将在朋辈心理咨询中所学到的知识和技能运用到日常生活中去——助人的经历可以让学生们对未来生活、工作环境中他人的需求更加敏感。

最后，朋辈咨询项目还有一个十分重要却又往往被人忽视的特质，就是能给学生提供一个表现自己和为他人服务的绝佳途径。其实，单就这点我们就应该对文森特·丹德烈亚、彼得·萨洛维及他们的同事作出的理论和实践贡献引起高度重视。本书完整地介绍了他们的贡献，我们从书中也可以看出他们的工作在过去 20 年中给学生们和整个斯坦福大学带来了何等的益处。

詹姆斯·W·莱昂斯（James W. Lyons）
斯坦福大学学生事务处荣誉主任兼教育学院讲师

前言

本书作为朋辈心理咨询的教科书，集合了大量具体、可操作并且容易掌握的材料（包括危机干预、学业和宿舍辅导、职业规划、家庭关系，以及传统心理咨询）。

自首版13年以来，时代的革新给朋辈心理咨询师提出了一系列新的挑战。本版相对于之前版本做出了以下改变：

- 更加关注特定种族的独特视角。
- 内容对于同性恋群体更加适用。
- 加入了对朋辈咨询师可能面对的一些伦理困境的讨论。
- 加入了关于艾滋病（目前，约0.2%的大学生已感染HIV或为携带者，他们的社交和性行为也受到了严重影响）的章节。
- 增加了有关性侵犯、强奸和强奸创伤综合征的篇幅。

对于以上内容，我们设置了新的章节，对原来的文本做了删改，增加了一些新的内容，为更好地培训朋辈咨询师和发展朋辈心理咨询项目提出了一些建议。我们希望本书的这个版本能够像之前那版一样，成为各个领域咨询工作者的一个起步点，也希望他们能够继续开发一些新的途径来教会人们如何帮助他人。

文森特·J·丹德烈亚

彼得·萨洛维

致谢

致 Allen Ivey 和 Norma Gluckstern，他们在发展微格咨询技巧中开创性的工作吸引了我们的眼球，并且他们曾毫不避讳地鼓励我们“创造我们自己的模式”，可谓知无不言。

致 Martha Martin 和 Bill Leland，他们在 1971 年创建项目“桥”的过程中起到了至关重要的作用，无私地贡献出了他们的时间和天才。

致 Andrew Gottlieb、Matt Wolf、Steve Hibschman、Don Gallagher、Lee Rowen 和 Sue Crissman，他们作为学生辅导员在“桥”和其他朋辈心理咨询培训的形式和内容上倾注了大量心血。

致 Joan Evans、Mike Boyd 和“加州河畔自杀热线”，感谢他们为我们提供了自杀备忘录和智商测验。

致 Jim Lyons、Jim McClenahan、Dave Dorosin、Thom Massey、Patricia Brandt 和 Michael Jackson，他们在行政上对我们的支持和持续的鼓励为朋辈咨询项目在斯坦福的建立提供了无可估量的帮助。

致 Peggy Smith 和 Barbara Binkley，他们在教学上的造诣和沟通技巧帮助我们汇编并改良了教学材料——尤其是我们的视频模块。

致 Fritz Bottjer，他的技巧和专业技术使得我们能够做出高质量的视频模块，他在其他方面也投入了大量的时间。

致 Herant Katchadourian、Mike McHargue、Cary Walker 和 Ewart Thomas，由于他们的工作，朋辈咨询师的培训课程进入了斯坦福大学的宣传手册；他们也推动了朋辈咨询课程学术价值的提高，这同时也在实质上提升了我们的服务质量。

致 Jonathan Zittrain，感谢他的帮助和对本书初稿的系统性的审阅。他的很多建设性的意见都被写入了这个新版本中。

致 Rain Blockley，感谢他的评论和对全书提供的帮助。

致 Mary Cunha 和 Win Vetter，十分感谢他们帮我们把难看的手写稿转译成漂亮的打印稿。

致所有朋辈心理咨询师和学生主管，由于他们年复一年的诸多贡献，改良了我们的培训和服务项目，使得朋辈心理咨询才能走到今天，变成现在的模样。

对以上诸位致以崇高的敬意。

参编作者

萨莉·贝尔德（Sally Baird），硕士，斯坦福大学考埃尔大众健康服务机构半山预防性侵犯小组负责人，加利福尼亚帕罗奥图半岛基督教女青年会强奸危机救助中心前项目主管。

简·P·鲍斯温克尔（Jan P. Boswinkel），斯沃斯莫尔学院研究生，该校朋辈心理咨询师。

弗里茨·波特捷尔（Fritz Bottjer），哲学博士，曾是斯坦福大学考埃尔学生健康中心咨询和心理服务机构媒介专员。现执业于加利福尼亚州帕罗奥图，并是一名媒体顾问。

汤姆·克莱兰德（Thom Cleland），曾在惠特曼学院担任朋辈心理咨询师，现为加州大学圣迭戈分校研究生。

文森特·J·丹德烈亚（Vincent J. D'Andrea），医学博士，斯坦福大学学生健康服务机构在职精神科医师，临床精神病学教授，心理学系兼职教师，考埃尔学生健康中心咨询和心理服务机构前主任。1964年至1967年间担任美国和平部队的首席精神科医师。现教授朋辈心理咨询，并执教（兼顾问）于医学院和学生健康服务机构。

大卫·多罗辛（David Dorosin），医学博士（已去世），曾担任斯坦福大学考埃尔学生健康中心咨询和心理服务机构主任，斯坦福大学医学院精神病与行为科学系临床精神病学教授。

山姆·爱德华兹（Sam Edwards），社会福利学硕士，现任职于斯坦福大学考埃尔学生健康中心咨询和心理服务机构。

安德鲁·戈特利布（Andrew Gottlieb），曾是斯坦福大学朋辈心理咨询师，在华盛顿大学获得临床心理学哲学博士学位，现执业于帕罗奥图。

纳贾·B·古尔德（Nadja B. Gould），注册临床社会工作者，现为哈佛大学健康服务机构临床社工、朋辈心理咨询项目（同时向同性恋学生和艾滋病学生患者提供服务）顾问和教员。

黄凯伦（Karen Huang），博士，斯坦福大学考埃尔学生健康中心咨询和心理服务机构临床心理学家，教授朋辈心理咨询，并为斯坦福大学亚太裔美国学生提供辅导。

琼·奥戈尔曼·休伊斯（Jean O'Gorman Hughes），美国高校联盟（华盛顿特区）妇女地位课题组前任研究助理。

理查德·N·杰克斯（Richard N. Jacks），博士，华盛顿州沃拉沃拉市惠特曼学院咨询中心主任。

亚力杭德罗·马丁内斯（Alejandro Martinez），博士，临床心理学家，斯坦福大学考埃尔学生健康中心咨询和心理服务机构主任。

富兰克林·松本（Franlin Matsumoto），医学博士，斯坦福大学医学院临床精神病学教授，并执业于加利福尼亚州门洛帕克。考埃尔学生健康中心前顾问，美国西部就业团项目（Job Corps）顾问。

鲍简（Jane Pao），博士，曾作为咨询师任职于斯坦福大学考埃尔学生健康中心咨询和心理服务机构。

莎琳·C·佩雷拉（Sharlene C. Pereira），曾担任斯坦福大学 HIV 抗体匿名检测朋辈心理咨询项目朋辈心理咨询师和联合主任，现于加勒比美国大学（American University of Carribean）（蒙特塞拉特）医学院执业。

彼得·萨洛维（Peter Salovey），博士，耶鲁大学心理系教授，研究生教务科主任。本科毕业于斯坦福大学，并曾在此担任"桥"的全日制朋辈心理咨询师。

贝尔尼斯·雷斯尼克·桑德勒（Bernice Resnick Sandler），国家妇女教育联合会入驻资深学者，《校园女性》（*About Women on Campus*）编辑。

佩吉·史密斯（Peggy Smith），博士，旧金山州立大学咨询心理学系副教授。

艾莉丝·舒普顿（Alice Supton），斯坦福大学前住宿教育主任兼助理学务长。

马修·沃尔夫（Matthew Wolf），博士，临床心理学家，执业并任教于加利福尼亚州圣拉斐尔和旧金山。

王乔安（Joann M. Wong），曾担任斯坦福大学 HIV 抗体匿名检测朋辈心理咨询项目朋辈心理咨询师和联合主任。现为波士顿大学医疗中心公共健康学院硕士研究生。

拉雷因·扎佩特（Laraine Zappert），博士，斯坦福大学考埃尔学生健康中心咨询和心理服务机构心理学家，执业监督办公室性侵犯科主管。

目录

第1部分　朋辈咨询技巧 / 1

第 1 部分

朋辈咨询技巧

第1章

什么是朋辈咨询？

彼得·萨洛维

3 朋辈心理咨询（简称朋辈咨询）是运用主动倾听和问题解决的技巧，结合人的发展和精神健康知识来辅导同龄人（即年龄、地位和知识与自己同等的人）的心理咨询方法。朋辈咨询既是一种方法，也是一种理念。它的基本前提是：如果给予人们一些机会和指导，他们就有能力解决自己的大部分问题。朋辈咨询师的职责不是帮助来访者解决他们的问题，而是帮助来访者自己发现解决问题的办法。因为朋辈咨询师不是专业人员，不能认为自己比来访者更了解他们的想法和感受，所以朋辈咨询师不能告诉来访者“应该”做什么，也不能给来访者提供解决问题的建议。朋辈咨询师通常不对问题进行解读或者诊断。但是，通过这本书中所呈现的主动倾听和咨询技巧，朋辈咨询师可以帮助来访者理清他们的想法和感受，帮助来访者寻找更多的解决办法。

朋辈咨询的知识在很多情况下都得以应用，并且获得了积极的反响。实际上，朋辈咨询普遍存在于各种教育机构、自助团体、疾病预防项目和帮扶项目之中。许多大学都设有供学生随时来访的朋辈咨询中心和危机干预中心；许多城市都 4
有非专业咨询师运营的危机和自杀干预热线；包含大量朋辈咨询的自助团体活动；很多商业项目给督导开设朋辈咨询培训以提高他们理解和帮助同事解决与工作有关的问题的能力。从20世纪60年代起，朋辈咨询已经在各种情境下逐渐被接受和发展，并取得成功。Durlak（1979）曾在一篇综述性文章中表示，朋辈咨询师在帮助人们解决日常问题方面和专业人员一样有效。因此，作为倾听者、理清问题者和信息提供者，朋辈咨询师可以在帮助别人解决重大问题上发挥重要作用。

八条戒律

无论你们仅仅是在倾听另一个人（来访者）的问题，或是积极帮助别人（来访者）做出重要的决定，还是在给一名处在危机中的来访者进行咨询，都必须将这八条戒律牢记在心。

1. 不要评断；
2. 要给予共情（不要像一堵墙）；
3. 不要给出个人建议；
4. 不要问以“为什么”开头的问题；
5. 不要为另一个人（来访者）的问题担负责任；
6. 不要解释（尤其是用同义词替代来访者自己的语言）；
7. 关注此时此地；
8. 先处理情绪。

我们称这些规则为“戒律”不是因为它们不能被打破，而是因为它们在很多相似的咨询场景都适用，我们自己也会发现这些规则。

不要评断

5 “不要评断”对朋辈咨询的有效性而言十分重要。朋辈咨询师一定会碰到很多与自身经历和生活习惯不同的情境。你甚至可能会发现自己在想“这个人真奇怪”或者“如果我是这个人，我就会采取……”之类的问题。但是，你并不是那个人，当你处于类似来访者所处的情境下会采取什么样的行动并不重要。重要的是，你要遵循倾听和咨询技巧，帮助来访者理清、解决他们的问题。不要试图评价他们，也不要给他们“下诊断”，更不要将人们的问题和自己的背景相比较。下面看一些例子：

来访者：我有这样的问题，每次约会的时候，我都会很紧张并说一些傻话。

评断性的回应：我的感觉是，你在接触异性伴侣时，很没有经验。

非评断性的回应：当你感到紧张的时候，你会有什么具体感受？

或者：所以，你的意思是，你在约会的时候，会感到紧张？

男性来访者：我发现我总是对其他男性有好感。

评断性的回应：所以你有潜在的同性恋倾向。我猜想你常常对男性感兴趣。

非评断性的回应：告诉我你对其他男性的感觉。

（注意：不要使用“男同性恋”或者“同性恋”这样的词，除非来访者首先使用这些词。）

作为一个朋辈咨询师，如果你在这种情境中 6
感到不舒服，那么另一个选择是：

非评断性的回应：谈论这样的情境我感到有些不舒服。我可以为你找另一个咨询师吗？

最后这种回应引出了一个重要的问题：是否有一些情境让你谈论时会感到很不舒服？如果有，有没有一些话题让你在谈论时总是想急于下结论？如果有，明确这些情境，并考虑好当这些情境发生的时候，该怎么办。你可能希望这些人求助于其他朋辈咨询师。通过角色扮演、小组讨论等练习之后，你将学会在这些情境中尽量避免下结论。举个例子，假如你个人反对堕胎，但是这不代表就不能公正地给一个正在考虑堕胎的人提供咨询。你不是来访者，不能让自己的价值观和经历影响你成为一名有效的朋辈咨询师。但如果认为自身的价值观和经历会影响你的咨询效果，那么最好还是找另一名朋辈咨询师给来访者进行咨询。

要给予共情（不要像一堵墙）

不论朋辈咨询师所接受的培训量、自身的偏好或者经验的丰富程度如何，共情的朋辈咨询师会达到更好的效果。共情（empathy），是一种从他人角度看待问题的能力。共情可以表现出温暖和支持。或者，如 Barbara Okun（1976，1990）所定义的，共情是从他人的角度来理解他人。她认为，共情是整个朋辈咨询的基础。

“要给予共情”是什么意思？在咨询情境下，你要做的不仅仅是从他人的角度来看世界，也包括向来访者表现出共情。当你准确地复述来访者
7 说的话时，使用轻微鼓励（minimal encourager）时（哪怕是最基本的关注技巧，如微笑、点头、说“嗯，嗯”等），用眼神交流时，都要体现出共情。

共情还意味着采用一种适合来访者的咨询风格。对于活泼的来访者需要用欢快的咨询方式；对于抑郁、安静或者害羞的来访者需要用更温和、温柔的咨询方式。一个高效的咨询师必须学会调整自己的行为，从而准确地符合来访者的心境和性格。

朋辈咨询中，最差的表现就是像一堵墙——来访者表达出所有的情感和想法，但是朋辈咨询师却没有任何回应。好莱坞电影经常误导观众，把治疗师描绘成一个年迈的、长着胡须的维也纳男人，他们坐在来访者后面，偶尔发出呼噜声，似乎表现得像一堵墙是好的治疗方法。即便你是经验丰富的传统精神分析学家，共情较少的咨询也不能有效地处理人们在朋辈咨询中表达的想法和情感。

不要给出个人建议

当与朋友谈论他正在经历的问题并寻求解决办法的时候，你经常会提出自己的想法（以建议的形式）。同样，你经常想给来访者提出个人建议，但是朋辈咨询师要抑制这种想法。无论做到多大程度的共情，你都不会有和来访者一样的想法、情感和经历。因此，依据经验提出的个人建议常常不太适用于解决来访者的问题。

在咨询过程中尝试给予个人意见通常会效果甚微，Eric Berne（1964）将其称为“是的—但是游戏”（Yes-But Game）。例如：

> 来访者：我的室友将音箱的声音调得太大，打扰了我的学习。
>
> 8 朋辈咨询师：好的，你尝试过和他谈一谈吗？
>
> 来访者：是的，但是这似乎没有用。
>
> 朋辈咨询师：和他女朋友谈一谈怎么样？
>
> 来访者：是的，但是她将会站在他那边。
>
> 朋辈咨询师：你曾经试过在音箱上贴上一张纸并在上面写上“晚上10点以后，不要将音乐调得太大声”吗？
>
> 来访者：是的，但是……

我们发现，当咨询师试图让来访者自己提出可选择的解决方法时，来访者更可能按照自己的决定来行动。一方面，来访者感到他们有能力来解决自己的问题。另一方面，由咨询师提出的建议经常都不被来访者遵守，或者当来访者遵循这些意见时，通常伴随一种顺从或者无助感。

提供个人建议不能和提供资源支持相混淆。朋辈咨询师有大量的关于社区资源、精神健康服务和紧急中心支持性团体等的信息。你的一个重要职能就是宣传这些信息。你应该以一种试探性的语气提到这些信息，而不是以直接或暗示的方式。举个例子：

> **好的提法：**
>
> 我们这里有一些关于体重控制的自助团体的信息。你想要本册子看看吗？
>
> **不好的提法：**
>
> 你想要加入“体重监控”团体吗？我可以给你一本他们的册子。

有时你会觉得，如果来访者采纳了自己的 9
建议并行之有效，给予他人建议的这种行为就是合理的。然而，这并不能在长期咨询中收到很好的效果。当人们接受建议时，他们就被剥夺了发展自身探寻解决问题方法的能力和机会。

进一步说，给予个人建议的方法可能会使你和来访者之间建立无效的、依赖的关系，这对于专业咨询师来说是很有问题的。当依赖的关系存在时，你便不能说是在帮助他们解决自己的问题。

不要问以“为什么”开头的问题

为何朋辈咨询师不应该问以“为什么”开头的问题？通常来说，“为什么”问题会让人们处于防御状态，让他们感到自己好像正在被审问。“为什么”暗示着你正在寻求答案而不仅仅是想要更多的信息。朋辈咨询师应该尽可能多地把以“为什么”开头的问题转换为低威胁性的问题。请对比下面两个对话。

对话 1

朋辈咨询师：你感觉怎么样？

来访者：有一点抑郁。

朋辈咨询师：为什么你觉得抑郁？

来访者：嗯……我的妻子在 6 个月前离开了我，我又刚刚丢了工作。

朋辈咨询师：为什么你的妻子会离开你？

来访者：该死的，我怎么会知道？我猜她是个婊子。

10 朋辈咨询师：为什么你认为你的妻子是个婊子呢？

来访者：听着，别老问我为什么。你是医生，你为什么不回答这些问题呢？

对话 2

朋辈咨询师：你感觉怎么样？

来访者：有一点抑郁。

朋辈咨询师：你说你“抑郁”是什么意思？

来访者：嗯……我的妻子离开我以后，我就感到很沮丧。我吃不下……睡不着……

朋辈咨询师：再多谈谈这件事吧。

来访者：嗯，6 个月前，我和妻子大吵了一架……

在第一组对话中，来访者由于被问了一系列的“为什么”问题而感到不安、生气和愤怒；而在第二组对话中，来访者显得放松，对于回答咨询师的问题并没有感到很困难。以“为什么”开头的问题在咨询中没有起到很好的作用，如果不问来访者“为什么”问题，咨询就会进展得更好，那何乐而不为呢？

不要为另一个人（来访者）的问题担负责任

朋辈咨询师需要经常问自己：“我怎样才能最大限度地帮助来访者？”但是，咨询师经常错误地将给予帮助和自己对来访者的问题负责相混
11 淆。请记住：来访者带着他们的问题来寻求帮助，而通过这本书中呈现的技巧，你可以尽力地帮助他们解决这些问题；但是最终必须由来访者自己来决定要做什么，这些问题不是你的，而是来访者的。

朋辈咨询师的责任就是尽可能地给予共情并不断地支持他们，帮助来访者处理他们现在的想法和情感上的问题，而不是解决问题。如果问题解决了，那很好；如果没有解决，那么仅仅让来访者表达他们自己的想法和情感这一点也是十分有帮助的。事实上，很多来访者只不过是想要一个可以倾诉的对象，他们根本不期望咨询可以解决他们的问题。

如果将这本书作为参加特定机构或者咨询中心培训的一部分，就应该把朋辈咨询师的责任作为课程的一部分。是否存在不咨询来访者本人就可以为了来访者的利益做出决定的情况？对于那些坚持要让你为他们解决问题的来访者，你应该说什么？

不要解释（尤其是用同义词替代来访者自己的语言）

当你开始推断别人的时候——比如来访者的无意识动机、人格和社会状况，就是在试图给予解释。尽管在第 3 章会介绍，有时可以给出一些措辞谨慎的、试探性的、无指向的解释，但你仍然不要做任何解释。复述通常已经足够鼓励来访者继续讲话。在朋辈咨询中，解释和给予建议类
12 似，都是起反作用而且没有必要的行为。来访者通常对澄清他们的想法和情绪比较感兴趣，而不是听你解释他们行为的动机。

对比以下两个对话：

对话 1

来访者：我和我母亲之间有点问题。每次我让她帮我忙都会有罪恶感。

朋辈咨询师：听起来你对你母亲有一些情感问题。

来访者：嗯，我不知道……

朋辈咨询师：你的罪恶感可能是对于某种心理的保护。你嫉妒你父亲吗？

来访者：不。你到底想讲什么？

朋辈咨询师：这只是我的一种直觉……当你是个孩子的时候，你会做什么样的梦？

对话 2

来访者：我和我母亲之间有点问题。每次我让她帮我忙都会有罪恶感。

朋辈咨询师：当你和你母亲相处的时候，你会感到罪恶？

来访者：是的，当我向她提出某种要求的时候，总是感觉很糟。

朋辈咨询师：能告诉我更多关于这种情 13
感的事情吗？

来访者：嗯……我感到很羞愧……和紧张。我变得紧张和慌张。我甚至都不能让她在回家的路上帮我带一份报纸。

朋辈咨询师：所以你感觉愧疚，也觉得紧张，对吗？

在第一组对话中，朋辈咨询师尝试用某种隐含的目的去解释这个人的行为；然而在第二组对话中，朋辈咨询师只是在复述一些显而易见的信息。第二种方法更能够鼓励来访者继续表达，理清他/她关于这个问题的想法和感受，也不大会因为朋辈咨询师表达不准确而误导来访者的情况。即使朋辈咨询师的解释是准确的（通常不太可能），来访者还是可能被误导，也可能会让来访者感到抗拒。行为主义和人本主义流派的治疗师都认为，在咨询的最初阶段要注重澄清来访者的感受而不要急着演绎和解释。

关注此时此地

朋辈咨询的目的是通过鼓励来访者去表达和澄清他们的想法和感受，帮助来访者解决他们的问题，而不要一味挖掘来访者早期的童年经验或是讨论不在场的人（尤其是在咨询刚开始的时候）。相反，如果咨询的主题是关注此时此地的想法和感受，而且来访者（而不是任何其他人）是关注的焦点，朋辈咨询就会收到最好的效果。

有些时候也不必拘泥于此。例如，在问题解决部分，可以让来访者去想想一些特定的行为或选择的结果。或者，在处理情绪时，你可能想要知道这些情绪的“历史”：它们持续了多久，是什么事情所导致的，等等。在这两种情形（其他类似情形）下，暂时不去关注此时此地是比较合适的。

但是，在讨论情绪或者未来可能的选择之
前，还是要花大量时间关注此时此地的想法和 14
感受。或许对此条戒律更准确的描述是：关注此时此地；但是如果你决定违背戒律的时候，请确保已经完整地处理了此时此地的想法和感受！

先处理情绪

由于大部分人对于咨询中讨论的问题都会有某种情绪上的反应，因此，在进入有关认知的环节（如问题解决部分）之前，引出、澄清和讨论来访者的情绪是非常有效的。在他/她讲出自己的问题之后，提出的第一个问题就是：“这个问题带给你什么样的感受?”或者是：“面对这个问题，你的感觉是什么?”

通常一个咨询过程几乎等同于对情绪的处理。问题并非总需要解决，重要的是朋辈咨询师为来访者创造一种自由表达情绪的安全的环境。人们可能只是需要一些人来分享他们的成功，理解他们的失败或者悲伤。

在澄清一个人的情绪之前就尝试去解决问题，很难收到很好的效果。这些未解决的情绪经常会阻碍来访者想出解决问题的方法，而且这个咨询的过程常常会演变为一个抱怨的过程。所以应该首先处理情绪。朋辈咨询师应该问有关感受的问题，复述以及询问言语和非言语的情绪，将情绪放回情境中，更多关注来访者的感受，缓解情绪问题之后再帮助他们解决问题。

成为一个有效的朋辈咨询师

成为一个有效的朋辈咨询师意味着要学习、练习并提高技巧。

学习倾听技巧的方法

15 下一章将会介绍倾听技巧，在学习的时候你将使用技巧叠加法，这是一个经过大量研究和测试过的方法。没有人会在一开始就能掌握所有技巧。每当习得一个技巧后，要把它加入之前已经学习过的技巧中。简单的技巧在本章前些部分已经被提过。

和学习其他的任何技巧（开车、打网球、弹钢琴）一样，开始使用基本的倾听技巧时，可能会觉得别扭、不真实，或者尴尬。但不要担心，如果坚持练习，很快就会觉得自然。最终，新学到的技巧将融合在日常的行为里而变得自然。

你在学习和练习时，要相互听取反馈意见。学习时，你应该主动发现自己在做事过程中的优点与不足，这样能够有针对性地进行集中学习。

需要强调的是，每个人都有其个人的处事风格。小组中的每个人都不同于其他人。朋辈咨询师应该努力去尝试各种方式，找到最适合自己的风格。每当你学习一项技巧时，都要进行相应的实践。最终就会逐渐找出适合自己的谈话方式。最重要的是：做自己，展现真实的自己。

通过角色扮演练习技巧

在学习了倾听技巧之后，通过角色扮演进行练习是个很重要的环节。举例来说，你可能清楚地理解“开放式”和“封闭式”问题之间的差异，但实际上，在角色扮演朋辈咨询的初期，能使用开放式问题是不容易的。而使技巧变得纯熟、使咨询感觉像例行谈话一样自然的最好方法就是角色扮演。角色扮演不仅可以锻炼倾听技巧，也可以让其他人（“来访者”和观察者）给你的技巧提供反馈。

16 角色扮演的目的是提供一个练习技巧的机会，而不是为“来访者”进行咨询——尽管这也有可能发生。

为了帮助你练习倾听技巧，“来访者”必须提出一个适当的问题，并给你一个提供咨询的机会。一个适合于角色扮演的问题应该是在角色扮演的情形下可以有效地进行咨询的问题。“来访者”需要：

1. 选一个自己亲身经历的问题——涉及自己的想法和感受。“我的室友和她的父亲关系很不好”这种问题是不合适的；“我想谈谈我对于我室友的感受”则是合适的。

2. 选一个适合于进行短时间角色扮演的问题。尽管“我的人生一团糟”是个合理的问题，但很难在短短几分钟之内解决这个问题。像“我和我的恋人之间沟通存在问题”或者“我的室友每天早上五点把我吵醒，这让我很恼怒”这类问题会更好。

3. 选一个不太沉重的话题，这样当“来访者”谈论它的时候你不会觉得很烦恼。

角色扮演练习是为了帮助“朋辈咨询师”，而不是帮助“来访者”。一个可能让你感到烦恼的问题不适合用于角色扮演练习。当然，不涉及到任何感受的问题同样也不会很有效果。通常，应当选取一个存在轻微麻烦的问题或者一个你过去已经解决过的问题。

“来访者”需要制造一些能让“朋辈咨询师”去练习咨询的机会。给朋辈咨询师一个练习技 17
巧、问问题、复述并探索感受的机会。不要自己持续不间断地说上 10 分钟，这样会妨碍朋辈咨询师使用技巧。

在三人小组中，一个进行角色扮演的好方法是：三个人轮流做来访者、朋辈咨询师和观察者。大约 10 分钟后，来访者和观察者给出朋辈咨询师关于他咨询风格和使用技巧的反馈。之后交换角色，这样每个人都能经历这三种身份，并完成任务。

为强化技巧的朋辈互评练习

朋辈互评练习是一个提高咨询技巧的好方法。朋辈互评练习要求两个人约定在一个特定的时间段见面，相互交替咨询并给对方反馈。例如，戴维和艾伦约定某天在咖啡店见面 90 分钟。在这 90 分钟中，戴维先咨询艾伦（针对她的一个特定问题）30 分钟，暂停，然后获得反馈。之后艾伦对戴维做同样的咨询。

朋辈互评练习有助于锻炼咨询技巧、进行角色扮演、与其他朋辈咨询师建立友谊，以及应对朋辈咨询中可能出现的问题。互评同伴可以是你的同学、朋辈咨询师、朋友、配偶、熟人或者任何定期遇到的人。每周要花一到两个小时和你的合作伙伴会面。你可以扮演朋辈咨询师和来访者两种角色，也可以只扮演一种角色，然后过一段时间互换角色。你可以讨论任何双方感到舒服的话题，也可以使用任何你认为合适的技巧。

通常来说，参与者们总能在朋辈咨询的课堂中发现朋辈咨询是非常行之有效的训练方式之一。以下是一位参与者的评价：

“我在朋辈咨询中的经历给我带来了非常积极的效果！作为一名来访者，我的问题得到了非常温暖且积极的情感出口。在我的咨询师所营造的支持氛围中，我能够持续且行之有效地探讨解决我的问题。作为一名咨询师，我能够锻炼我曾在学习中练习过的访谈技巧。我的许多访谈技巧都得到了提高，尤其是主动倾听这一项。我的朋辈咨询伙伴是我的一位非常亲近的朋友。在我们彼此的咨询经历中，通过建立起一个有效的沟通模式，我们的友谊有了一个全新的维度。”

尝试一下朋辈咨询吧，看看是否你也会有同感！如果你想使用这本书作为朋辈咨询训练的参考，就要求你的督导在下堂课花些时间讨论一番每个人朋辈咨询的经历吧！

第2章

倾听技巧

安德鲁·戈特利布、佩吉·史密斯、
彼得·萨洛维、文森特·丹德烈亚

19 倾听技巧应用广泛。咨询师应该非常自然地使用这些技巧。“好的倾听是朋辈咨询成功的一半”；同时，倾听技巧对于家庭、朋友、工作来说都很有用。

本书不是在教人如何成为一个治疗专家。倾听只是帮助的一部分，但却很关键。好的倾听，作为一种支持手段，可以帮助人们了解对方的想法和感受。锻炼你倾听的技巧可能会帮助另一个人解决或理清问题。

好的倾听，有四个“不要”：不要一直说话；不要提出私人建议；不要控制来访者；不要对他人的问题和解决方案负责。

这一章的材料是在 Allen Ivey（1978）的工作基础之上整理的。它使主动倾听技巧变得不再神秘。这些技巧是可以被定义、传授和学习的，不需要有非凡的天赋就能掌握。事实上，你可能发现自己已经很自然地掌握了一项或者多项技巧，只是可能还需要学习一些其他的技巧。最重要的是真诚地了解他人，同时能够使人际合作变得更容易。

基本关注技巧

20 基本关注技巧是其他技巧的基础，有时可以称为“沉默的倾听艺术”。这种技巧可以帮助你成为更有效的、能共情的倾听者。

大多数时候，你没有意识到肢体语言是表达、沟通的重要部分，尤其是目光接触和身体姿态。

友好的目光接触很重要也很复杂。不同的文化和亚文化，甚至不同的个人，都对友好的目光接触有不同的理解。你要敏锐地感受到他人的舒适程度——友好的目光接触是说，“我一直陪着你”，但并没有恶意。通过练习，你会了解什么时候要进行合适的目光接触。

个人空间在人和人之间、文化和文化之间也有差异。一方面，你要掌握合适的身体姿态和与他人保持适当的距离。另一方面，你要保持开放的、放松的前倾姿态，没有无关动作。再次强调要做自己，并且使用一个能使自己感到舒服的身体姿态。

另外一个基本的关注要素是语言跟随。语言跟随和人们自顾自想法的普通谈话不同。语言跟随时，你让他人决定谈话进程而你只是简单地点头、回答或者提问，尽管开始时很难避免提供个人建议或者想要判断他人的动机、想法和行为，但你还是要尽量少地打断谈话，并且避免“主题跳跃”或者转换话题。同时，你要注意避免分享个人经验。

问开放式问题

21 这部分集中关注“开放式谈话”的技巧。在这个过程中，你将使用“开放式”和“封闭式”问题。开放式问题是那些可以鼓励一个人进行没有防御性谈话的问题。封闭式问题是那种统计员、医生、律师或者家长问的问题：在大多数情况下，谈话的当事人双方都明白那些非常特殊的信息需要非常简短的答案。这是封闭式问题的例子：

你上周一做那件事了吗？
真的有三个人住在那儿吗？
你在这里多久了？

22 如果你认为情况特殊而且在来访者也愿意接受的情况下，那么可以使用封闭式问题。然而，这种问题可能会缩短谈话时间；如果使用不得当，它们可能令来访者沮丧，特别是以“你曾经尝试过……”“你认为……”“你怎么看……”开头的问题，因为这些问题是提出私人建议或发表你的意见的暗示。

相反，开放式问题是以探索为目的的表述。一个开放式问题使对方能够控制谈话的方向，能带来更多信息，同时能使谈话更加深入。开放式问题能起到几个作用：它们可以开启谈话，可以鼓励对方详细说明或者更加深入地谈到某一观点；它们可以引出能明晰所讲述问题的特殊例子；它们可以使对方集中注意力在他们自己的感受上。

开放式问题还有更多作用，它们可以将谈话引向一个更加私人、更关注此时此地的内化模式。在这个模式中，来访者能够为自己的感受和行为负责。相比之下，外化模式的言语会使来访者指责其他人或发生的事。

当你鼓励对方去谈论更私人的内容时，很有可能会使他们找到解决问题的方法。

内化模式的例子：

朋辈咨询师：你今天感觉怎么样？

来访者：我觉得有点失落，好像每件事情都不对头。我对……并不是很有兴趣……

外化模式的例子：

朋辈咨询师：你今天感觉怎么样？

来访者：如果没有那些人在我家里我会觉得还不错。他们让我神经紧张，使我坐立不安。

类似“怎么样”、“什么”，还有“你能否多 23
说点关于……”等的表达都是适合开放式问题的开头。以下是几个开放式问题的例子：

那个时候发生了什么？
那个时候你做了什么？
你希望发生什么？
如果事情会像你希望的那样发展，它会如何发展？

这种类型的问题给人留下想象的余地。回答问题经常能够提供一种新的视角和选择。

你在咨询的时候要慎用“为什么”。正如前

面章节所提到的，以“为什么”开头的问题经常会让他人产生防御心理，就像是要求给出一个解释或者理由。如果问到某些东西是如何工作的（“为什么电脑要这么做”），那么用“为什么”是可以的。很多时候，一个“为什么”的问题可以换个方式提问，使得其本质意思相同，但不会得到防御性的回答。比如，试着对自己说，“我为什么要那么做”，然后接着问“我那么做的时候发生了什么”，看看哪个听起来更好些。或者比较一下“我现在为什么要在这里”和“是什么让我来到这里”。

朋辈咨询师需要敏感地把握访谈的“温度”。如果那个人看起来有些焦虑或者谈话无法继续，那么开放式问题可以鼓励来访者有更多的交流。如果你被来访者提供的信息淹没了，那么可以使用封闭式问题来使其冷静，减缓信息流。但一些似乎是封闭式的问题也能够引出一连串的话语——比如“你现在想过离婚吗”，而一些听起来像是开放式的问题其实是冷却剂，比如“你和你的配偶具体用何种性交方式”。

轻微鼓励也能让谈话推进。它们可以是语言 24
上的（像“继续”、“嗯”、“我明白了”、“对”，或者是对来访者刚才所说的最后一些话的重复，比如“那么点时间……”），也可以是非言语的（比如点头、微笑）。重要的是这些过程是简洁自然的。此外，做练习时，你要寻找到自己最好的风格。很多时候，一个鼓励或者对于已经说过的事情的简单复述能够有积极的效果。如果你想让谈话继续，那么不要害怕对来访者进行轻微鼓励。

虽然你不会经常想到这种方法，但是沉默是一种有效的轻微鼓励。练习使用沉默来代替问问题，看看会发生什么！当你表现出耐心并不以问问题来填补沉默时，可以给来访者一些时间去思考、倾诉，还能拓展话题。

复述

26 复述（paraphrase）可以反映语言中的要素信息，简略地表达一个事实且削减掉不必要的细节。比如，新闻广播员经常用自己的话复述人们在采访中所说的内容。每个人都会注意到复述的使用，也有可能曾经使用过复述的方法。当上课记笔记的时候，你可能就是在复述老师的讲课。发电报的时候，你会把信息尽可能地浓缩成几个字——这又是一种复述的形式。

这个技巧有点复杂，需要比学习之前的问开放式问题投入更多的精力，也需要更多的练习。

复述有三个作用：

1. 核实理解；
2. 澄清；
3. 表达准确的共情。

27 首先，复述是对于理解的检测，核实咨询师是否明白来访者所说的内容。当你困惑的时候，或者自认为对这个人的情况非常清楚的时候，复述是非常有用的。如果你理解的是正确的，来访者可能会说“是的”、“就是这样”或者“没错”来回应之前的复述。

其次，复述能够澄清来访者所说的话，特别是如果你能清晰地根据来访者的陈述列举出不同事情的利弊。作为一个客观、积极的倾听者，你比来访者更能看清事情的发展方向和主次关系。

最后，一个好的复述可以证明你做到了卡尔·罗杰斯所说的“准确的共情”。准确的共情是对另一个人世界观的不加评断的反映，是设身处地地为他人着想。

复述注重简明性，需要比原先所说的话更简短。复述的标准开头有“换句话说……”，或者“所以我听到你说……”。你也可以找出其他自己觉得舒服的开头。

你要试探性地进行复述，这样如果复述的不正确，他人就能自然地纠正。你需要知道什么时候听得不是很准确。你可以这样结束：“这对吗”或者其他类似的形式。提防使用这样的结束语：“是吗”或者“你是吗”，因为这有封闭式问题的效果。

复述的难点在于，如果你只是对你听到的话鹦鹉学舌，那么对别人并不会有很大的帮助，甚至有可能会激怒他人。（虽然有时来访者的语言很恰当，以至于你总想用相同的词语。）但是，如果你添加过多自己的理解，你就可能把自己的想法带给来访者。前者叫做重述，后者叫做解释。虽然重述和解释都能在适当时候起作用，且都是高级的技巧，但不能代替复述。经过一些培训，你就能分辨重述、复述和解释的不同。

连续体

重述	复述	解释
（可以）	（最好）	（目前尽量避免）

处理感受

29 处理感受是困难的，原因有两个。首先，人们自幼所受的教育是不要公开讨论自己的感受；情绪太隐私、太令人尴尬、太强烈了，以至于时常不能直接处理。其次，在一定程度上受社会教化影响，来访者所说的可能与他们非言语的表达不符，或者不一致。非言语的表达是对内心感受更直接的反映。然而，对内心感受及时地表达非常有效，因为它给了人们了解内心感受的许可——确认情感表达和认知表达。

谈论感受是一种有限制的经历，所以你的词汇可能也是受限的。处理感受的时候要避免使用轻蔑或评价性的语句，比如“这是荒谬的”或者“你为什么会那样觉得”，坚持用更明确、更简单、更有表现力的词语。处理感受是一个敏感的领域，你要避免去解释使来访者产生防范心的内容。

“你觉得……”和“你认为……”是有很大的不同的。前者是对感受的真实反映，而后者更倾向于认知的领域。对自己说“我感到高兴”和说“我认为今天会是快乐的一天”，是不一样的。

朋辈咨询师处理感受时，要关注言语和非言语的表达。（有时你甚至可能得到两种不同的言语信息或者两种不一致的非言语信息。）虽然你可能不经常想要谈论注意到的差异，但是将这些信息用作个人行为的线索是很有帮助的。此外，30
要把握好何时适合指出言语与真实情感的一致性问题，何时这种指点可能会变成论断。

处理感受有四个基础步骤，涉及帮助人们：

1. 识别内心感受；
2. 明确并澄清内心感受；
3. 承认内心感受且为它们负责；
4. 处理内心感受。

识别内心感受

有三种方法可以发现他人的感受。你应该使用这三种方法并学会什么时候用哪一个是最合适的。

询问感受问题

主要的用于询问感受的问题是“你觉得怎么样”，有时用它来替代问“在那个情境中你感觉到了什么情绪”更能帮助来访者关注当下。谈论过去的感受会演变成讲故事。甚至当人们最近的问题与过去的事情相关时，他们也有一些关于当时事件的当下感受。

朋辈咨询过程中获得来访者的感受比获得想法更重要。以“我认为”或者“我想”作为开头的陈述经常表达的是一种想法。以“我觉得”作为开头的陈述经常表达的是感受。如果别人给你的是一个非感受的回答，复述一遍然后再问感受问题。

朋辈咨询师：你对此有什么样的感受？

来访者：哦，我想我应该对她生气。

朋辈咨询师：所以你认为你应该对她生气，但是你实际上是怎么觉得的？你体会到的是哪一种情绪或者哪几种情绪？

来访者：我被她惹恼了，我真为没有告 31
诉她而感到沮丧。

复述语言中体现的感受

咨询师没有必要故意查探他人的感受。有些人会非常坦率地表达他们的感受。当人们表达感受的时候，对其进行复述是一个好的方法，这有助于澄清人们所表达的东西。

来访者：我妹妹假期来看我而她所做的全是抱怨，我对此很生气。

朋辈咨询师：所以你觉得生气，是这样吗？

情感反映

情感反映（reflect feelings）是提出感受的最有效的方法之一，但是它也是最困难和最容易被滥用的方法之一。这个短语“情感反映”有一点令人误解，因为真正需要反映的是一个人的非言语的情感表达。

比如，一位女士来做咨询，你注意到她的脸和身体看起来非常紧张。你可以用两种方式回应：

1. 你似乎生气了。
2. 你似乎很紧张。

第一种回应反映了一种情绪却也是一种解释。这位女士也许紧张不安或者害怕但是一点也没生气。第二种回应则好多了，它反映的是这位女士表达的真实的非言语信息，不是做判断和解释；也不是一种结论。最有效的技巧之一是反映这个人的非言语信息然后询问“你现在感觉如何”，这么做会鼓励谈话继续下去而不是结束它。

情感反映是在处理情绪，而复述是在处理内容和资料。有时这两者似乎很相似，特别在谈论
一种情绪化的情境时。如果不懂两者的区别，请 32
与督导讨论这两者的区别直到完全弄懂它们。也可以在扮演一个来访者的角色时，使用一个有着很多情绪的情境。

明确并澄清感受

一旦咨询师引出一种情绪，比如“我很沮丧”，接下来就是找出它对那人意味着什么。当来访者表达的感受是一种界定模糊的感受，比如“我很沮丧”、“我迷惑了”或者“我觉得不错”，此时明确感受的内涵是非常重要的。换句话说，不要假设你对该感受的理解与来访者的理解相同。你需要明确并澄清他们的感受、言语，或者表达在他们的世界里真正意味着什么。好的问题可以是：

（生气）对你意味着什么？

（紧张）对你来说是什么？

在你体验到这种感受时你有什么样的生理反应？

你用其他什么方法来描述你在想什么？

当你帮别人明确并澄清感受时经常会引起另一些感受。这些感受也可以被明确和探索。

来访者：我觉得很沮丧。

朋辈咨询师：你在沮丧时是什么样的？

来访者：就像是麻木了，不想做任何事。

朋辈咨询师：所以你感到麻木？

来访者：是的，我觉得我有很多感受， 33
然而我不能真正地感觉到它们……你知道，就是觉得太麻木了。

朋辈咨询师：你能描述这种麻木吗？

来访者：就像我身体内是空的，它是空的……不，不是，全是感受……但它们很危险。它们需要被控制。

朋辈咨询师：这些危险的感受是什么？

承认内心感受

为了有效地处理感受，人们首先必须要承认他们的感受并为之负责。很多人试图将他们的感受置之于外，说些类似“它让我觉得……”或者“他使我觉得……”的话。也许感受与外部事件确实有关系，但它们并不是“外界的”，它们是内部的。让我们来比较这些陈述：

当你和玛丽睡觉的时候你让我生气了。

当你和玛丽睡觉的时候我感到很生气。

第一种情况给出了原因，第二种给出了联系。以“它让我觉得”、“她让我觉得”，或者“某人会觉得”开头的陈述表明了那个人不承认他/她的感受是自己的或者不对这些感受负责。

这些当然好，但是当这个人不为自己的感受负责时，你能做什么？

来访者：你知道，当你在做你不喜欢的工作时，你就对其他的事情感不到任何激情。你会觉得恼火而且厌恶，你知道吗？

34 朋辈咨询师：所以你觉得恼火而且厌恶，是这样吗？

来访者：对，你就是似乎不能摆脱它，你知道吗？

朋辈咨询师：当你说“你就是似乎不能摆脱它”时你的意思是“我似乎不能摆脱它”，对吗？

来访者：是的，我就是不能摆脱这些感受。

朋辈咨询师：是什么让你想要摆脱这些感受？

朋辈咨询师首先做的事是在复述的时候换成让来访者自己负责的方式陈述。就像很多人一样，这个来访者没有认识到这个区别，然后继续说“你”而不是“我”。例子里的朋辈咨询师接着问了一个封闭式问题来鼓励来访者亲自承认这些感受。

这一步是处理感受中有难度的部分。你不要太直接地挑战来访者，有时候人们仅仅就是拒绝承认他们自己的感受。当这发生时，可以采用一种特别的方法（比如解决问题或者问“假如……会怎么样”这样的问题）。这种方法经常会更有建设性地推动或者围绕一个问题。将你的观点强加给别人是没用的。

处理感受

一旦咨询师引出、明确并澄清了感受并且也让来访者承认了他们的感受，下一步就应该开始处理感受了。处理感受的第一步是将感受置于情境中（“这些感受与什么样的想法和事件有联系”）。好的问题有：

什么引起了你的这种感受？

在什么样的情况下你会体会到这些感受？

35 人们经常同时体会到不止一种感受。“当你体会到这种感受时你还同时体会到其他什么感受吗”这个问题经常能引出其他相关的感受。

可以把想法与感受联系到一起。“当你体会到这种感受时你会对自己说什么”就是一个不错的问题。

处理感受中重要的一步是让人们表达他们之前很难描述清楚的感受。有效的问题可以是：

你会如何表达这种感受？

你会对那个人说些什么？

这可以使来访者假装直接与他们的情感表达对象说话。让那个来访者处于当时的情境并且说“我生气了，而且我再也不想让你这样做”，而不是说“我已经说过我生气了而且我再也不想让他这样做了”。

如果人们对此有困难或者感到不舒服，那么也可以这么问：

可能发生的最好（坏）的事情是什么？

你希望发生什么？

你以前是如何处理的？

怎样做能使你感觉更好？

如果来访者描述了一个似乎是没希望的情境并且他们也看不到任何改善的可能性，那么他们也许是真的被困住了。在这种情况下，让他们承认事实和感受也许是更有效果的。

最后，处理感受最好的前提是诚实地面对自己。这可以通过角色扮演练习或者相互咨询练习环节来达到。特别要致力于探索自己处理感受的独特方法。

总结

37 朋辈咨询师的总结（summary）就像是一个或者多个复述的组合，通常包括情感反映。另外，它有助于把来访者在相对长的一段时间内的几段陈述包括进来。总结能够帮助咨询师抓住来访者所述内容的核心，将内容与感受联系起来，正确地看待问题，明确重要的趋势、冲突或可能的决定。即使这样，总结也要尽可能简洁，因为简洁能够减少混乱。

比起其他的技巧来说，总结有扭曲或者解释的可能，所以要特别谨慎。要不断地与来访者核实你没有增加或减少他/她所说的内容。言辞应该是试探性的。

当你进行总结时，应强调以下几点：已经获得了什么，能够做什么，未来的可能性是什么。对消极方面强调过多效果不好。当不能忽视消极内容的时候，注意不要局限于简单的列举。

一个好的总结有几个作用：

1. 它能检验咨询师对来访者所叙述的内容是否理解正确（当咨询师觉得对自己的理解有非常好的把握或感到不确定时，总结是非常有效的）。

2. 它可以成为接下来谈话中互动、决策和计划过程的引导。因此，咨询师需要保证总结是积极的。

3. 它能澄清情况、反映趋势、指出冲突、列出优势。

那么，什么时候要用到总结呢？（1）转变状态（比如探寻完感受，将要进入解决问题的环节）的时候，总结是有用的。（2）在咨询环节完成几个主要操作之后，总结是有用的——比如，在你找到什么是来访者所认为的问题之后，可以进行适当的总结。在总结之后，你应该问一个开 38
放式问题。在咨询结束的时候总结也是必要的。它能帮助来访者将事情联系在一起，使他对咨询过程有一个清晰的了解。

在一个好的总结之后，可能需要停一下或者问自己“现在怎么办”。这表明要进入一个新的环节了，你可以用一个开放式问题来作为过渡。学会对过渡时期保持敏感性；这种敏感性是作为一个主动倾听者需要努力达到的目标之一。

综合

综合（intergration）就是将所有技巧放在一起，在恰当的时候使用。这就是咨询传达出来的艺术和巧妙所在。

39 问开放式问题可以展开对话。它鼓励人们说话，也可以引导对话。

复述有助于把握对话的节奏，因为复述能够反映来访者刚才所说的，它专注于对话。复述与问开放式问题可以很好地配合：首先进行复述，然后再问一个开放式问题。

在最初的问题被表达完后，探寻感受是有用的。有时，探寻感受是咨询方法中最有效的一种。有些人或者有些类型的问题对于感受导向的咨询回应得很少。这种情况下，可以采取不同的方法，但是要使用有助于来访者的那种方法。

倾听技巧回顾

A. 基本关注技巧

1. 目光接触
2. 放松肢体
3. 使用相关的面部表情或者语调
4. 使用口头语

5. 以轻微的语言鼓励作为回应
6. 使用非言语的鼓励方式

B. 问开放式问题

1. 以“怎么”和“什么”开头
2. 鼓励表达，尽量避开单纯的“是/否”的表达方式
3. 澄清、阐述、处理感受、解决问题
4. 保持语言清晰简单
5. 避免“为什么”问题或者对答案有诱导性的提问

C. 复述

1. 抓住来访者所说内容的本质
2. 语言保持简洁和试探性
3. 验证朋辈咨询师的理解与来访者的理解是否一致

40
4. 为来访者梳理并明确问题
5. 适当地表达共情

D. 处理感受

1. 识别内心感受
   a. 询问来访者的感受并获得来访者的回应
   b. 复述说出来的感受，反映没说出来的感受
2. 明确并澄清感受
3. 使来访者承认并为感受负责
4. 处理感受

E. 总结

1. 获得所说内容的实质，累积并整理成一个有逻辑、可用的顺序。
2. 语言是简洁且试探性的，并在最后加一句：“是这样吗？”
3. 让总结成为一个阶段或者整个咨询过程的结尾

F. 综合

1. 使用开放式问题来鼓励说话或引导对话
2. 使用复述来减慢对话并专注于对话
3. 在解决问题之前探寻感受
4. 总结以帮助将事情整理一遍

朋辈咨询的注意事项

朋辈咨询的指导原则是以来访者为主的。朋辈咨询师是要帮助人们处理他们的情绪并找到他们自己的解决方法。然而，当朋辈咨询的过程本身出现了问题后，你必须马上处理它，比如当你
41 发现自己在咨询过程中变得泄气、焦虑或者生气时。朋辈咨询师要对自己的情绪保持敏感，为了保证咨询质量，你应该及时处理它。如果你在咨询的时候有赶快逃离现场的想法，那么你是无法进行有效咨询的。

以下是一些使有些朋辈咨询师为难的典型情境：

1. 咨询进入了一个绕圈子的循环且没有任何进展。处理这种情况常用的一种方法是选择一个点来关注并不要让来访者偏离它。但当这种情况变得复杂时，将问题告知来访者并与其共同讨论解决方法是一个好办法。比起听起来像是你在责备那个人（“我们没有取得任何进展，因为你……”），表达你的感受（“我真的很挫败，因为我……”）会更有帮助。

2. 来访者开始哭泣。这是处理强烈情绪时必然经历的情境。有些朋辈咨询师认为对哭泣的来访者进行安慰是可以的并且是有帮助的。有时候抚摸他/她，或者甚至给他/她一个肩膀来依靠，是合适的，这取决于咨询师的风格和当时的情况。

3. 来访者变得歇斯底里。这时咨询师要平静地和他们交谈，帮助他们安定下来，虽然有时来访者太心烦意乱以至于不能好好交谈。这种情况下，咨询师可以停下来耐心等候，直到那个人变得冷静并且能有逻辑地说话。或者你可以问问来访者是否愿意独处一段时间，或者是否希望日后再继续进行咨询。在任何情况下，都要确认来访者是否希望你暂停。要为一个很长的咨询做好准备。

如果咨询师是在电话里进行咨询，来访者不

42 能平静下来，就问他是否愿意等会儿再聊。试着得到来访者的电话号码，这样就可以在15～20分钟后回拨过去。温和地对他说当他的情绪不能被控制时无法和他交谈，你愿意在电话那头等待，直到他/她冷静下来或者等会儿再打回去。

4. 咨询师与来访者之间产生单方面或双方面吸引的情况，或来访者感到孤单并希望和咨询师做朋友的时候。除非它发生在咨询过程中，咨询师可以不必立即处理这种情况，但某些时候，咨询可能要澄清两方关系的本质。如果来访者回来看你（或者再打电话给你），然后你判断这个事情的发生不在咨询过程中，就需要你决定是否愿意继续和他来往。如果愿意，那么可以澄清来访者和咨询师的关系，不要在成为他的朋辈咨询师（这是个有影响力的职位）和成为他的朋友之间纠结。保持一种双重关系（比如，成为某人的朋辈咨询师，同时又将他视为朋友）是绝对不合适的。

5. 来访者希望有人和他交流，而不是解决问题。如果咨询师本人能接受，那么最好。但是如果不能，那么咨询师可以坚持只愿意与之交流问题，而不愿意仅仅是聊天。如果对方开始攻击你的时候（“我来到这儿是因为我觉得你关心别人，但现在你却不愿和我聊天!”），一个好的方法是不要为自己辩护。辩护只会让来访者继续对你进行攻击。你应该一直重复自己的原则直到那个人接受为止。

第3章

咨询技巧

文森特·丹德烈亚、弗里茨·波特捷尔、
彼得·萨洛维

43 本章关注于技巧本身，不仅包括倾听技巧，还包括签订契约的过程、做决策的技巧、面质、解释。理解这些技巧能够帮助咨询师正确地使用倾听和其他咨询技巧。特别是在接待长期咨询和危机咨询的来访者时，这些技巧给朋辈咨询师提供了额外的选择。本章的情境描述和练习部分是为了给朋辈咨询师一些指导，帮助你明确何时可以用到这些高级技巧。

综述

咨询是一个过程，通常在较短的时间周期内完成，涉及探寻和讨论价值观、信仰还有态度等内容。它的目标是促进自我肯定。咨询实际上是探寻来访者认知的过程，它有时涉及获取新信息来帮助来访者解决问题，咨询的可行性和结果很大程度上取决于个体的智力、情绪和成熟水平。

在某种程度上，咨询是解决问题的过程，它通常涉及检验来访者关于自我、世界观、潜能、能力等假设；探寻某个特定问题的新观点；如何面对被忽视、被歪曲的情况，比如自己说话被忽视。 44

咨询常见的问题包括：

1. 进退两难——有很多困惑的选择、价值冲突或者价值观模糊的情况。

2. 决定——需要通过澄清和探索价值观、信仰、目标来在各种不同的选择中进行抉择；或者通过核实信息以及获取新信息来达到这个目的。(这个过程在接下来做决策的环节以细节方式表现出来。)

3. 情境问题——处理技巧的暂时失效和对价值观和信仰体系的挑战，比如人际关系问题、急性病，或者亲友突然离世等。

4. 情绪苦恼——进退两难、紧急的决定、情境问题会伴随着烦扰的情绪，主要是焦虑和愧疚，通常来说当这些问题被解决后，负面情绪也能平息下来。

咨询中的建议

除非你能给出适合咨询内容、确切并真实的信息，否则大体上建议都是无用的。来访者经常会给朋辈咨询师带来以下几个问题：

- 生活中的问题。比起朋辈咨询师的解决建议，来访者的经历更能帮助解决问题。
- 情境问题。来访者自己对于情境的认识更有助于预测每种行为的结果。
- 长期存在的问题。解决方法通常会在来访者的经历中发现，而且经常只有他自己知道该如何去做。
- 来访者的主动性是朋辈咨询的主要目标之一，所以提供建议很显然与这个目标不符。

咨询中的责任

朋辈咨询的来访者希望整个咨询是一个可信赖的过程。他们希望咨询师能够：

- 找出问题。
- 更深入地了解来访者的信念以及信念、感受和行为之间的联系。
- 帮助来访者在对自己深入了解的基础上能够采取有效的自主行动。

专业的咨询师（有资质认证）有责任在一定 45
程度上满足这些期望，这种责任是由明确的契约（专业的、社会的、法律的）所决定的。非专业的咨询师必须要明确自己的职责。这个问题将在下面关于契约的章节以及关于伦理的章节中进行更深入的讨论。

契约和签订契约的过程

本书会在三个不同的方面用到契约（contract）这个术语：自我管理契约、探索性契约，以及关于朋辈咨询师责任的契约。几乎所有的行为主义和人本主义的心理疗法都强调契约是咨询过程中至关重要的一部分。

自我管理契约

自我管理契约最初是作为行为治疗学家（Homme，1970）使用的一种方法而发展起来的。自我管理契约遵循强化理论，这种理论认为
46 奖励可以导致行为再发生。自我管理契约是一个产生于两个人之间的确定的协议，它来自对目标行为的观察，具体来说是对先前经历［antecedents（A）］、行为本身［behavior（B）］以及结果［consequences（C）］的观察。

在“A—B—C”关注点的基础上咨询师可以建立一个有针对性的契约来达到目标（例见下附展示框）。换句话说，咨询师能列举来访者希望有的行为（B）、希望的结果（A），还有如果来访者表现或者忽略那种行为将会发生的后果（C）。如果来访者的行为不在契约内，那么强化理论不会生效，然而这种情况下无须进行惩罚来纠正来访者的行为。强化发生在来访者表现出契约上所希望的行为时。

契约可以是非正式的（例如，“如果你做……那么我会做……”）或者是正式的（一种书面契约，它清楚地说明了行为的细节、奖励以及为了协议的履行而写的条款）。自我管理契约的基本条款应强调的内容包括：

1. 契约是公正的。
2. 条款是清楚的。

3. 契约内容大体上是积极的，侧重预期的改变而不是以禁令的形式呈现。

4. 步骤是系统且连贯的。

5. 与来访者一起，至少有一个其他的参与者。

6. 契约是合法的（也就是说，它不能是非法的、不道德的，或者反社会的行为）。

7. 所有的当事人都同意这些条款。

47 **自我管理契约的例子**

己方：匹诺曹

彼方：小蟋蟀

目标：减少自己撒谎的次数

协议

己方：我答应每天撒谎不超过一次。

彼方：小蟋蟀同意每当我说真话的时候都会给予表扬，而当我每天撒谎超过一次时，他就会拒绝跟我玩。

结果

由己方提供：

我如果遵守以上的协议（以每周六晚上6点为该周的结束），我就会奖励自己一份冰激凌。

但是，如果我在某一周没有遵守以上协议，我会惩罚自己在周六晚上清扫车间（没有冰激凌奖励）。

由彼方提供：

小蟋蟀会在我讲真话的时候给予奖励；当我撒谎的时候会对我不理不睬；监督我履行这个契约。在我没有遵守协议的星期中，小蟋蟀将有权强迫我去学校，并限制我吃冰激凌和糖果。

签名：匹诺曹＿＿＿＿＿＿＿＿＿＿＿＿＿＿＿＿

　　　小蟋蟀＿＿＿＿＿＿＿＿＿＿＿＿＿＿＿＿

公证人：泽佩托＿＿＿＿＿＿＿＿＿＿＿＿＿＿＿

复查日期：2001年6月10日

资料来源：改编自 Mahoney，M. J.，and Thoresen，C. E.（1974）. *Self-Control：Power to the Person* p. 53. Monterey，CA：Brooks/Cole。

自我管理契约被广泛应用在教育领域中。教师和校园朋辈咨询师与学生签订这种契约的现象
48 很普遍。在一些教学系统中，教师也会告诉家长如何与他们的孩子或其他家庭成员之间签订这种契约。这种方法适用于改善短期的行为和习惯问题。一般来说，这种自我管理的方法最适用于处理目标明确的行为而不是涣散的思维和感受。比如，这种契约适用于处理不良习惯、恐惧症、社交技能方面的问题以及性问题。

探索性契约

除了用契约来改变一个行为，也可以使用契约作为探索过程的一部分。为了更清楚地讨论，咨询过程可以分为以下不同的阶段。

1. **关注阶段**。和他人“在一起”，使用基本的关注技巧（BAS）来理解对方并与对方建立一种信任关系。

2. **回应/自我探索阶段**。通过使用BAS表现出共情和理解，使朋辈咨询师和来访者之间建立融洽和谐的关系并且帮助来访者进行自我探索。如果咨询师和来访者明确了咨询的目标，在这个阶段就可以使用契约。

3. **综合—解释阶段**。通过整合信息，明确主题和形式（通过复述、解释、总结）使自我探索更加深入。这时候可能产生顿悟，自我奖赏的行

为也会随之产生。

4. **行动阶段**。个体遵照新知识而行动，继而行为开始改变。在这种合作之中，来访者和咨询
49 师会制定一份明确的、旨在探索和改变行为的契约。

5. **问题解决阶段**。个体的行为会越来越接近契约上的目标行为。你可以探索其他有益的方法，并恰当地转告对方。最终，双方会达成一致，结束咨询。

在第2、3、4阶段，契约主要被用于提示或进行一些改变。在协议中，探索性契约仅仅是为了观察行为，用于发现未察觉到的行为的本质。这一过程使来访者在自我探索的基础上开始行动，它可以帮助咨询师和来访者制定一份行之有效的契约。以下是一些探索性契约的例子：

> 一位女士报告当她和别人打招呼时会感到不舒服。朋辈咨询师询问她是否愿意和她明天遇到的前10个人打招呼，而不管这些人她认不认识。她这样做了，并且反映说她变得更易于应对这种事，也意识到了脑中很多的恐惧和尴尬。不愿意问候他人的逃避性行为使她不能坦白地说出这些想法，这些想法在朋辈咨询的过程中逐渐被理清并且被查验它们的可能性。她在社交中显得更为自然。

> 一个年轻的男士报告他对于时间的规划有问题。朋辈咨询师帮助他制定了一张“时间饼图”①，并且他同意按照饼图上的要求规划自己的时间。出乎他的意料，这使他每天
> 50 多出了将近4个小时的额外时间。他发现这跟他经常倾向于过度估计他做每件事需要花费的时间有关系。通过面对一些轻微的不适的感觉，他能够找到更多的休闲时间并且能按时完成他的所有工作。

> 一个学生报告当小组讨论时，她一旦被提问会感到被冻住一样尴尬紧张。这个学生开始怀疑她的智商、记忆和能力。在处理其他事情时，朋辈咨询师让她追踪她之后7天的行为。② 她的报告显示：（1）开始的4天里，这个问题发生次数减少了（这种减少是常见的）；（2）在报告近期学过的东西时情况明显好转；（3）这种感觉冰冻的情形持续少于1分钟（这让她很惊讶）；（4）她得出冰冷的情形是由于自己对讨论课准备得不充分所导致的。她决定以后在讨论课前进行更加充分的准备。
>
> 除此之外，该学生还发现，当商店的售货人员接近她时，或者在餐馆中，当在准备好之前被要求点单时，她也会感到慌张。通过对这些特殊情形的探索，她极大地减轻了自己的不适情绪。朋辈咨询师通过采取情境中角色扮演的方式和实地练习（在餐馆和商店等），帮助她发现了更加普遍性的自信心不足。

> 一个在学业上很成功但长期压抑的男性毕业生报告了自己最近的一些失意和遗憾。朋辈咨询师让他关注一个具体例子，之后原因浮现了出来：他的优柔寡断使他拒绝了很多社交场合和娱乐活动的邀请，进而导致了他在本可以去参加活动却没有去的时间中感到不开心和懊悔。
>
> 他立下契约要接受下次的邀请。他体验到了一些兴奋和焦虑，并且发现他会为没有 51
> 做作业而懊悔！
>
> 从这点来看，他的优柔寡断让他无论选择做什么都会感到失望。朋辈咨询师尝试着阻止他只报告伤心与遗憾，引导他仅仅报告他经历中积极的部分。同时还引导他对以前做过的一些事进行自我肯定。
>
> 他报告说自我肯定会让他感到很不舒服，尽管其他人（包括他的朋辈咨询师）都认为不这样。这可以追溯到他的家庭生活经历，他的家庭成员认为他优秀的学习成绩和其他成就是理所应当的。如果他自我肯定，

① 一个被分成24个小时的圆形时间图。在每件事上需要花费的时间都将从这24小时内扣除（确保剩下8小时的睡眠时间）。给你自己制定一份时间饼图也是一项很好的练习。

② 行为追踪经常通过制定表格的方式进行，每天都制定一张表格。表上显示每天的时段、发生了什么、来访者说了或做了什么、之后又发生了什么。简而言之，来访者还要记录当时的所感所想。

家人就会告诉他要谦虚。

最后这个复杂的例子表明了如何在咨询中使用签订契约来改变一个自相矛盾的行为方式。

为了更好地理解探索性契约，Mary Edwards Goulding 和 Robert Goulding（1978）建议朋辈咨询师可以让来访者问他们自己以下问题：

1. 我想要改变什么？我想要停止或开始做什么？在哪里？什么时候？和谁？

2. 我如何阻止我自己做这些事？

3. 为了得到我想要的东西我愿意做什么？

4. 当我做了某事，我跟其他人会怎么看？

5. 如果可能，我也许会用什么方法伤害自己？

在这一框架下，朋辈咨询师需要：

- 要求来访者明确他们所想要的；
- 观察或询问当来访者询问没有完成期望的
52 事的原因时，他们会怎样解释；
- 帮来访者进行自我探索和挑战；
- 确定一个可观察的、可实现的目标；
- 要求来访者列出他们可能不遵守契约的情况（重点）。

密切关注来访者的语言。像“我会试着”、“我会努力去”、“但愿我可以”的表达方式是出于逃避话题和讨好朋辈咨询师的目的，而非明确自己要做什么。一个典型的逃避型声明方式可能像这样：“我想我可能会尝试着寻找为什么我好像学不会怎样摆脱问题。”

关于建立契约过程的一个重要潜在假设是：改变做法不一定等于改变自己。许多人认为，只有通过人格上的大改变才能使自己的行为模式发生改变，这种看法是不正确的。

签订契约的时候，会经常遇到习惯、习得性无助或者无意识强化系统（involuntary reinforcing systems）方面的问题。契约将使朋辈咨询师知道人们如何“摆脱不好的情绪”。通过让来访者对自己更加了解的方式，来帮助来访者引发进一步的探索行为。大多数时候，朋辈咨询师可以鼓励来访者挑战旧的行为模式，同时获取信息。

关于朋辈咨询师责任的契约

第三种契约包含了朋辈咨询师在咨询过程中的责任。对于受过专业培训的朋辈咨询师，有明确的规章详细地说明了咨询师应该承担责任的范
53 围和限定。受过专业培训的咨询师知道如何通过与来访者签订条款明晰的契约来明确责任的界限。

对于咨询师来说，签订的契约应该包括建立一个相互合作的氛围，在这种氛围中咨询师和来访者都知道应该有什么期望。你需要设定你能为来访者做的事情的范围，以及什么时间和他交谈，一次交谈持续多久。没有明确的界定会导致来访者的过分依赖或困惑。

那么，一名非专业的朋辈咨询师的责任有哪些呢？这些责任可能包括：

- 掌握一些对来访者有用的信息或者获取这些信息的途径（例如，关于学习或获取资料信息、职业规划策略、避孕方法等）；
- 在某些特殊时间也可以提供帮助，通常是在办公室；
- 保守秘密（双方都同意将该秘密告知第三方的情况除外）；
- 在个人咨询中，承认能力局限在一些领域（咨询师能够很好地倾听、给予问题解决技巧、帮助来访者澄清所困扰的问题、给予一些能提供其他资源的信息）。

为了防止咨询师和来访者对咨询师的角色产生误解，咨询师要明确划定作为朋辈咨询师的责任界限。如果所在的组织出版了一些关于朋辈咨询服务的小册子或者说明书，那么里面应该详细说明所提供服务的范围。

54 **小结——契约**

1. “契约”这个术语可以在三种不同的情况下使用：自我管理契约、探索性契约以及关于朋辈咨询师责任的契约。

2. 自我管理契约是以强化理论为基础的。研究一个行为可以从先前的行为（A）、期望的行为（B）以及行为的结果（C）三个角度出发。干预的集中策略是以这三个角度为基础的。这种策略可能对行为有效，而对情绪和想法无效。

3. 签订契约也可以是探索过程的一部分，而不仅仅是终止一个问题。在解决问题的过程中，契约用来让来访者意识到问题，并做出改变。

4. 签订契约的一个重要前提是：行为的改变不等同于人格的改变。知道行为是怎么形成的比为什么形成更重要。

5. 关于朋辈咨询师责任的契约包含双方对于咨询关系的界定。契约的一些方面是显而易见的，但有些并不是很明晰。因此，要尽可能地划清界限，以免引起对各自责任的误解。这些原则同时适用于朋辈咨询师和专业心理咨询师。对角色的清晰说明以及对项目的清晰介绍有利于双方保持良好的关系模式。

练习——签订契约

55 1. 选择一个搭档，并且回顾自我管理契约的相关条款。和你的搭档一起考虑要如何使用“A—B—C”的方法，针对想改变的习惯或者行为模式去制定一个契约。根据这一章开头的格式写一份契约，再进行整理。向小组报告签订契约的过程和进展。

2. 和搭档一起回顾与家人、朋友、组织（如学校、其他团体）之间显性或隐性的契约。所有这些契约都令你愉快吗？有哪些是你想重新协商或者改进的？

3. 和搭档一起以契约的方式去探索生活中的一个行为或情感话题。以 Goulding 等人建议的问题为导向探索这个话题，目的是建立乐意向同伴报告的契约。

4. 在课堂中，讨论自己作为朋辈咨询师对于在项目中需要承担的责任界限的理解，并参照所在的朋辈咨询项目对咨询师角色和责任的界定把它写下来。

决策咨询技巧①

决策咨询跟普通的咨询一样，咨询师运用基本的关注技巧去促进交流。为了帮助来访者，你
56 必须完全理解来访者的问题。其中包括了从来访者的角度理解问题的内容以及由问题引起的感受。

开放式或封闭式问题要集中在一些需要详尽说明的话题上。复述、总结和情感反映将鼓励来访者更好地表露他们的想法和感受，同时也可以作为对咨询师的理解的检验，因为准确地知道来访者看待问题的方式很重要。

其他形式的共情是通过使用一些基本的关注技巧来实现的。在陈述问题的过程中，来访者或许会澄清以前没有表述得很清楚的问题。敏感和积极地倾听常常会让来访者发觉先前忽视的内容。有时候，仅仅是向他人描述自己的感觉和感受这一点，就会在一定程度上使来访者的视角和感受发生改变。

通过基本关注技巧的恰当使用，经验丰富的

① 这个章节建立在弗里茨·波特捷尔的博士论文、J. D. Krumboltz 等（1982）的成果以及众多其他人的成就的基础上。

咨询师会营造融洽的气氛以及充分表达想要帮助来访者的意愿。在许多决策问题中，主动倾听可能是来访者唯一需要的帮助。对于其他决策问题可能需要一些额外的技巧。

这些技巧是什么?

在这个章节中将要介绍的决策咨询技巧包括在特定情境中可以建议来访者的策略、练习、活动和步骤。每一个步骤的设定都是用来帮助来访者无偏差地澄清决策过程中的问题。

这些技巧不是用来鼓励来访者形成特定的观念或者行为。在大多数的情境中，我们不用这些技巧。相反，你要通过陈述一个恰当的策略或者行为去接近这个决定。如果来访者选择参加你建议的活动，你可以帮他/她更恰当地在活动中自我表现。

这些技巧是如何起作用的?

57 来访者带来的大多数关于决策的问题都涉及很多相关问题。当一个问题非常复杂、重要，或者庞大的时候，咨询师和来访者很可能忽视有价值的信息。这通常导致他们：

- 做出鲁莽或草率的决定；
- 依赖于直觉、运气或别人的看法；
- 没法做出决定。

这些情况会引起进一步的问题，从而扰乱他们的生活，继而降低他们做出明智决定的能力。

使用系统性的步骤做出重要而复杂的决定可以为很多问题提供一个行之有效的解决方法。使用决策咨询技巧可以帮助许多来访者有效地构建他们的决策过程，并帮助他们做出合适的、负责的决定。

这些问题通常涉及长期的规划（比如选择一个专业或职业方向）。当然，遥远未来的结果很难预期。短期目标、价值观或者长期目标，这些促使个体形成特定观念的因素会随着时间而改变。这些因素的复杂性将会让你很难评估决策技巧。虽然如此，一些在解决问题时有效的原则还是可以在决策咨询过程中运用。

这些技巧如何使用?

接下来的章节中将列出在许多决策情境下会使用的技巧。它不会列出适用于各种问题和咨询关系的全部技巧，它只为咨询师和学习者提供最
58 基本的指导。你需要通过练习和实践来提升和改善你的技巧。

如果你在几个星期（或者更长时间段）中可以多次回访来访者，那么这些技巧大多数都可以使用到。对于短期的咨询（一次或两次）来说，一些过程是没有必要的。在大多数情况下，明智的做法是把这些技巧视为处理可能行为的“菜单”。

这些内容是按逻辑顺序安排的，但这不是唯一的顺序。你需要结合来访者的需要、咨询的方向、问题的实质以及自己的咨询风格选择恰当的内容。

以下章节将介绍给来访者进行咨询的基本步骤，但在这之前，先了解一下下面的步骤。

DECIDES 模型

DECIDES 模型将咨询技巧应用于帮助来访者解决问题的过程中。接下来的部分将介绍这个模型的 7 个步骤：

1. 明确问题（Define the problem）；
2. 制定一个行动方案（Establish an action plan）；

3. 澄清价值标准（Clarify values）；

4. 明确可选方案（Identify alternatives）；

5. 探索可能的结果（Discover probable outcomes）；

6. 对可选方案进行系统性的评估（Eliminate alternatives systematically）；

7. 开始实施（Start action）。

59 **练习这个模型**

DECIDES 模型 7 个步骤中的每一步都需要练习。这些练习应该在由两个或三个受训者组成的小组中进行。其中一人扮演在决策方面有困难的来访者。第二个人则扮演咨询师，并且尽可能多地使用该步骤中的技巧。第三个人（可有可无）是观察者。一个步骤练习结束之后，观察者组织一个简短的讨论，讨论关于咨询师运用这些技巧的掌握程度、这些技巧对在特定情境下的来访者的适用程度、如何改进两者之间的交流等问题。在进入下一个步骤之前，每一个成员都应该扮演过每一个角色。

记住，这些呈现的技巧对于那些没办法做出决定的来访者，或者没有形成完善的个人决策技巧的来访者，又或是有非常严重或者重要问题的来访者来说，是最合适的技巧。扮演来访者的成员在选择和表达问题时应该时刻记住这一点。

明确问题

一旦来访者同意尝试使用这套方案，第一步就是帮助他明确他们的问题。

a. 通过恰当地使用基本关注技巧，提供一个使来访者愿意接受决策任务的环境。通过表明想要理解来访者的情况和帮助来访者的意愿，并且使用鼓励、问开放式和封闭式问题、复述以及情感反映来建立一个有效关系。

b. 清楚地阐释问题。通过问开放式和封闭式问题、复述、情感反映使来访者陈述详细的情境，引起关于问题客观内容以及来访者感知
60 到的情感内容的讨论。一定要明确做出决定的最后时间。

c. 清晰地辨认和总结问题。当你认为自己了解到了问题最重要的部分时，向来访者做一个关于你对问题理解的详细总结。你的表达方式应该是为了进一步准确了解问题的一种尝试，而不是一种专业性的观点总结。确保对来访者在决策过程中希望达成的目标进行明确陈述——比如："你希望在 12 月初拥有至少 5 所可能入读学校的列表，这样子你就可以按时准备所有的申请表格。是不是这样？"然后，根据来访者的反馈来修正你的总结。继续这种模式，直到来访者说你的总结已经准确反映了他自己对于该情况的看法。

d. 明确告诉来访者自己有责任做出问题解决的决策而非朋辈咨询师为此负责。一些人希望咨询师为他们做出决定。在这种情形下，你一定要说明自己仅仅是个帮助者。可能要解释你为什么不能为他人的决定承担责任。（尽管你努力地想要保持客观和非指示性，但还是要意识到自己很可能影响来访者的决策过程。）

"明确问题"练习

第一个步骤主要是前面章节中学到的技巧的集中应用。

1. 在由两个或三个人组成的小组中，制定各 61
种各样的决策环节，相互讨论这个过程并且交换角色。

2. 探索咨询过程中真的存在非指示性的咨询吗？在什么情况下，来自咨询师的积极指导是恰当的（可能的话，跟班上的同学一起讨论）？

3. 在进入下一个单元之前，确保讨论了前面几点的含义（咨询中的责任、客观性和坦率），直到明白了为止。

制定一个行动方案

在跟来访者充分明确了问题后，第二步是为决策制定方案。

a. 恰当地描述一般性策略，介绍方案中的不同步骤。你的任务是鼓励来访者收集、权衡和应用所有相关信息，这些信息在一定程度上可以使他/她觉得可以得到更好的结果。来访者会在可供选项中做出更加有根据的选择。你的叙述可以是一个简单的要求，比如：“一个有根据的选择往往是更好的选择”或者也可以细化每一个步骤。

b. 询问来访者这种方法是不是可接受和令人满意的。你需要支持所有提议的行动方案。当你在介绍每个新的内容时，可能需要来访者的再次确认。在其他时候，来访者可能通过以下句子来
62 暗示他们的观点：“ 这可能对于……来说很有价值”或者“……怎么样”或者“拓展你的分析的另外一条途径可能是……”。

c. 估计来访者愿意付出多少时间和努力去解决问题。详细地说明这个预估可以帮助咨询师和来访者更有效地处理全面的工作。

d. 引导被试做出承诺：咨询结束之后会完成制定的任务。来访者经常会在咨询阶段之外带来重要的决策问题——这种问题有时占了极大的比例。在咨询阶段结束之后，咨询师应该帮助来访者构造明确的决策方案，更加有效地利用时间。这个环节最后的部分是在恰当的时间内讨论额外需要注意的地方。一旦具体的行为确定了，就制定一个具体明确的计划（什么内容、什么时候、需要多长时间、想要获得什么目标等）。开放式问题可以有效地帮助来访者阐明计划。例如：“你能做些什么来找到关于……更多的信息？”“你能花多少时间在这项探索（任务、练习等）上面？”“你这一周的什么时间能安排做这项工作？”“我们什么时候可以讨论你的想法，或者你希望从此以后独自处理自己的问题（而不用我的帮助）吗？”你的目 63
标是使来访者采取行动，做他/她想做的事。关于这方面的建议不会被他们认为是去做某项工作的指令。

“制定一个行动方案”练习

为了练习第一点和第二点（a 和 b），“来访者”应该专门询问如何处理这个问题。第四点很明显是制定一项行动方案的一部分，然而你最好在学习其他的技巧之后，再来练习描述行为和引导被试承诺在咨询结束之后会完成任务这两项技巧。从下一单元开始，将练习第四点作为每一步骤的一部分。

澄清价值标准

DECIDES 模型的第三步是帮助来访者澄清一切与他们想要做出的决定有关的价值标准。

a. 在这种特殊的决策环境中，提升个人价值的讨论是有必要的。第一项任务可以是确定价值标准的含义。价值标准体现了个人的原则、理想、自我定义、目标或动机准则。就像上面提到的那些因素一样，它们是个人对于当前面临问题的特定行为、感受、想法的基础。价值标准可以随时间而变化。它们会随着情境的不同而变化，也会受到各种因素影响。一些来访者可能清楚地知道他们个人的价值标准以及这些价值标准如何影响即将要做的决策，但其他一些来访者可能完全没有考虑过这个问题。你可以使用基本的关注技巧去探索来访者的价值标准。

b. 引出和讨论来访者可能没有考虑过的价值 64
标准。你的问题一定是试探性的。例如：“你认为还有哪些价值标准在这种情境中是很重要的？”举例子会有帮助。对于一个职业规划的决定，来访者可能会功利地考虑到声望、保障、工资、休闲时间、领导力、利他主义、多样性、门槛高低、责任和所处的位置等因素。在其他情形下，可能需要探索来访者对家庭关系、被喜欢或者不被喜欢、友谊、尊重、各种类型的责任、生活方式以及团体或原则的认同感。

c. 让来访者权衡这些价值标准。你可以抽象地整理和讨论价值标准，或者让它们和现在的问题产生具体的联系。抽象的权衡可以是有启发性且有趣的。你可以问：“如果你有 100 个单位的

满意分可以分配给那些你认为重要的价值标准，你会怎么分配呢？”

很多比较价值标准的形式都是合适的，要允许来访者选择（甚至原创）一个恰当的权衡策略。

“澄清价值标准”练习

来访者可在咨询时间外进行澄清价值标准的练习，包括幻想练习。举个例子，在职业规划情境下的来访者，可能在以下活动中受益：写他们自己理想的讣闻，或者是从他们生活中重要人物 65
（老板、配偶、朋友）的角度来给自己写推荐信等。这些练习要有创新性。

假如来访者喜欢这种幻想的活动，确保在来访者完成了这些练习后，在下次咨询时讨论练习的结果。你也可以帮助来访者重新权衡各种价值标准。

明确可选方案

一旦来访者已经确认并且权衡了相关的价值标准，下一步就涉及明确可选择的方案。

a. 提出所有可能的方案，不管是否有效，都将它们写在一张表上。当可选方案很多或很复杂时，列一个表特别有效。咨询师和来访者应该希望考虑所有可能的方案，用简短的语言来总结它们，在表格的一边从上往下竖着写或者在顶部横着写。接下来写上可能希望通过创建可以对可选方案进行配对比较的表格来说明的价值标准（见“对可选方案进行系统性的评估”中的表格）。

b. 尽可能多地想出可选方案。为了建立更多的选项，考虑各种信息来源。讨论那些看起来不可能的选项时可能会使人产生新的可选方案。确保所有的意见都只是对来访者的提示，而不要直接提出个人的看法。

其他信息也有可能激发新的想法。在新信息中，来访者可能想起以前被放弃的可选方案。如果你认为这可能是有用的，就可以建议来访者重新收集信息。假如来访者认同那些信息是重要 66
的，那就使来访者尽可能地致力于这个任务。可以做出合适的转介，比如转介到服务组织（service organizations）。

“明确可选方案”练习

练习本环节中的 b 点，你需要评估对于当地信息来源的了解。如果你在教室里，那么大组讨论及来自指导者提供的信息会帮助你增加这种了解。

探索可能的结果

DECIDES 模型的第五步涉及推测每个可选方案可能引起的结果。

a. 根据预期的结果来讨论每个选择。期望的结果是来访者对做出并执行一个决定后会产生的结果的预测。它可能被描述成情境，或者它们可能跟感受、价值标准或者价值标准中的冲突相联系。每一个选择经常都有一系列期望的结果，有积极的，也有消极的。来访者有短期的预期，也有长期的预期。一些结果可能比其他结果更有可能发生；一些可能是更难被预测的。咨询中讨论这些期望可以让来访者更深层次地看待问题。有时候来访者认为可能的结果在你看来是不可能的。为了弄清楚，你可以委婉地质疑或者挑战这种陈述。想象练习在一些情境下是有效的——例如：“想象这是五年之后。现在，你已经做出决定（第一个方案）一段时间了。我们在大街上相遇，我问你情况怎么样——你喜欢你决定的哪个 67
部分，以及这个部分对你生活的影响是什么。你会说什么？”

b. 提供其他信息获取来源可以更加清晰地评估结果。如果有其他相关信息，那么一些预期的结果可能会被更好地评估。在恰当的时机提供一些可能的来源并鼓励来访者收集信息。

c. 讨论当来访者执行某个方案后，改变方案的可能性。当所做出的决定被证明是不好的选择时，多数情况下就不要求来访者坚持已选择的路线。改变行动的结果可能因选项的不同而不同。分析后来改变的可能性可以为决策提供有意义的信息。开放式问题可以促进这种分析——举个例子：“要是你后来发现 A 选择并不奏效怎么办？

你可以改变到 B 选项吗？你预期会有什么后果？”

d. 在表格上写下可能的结果。根据到目前为止收集到的信息，咨询师和来访者可以创造一个“价值标准与可选方案”的表格。在纸的左边，写下先前判断的价值标准。横跨顶部，写下可选方案。询问来访者每个可选方案的可能结果在多大程度上符合各个价值标准。在恰当的位置概括性地填入答案。

68 下面的例子体现了这种决策咨询中会用的方法。

> 朋辈咨询师：有另外一种可以帮助比较可选方案和可能结果的方式。你可以构建一张图表来显示每一个可选方案在你所提出的价值标准上的累积得分。这种方法可以实现你在一张纸上得到对重要问题的概括。
>
> 来访者：请详细告诉我具体怎么做。
>
> 朋辈咨询师：好的。首先，让我们使用你认为在这个决策中很重要的 6 个判断标准。把他们一个接一个列在纸左侧的边缘，间隔相同地从纸的顶部排列到底部，并用水平线分割，这样子就有 6 行了。现在，你有一张可以让你知道每个选择符合各个价值标准的程度的表格了。将你对每个选择可以多大程度地符合各个价值标准的判断填入表内。到目前为止，你听懂了吗？
>
> 来访者：是的，我明白了。所以，比方说，“渴望独立”可以通过在克利夫兰的 Pressman 公司的全职工作这个方案中很好地实现——至少可以自主安排生活。但我不确定这项工作的独立性。不过这又是另一个话题了。

来访者通过探索选择配对来评估可能结果的复杂性。朋辈咨询师有时候可以建议来访者建立一个新的价值标准种类。为了填满所有空格，需要收集一些额外的信息。在帮助来访者完成这个表格的过程中，你需要使用基本的关注技巧。

“探索可能的结果”练习

构建表格是一个比较有效的练习，在刚开始，你可能感觉很别扭。这时候，你可以在来访者的帮助下完成表格。以这样的陈述开头：“我要写下一些关于这些事的记录，这样我可以组织所有的信息。”然后询问问题、复述、总 69
结、检查正确性、添加信息，并且描述自己在做什么。

接下来，练习描述这些进程的方法，这样来访者就能构建和填满表格。以这样的陈述开头：“在这种情况下，你组编一张表格并填入相关信息会很有帮助。（进一步讨论这个问题。）你想要这样做吗？”如果来访者愿意，描述一下如何构建这个表格。

这个练习包括以表格的形式组织一个复杂的决策问题。通过练习，这个策略会成为你常规方法的一部分。

对可选方案进行系统性的评估

咨询师和来访者探索了所有可能的结果后，双方可以谈论哪些方案是不想要或不可行的。

a. 整合所有的价值标准、可选方案和预期结果。如果之前使用过，也需要回顾决策表。如果没有一个可选方案看起来对来访者最好，而且也不想再做额外的准备工作（比如，继续收集信息），那么建议来访者对当前可用的信息进行回顾。在决策过程中，来访者的价值标准经常有所改变，或者当他们进行到某一步的时候，会用不同的视角来看可能的结果。你可以告诉来访者随时改变他们的价值标准和预期结果。在回顾时，重要的是考虑最当下的信息。通常让来访者提供 71
他们自己对信息的独特解释是最有帮助的。有需要的话，你可以提示、询问或者巧妙地质疑来访者的分析。如果咨询快要结束了，那就直接采取排除策略（接下来的 c 点）。

b. 提示来访者根据自己的价值标准对预期的结果进行评分，并且对每种可能的选择进行总结概括（参照 31 页的表格）。这种策略在一些情况下非常有效。例如，当两个或者更多的选择都称心如意的时候，或者来访者希望对某个问题进一步分析时。在进行咨询之前，要确认来访者对采取这种方法的意向。你要在决策表中列出这种分析，让来访者为每一条数据评分。比如，三条个人的价值标准都与一个问题有联系，那么首先让来访者根据一定标准排列出它们重要性的等级（例如用100分给这三条价值标准赋值）。然后对一个选择可能的结果与每种价值标准的符合程度或者冲突程度进行评分。对于每个选择，先将该结果在每个价值标准种类上的得分乘以价值权重分，然后将每种选择的得分加和。

咨询师和来访者在调整这个方案时要保持良好的心态。目标不是通过挑选最高分的那个选择来作出一个决定，而是要对这个决定中的许多因素之间的相互作用进行有意义的思考。

72 我们现在继续前一部分开始的那个例子。设想这个表格已经完成，并且来访者希望对这个问题有了量化分析。

> 朋辈咨询师：牢记对价值标准的评分以及把它们和选择联系起来都仅仅是一个例子，这个例子用来帮助你对这个问题获取全面的理解。它肯定不是一个进行决策的科学公式。
>
> 来访者：好的，我明白了。事实上，我想我已经正在向一个选择迈进，但是我想知道这是怎么起作用的。我一直是个善于算术的人，但是我以前从来没有将数学运用于做一项个人决定。我猜我只是好奇这些分数是怎么产生的。它是怎么起作用的呢？
>
> 朋辈咨询师：好的。还记得当我们将100分划分到你的所有价值标准里去吗？我们再做一遍。你可能想做一些改变。（来访者将100分分配到每条价值标准上。）现在，在表格的相应横格上列出每条价值标准的分数。
>
> 来访者：做好了。接下来要做什么？
>
> 朋辈咨询师：下面的有点抽象。好，在0到10的范围内（任何标准均可），估计一下每个选择与每条价值标准的符合程度。对于“居住独立性”（这个来访者将“独立性”分成两种不同的价值标准），在Pressman公司的工作会在多大程度上符合这种价值标准？
>
> 来访者：哦，我猜完全符合。我更倾向于得到属于我自己的位置，所以我会给它10分。
>
> 朋辈咨询师：住在家里的时候在克利夫 73
> 兰大学学习的模式是不是半天制的？在“居住独立性”这一项上你认为你能得几分？
>
> 来访者：哦，正如我以前所说，这并不是一点也不好，但也不是很好。那我就打2分吧。

c. 来访者继续以这种方式进行操作，直到在你的帮助下每个单元格都填上了数字。现在假设这一过程已经完成。

> 朋辈咨询师：现在我们简单地将你填入每个小格子的对价值标准的赋值加起来。（为了区分这个新的数值，你可以用下划线或者其他任何适用你的方法完成这一步骤。）
>
> 现在，对每种选择，把所有新的数值加总。在每一纵列的底端填入总数。每种选择现在都有了一个简单的数值估计。你可以对它们的总值进行比较，但要记住这并不一定得出“最好”的选择。它只是一个用于在一张纸上收集大量材料的简单方法。你可以回顾一下这个表格，对必要的地方进行一些调整。

d. 逐一排除选择。排除选择通常要比从许多选择中选出最好的一个要简单，所以要让来访者将这些选择排除到只剩一个为止。如果来访者对某两个或者多个选择的估计是相等的，那就重复上述决策过程（通过澄清价值标准、搜集信息等），直到仅有一个选择占据优势。

“对可选方案进行系统性的评估”练习 74

为了在决策咨询中运用这些步骤，你要向来访者详细描述它们。在练习期间，每次只呈现一个步骤并经常检验自己对对方的理解。

可选方案 / 价值标准种类	在 Pressman 公司全职工作	半天工作半天攻读克利夫兰大学法学院	全职工作四分之一的时间攻读克利夫兰大学法学院	全日制攻读克利夫兰大学法学院（有学生贷款）
20[a] 居住独立性（接下来几年）	10[b] 20×10=（200）[c]	2 20×2=（40）	10 20×10=（200）	5 20×5=（100）
15 个人独立性	9 15×9=（135）	5 15×5=（75）	4 15×4=（60）	5 15×5=（75）
10 资产收入（接下来几年）	8 10×8=（80）	5 10×5=（50）	7 10×7=（70）	4 10×4=（40）
25 资产收入（未来潜在的）	7 25×7=（175）	10 25×10=（250）	10 25×10=（250）	10 25×10=（250）
15 声望、自我评价、来自他人的赞同	6 15×6=（90）	8 15×8=（120）	7 15×7=（105）	9 15×9=（135）
15 安全（精神安宁与工作稳定）	8 15×8=（120）	7 15×7=（105）	9 15×9=（135）	6 15×6=（90）
100 总计	800	640	810	690

[a] 赋予价值标准种类的数字（标准权重）是从在第 29 页介绍的练习中得到的。也就是说，根据各个价值标准种类对来访者的重要性不同，将 100 分分配在各个价值标准种类中。

[b] 根据该可选方案在多大程度上达到了相应的价值标准种类，各个价值标准种类和可选方案的交叉点可填入 0 到 10 的数字。例如，这个来访者感觉在 Pressman 公司的全职工作将允许他在未来几年中有最大程度的“居住独立性”。

[c] 将价值标准权重和估计的各个方案可能达到的程度相乘，并在最后将一个可选方案的各项分数加起来。

开始实施

最后一步，来访者开始实施那个最好的可选方案或选择。

a. 当来访者已经做出了一个选择（至少是暂时的），引导他承诺实施所做选择，让他将自己的想法付诸实践。有些选择需要明确迅速的行动来做出决策；另外的则可能需要多个预备步骤。咨询师要明确特定情况下来访者的义务，以及他希望承担的责任。

b. 在做出决策后对各个步骤进行回顾。通过传递一种处理日后决策问题的普遍性方法，你可以间接地为来访者提供帮助。让来访者用他自己的话提炼出整个步骤并鼓励他这样做。当来访者的表述反映他已掌握这些方法时，你应该给予认同并支持。一定要充分信任你的来访者做出的决策。

“开始实施”练习

刚开始你可能发现这一步看上去不太专业，而且很难实现。所以，在你熟练掌握这类技巧之前，不要试图将它用到实际的来访者身上。

在决策模型中出现的大多数策略最初都可能 75
会显得生硬不自然。要想适当地选用这些方法通常需要相当多的练习，所以如果在本章结尾你仍不能顺畅地运用它们的话，那么也不要气馁。只有通过更深入的练习和实际操作，你才可能将它们融合到自己的咨询风格中去。

小结——做出决策

前面的部分描述了一个帮助来访者做出艰难决策的方法。决策模块的7个步骤是：明确问题、制定一个行动方案、澄清价值标准、明确可选方案、探索可能的结果、对可选方案进行系统性的评估以及开始实施。

面质

在咨询中，面质（confrontation）表示“指出来访者所说或所做的不一致或不相称之处”（Ivey & Gluckstern，1976；Ivey & Matthews，1984）。大多数理论型学派对面质都有一个特定的技术和观点并且赋予不同程度的重要性。所有人都认可，面质作为一种技术，在信任和共情的背景下效果最好。但是它在咨询中有些负面的形象，也许是因为它在方法的介绍中被过度强调的缘故（例如在某些交友小团体中）。

在咨询关系中，面质是培养洞察力非常有效的方式，尤其对于由于想法或行为产生不一致所导致的个人问题。正如Ivey（1976）解释的：“他/她所说的并不是所想要表达的，或者他/她所做的并不是所说的。”

76 Ivey也列出了面质的几个重要含义：

1. 面质聚焦于不同态度、想法或者行为之间的差异。

2. 面质聚焦于客观的数据。针对差异的面质越是客观真实，对来访者来说就越有帮助。在不对交流内容进行评估的时候，面质的效用最大。

3. 面对面的交流不是对其他人的观点或情绪表示不赞同的直接陈述。

Okun（1976）对面质看法不同：“面质涉及咨询人员真正所想的反馈。”这可能关系到真诚，例如：“依我看，你好像在这里做游戏”，或者“我感觉到你不是真的想谈论这些”。也或者，就像Ivey说的，它或许包含对差异的关注。例如：“一方面，你看起来因为得不到这个工作而感到沮丧；但另一方面，你看起来也有些释怀。”

刚开始，你应该关注客观事实和观察到的行为之间的差异，而不是感觉到某人的真诚。你要“本能反应”地面质，无论这种“本能反应”有多准确，它很有可能反映朋辈咨询师的个人观点、未经检验的假设或偏见，或者反应过度。

另一个关于有效面质的重点在于第一人称陈述的运用。与被来访者倾向于理解为判断的第二人称陈述不同，第一人称陈述帮助面质保持中立。想象一下“你是男性至上主义者”与“你谈到你男朋友的时候我感觉到不舒服；作为一个男性，我想知道你是不是对我也有同样的感觉”这两种说法的不同效果。后一句的“我” 77
和第二人称陈述清楚地表明谁说了什么以及有什么责任。

另外一个类似的例子是：“你说我好像理解你了，但我并不认为我们交流得很好。”

所以，积极的面质所包含的技巧有：

- 精确感知可观察到的言语或者非言语的行为之间的差异。
- 使用第一人称陈述而不是第二人称陈述。
- 表达理解的回应，诸如复述、情感反映以及分享个人经历。
- 注意来访者某些让人容易做出评价性或判断性回复的陈述。

面质练习

分成三个小组。第一个人扮演向来访者面质的“朋辈咨询师”；第二个人扮演其中的“来访者”；第三个人则扮演观察者。

“来访者”要表现出四种特征：一个是唯唯诺诺的、抱怨被他人伤害和虐待的人；一个是极为内向和文静的人；一个是对他人总是挑剔并抱怨不被理解的人；一个看起来生活痛苦、抱怨压 78
力和焦虑的人。

为了模拟一个咨询关系，扮演者假装彼此了解。在面质过后，观察者依据前一部分中的标准做出评估并给予反馈。“朋辈咨询师”也要从“来访者”那里得到反馈。然后角色扮演者互相转换角色，以让所有成员都能体验到各个角色。

当所有的小组都已结束，全班重新聚集并讨论以下问题：对这个练习的一般反应是什么？从与他人面对面的交流中学到了什么？他人面对自己的时候从中又学到了什么？小组负责人要组织这场讨论。

在课堂上，向别人承认你们关系中正面和负面的部分。避免使用“喜欢”以及“不喜欢”的概括，集中注意于实际的行为或态度。用 15 分钟与搭档练习，然后彼此分享一下各自的体会。或者，如果是在一个小组中做的这个练习，想要做这个练习的成员可以先分享一下对此的反应，重点强调遵守面质原则的优势和不足。最好课外也可以做这个练习，然后汇报一下所学到的东西。

解释

解释通常被认为是在心理治疗过程中使用的一个关键技巧，而不是在咨询过程中使用的一个关键技巧。Wohlberg（1967）把解释定义为一种“把更多无意的精神元素带入到病人意识中去”的技巧。他说：“解释作为一种洞察的工具，在重建心灵中尤其有价值，也正是在这种形式的治疗中，有一种对精神活动的无意识方面的强调。”

心理治疗师用解释来将人们的无意识动机带入意识中去。人们由此对他们的行为和态度有更多的选择。然而，咨询更多地涉及可观察到的行为和态度，所以解释无意识的动机和过程就不是那么重要了。

进一步定义

79 Ivey（1976）从一个新视角把解释看做“一种重命名或再定义现实的行为”（即感受、想法、行动以及经验），其目标是让来访者得到针对现实问题的新的理解。最好，这个新的观点是与来访者分享的，而不是只为咨询师所有。

但大多数时候，你都会被一个特定的观点和倾向所限制。需要注意的是，不要用你的观点来替代来访者的观点。

下图或许可以阐明心灵重建和咨询之间的区别。

心理治疗和朋辈心理咨询之间的区别

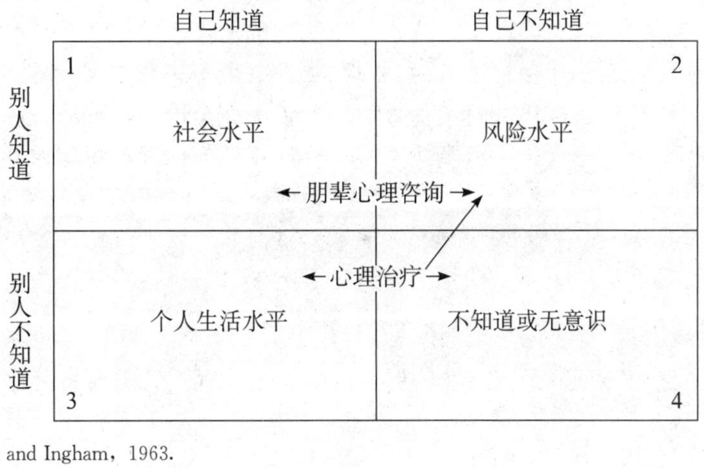

资料来源：Luft and Ingham，1963.

在这个图中，区域 1 和 2 是咨询的范围，2、
80 3 以及 4 是治疗的范围。治疗的一部分目的是把 2 和 4 里的内容移至 3 并且最终移至 1。当然，如果涉及区域 2 的工作，你就不得不做一些面质和解释。

解释和倾听的技巧

在复述的部分，我们指出复述是介于简单的重述和解释之间的。在咨询中，解释包括了问开放式问题和封闭性问题、复述以及情感反映。

如果你进行解释，咨询过程必定变得更加具有引导性。比如，在引导性较低的咨询中，咨询师会等待来访者自己说出的行为或经历。在引导性趋于中等的咨询中，咨询师积极地将零碎的信息拼凑起来并让来访者得出一些结论。在引导性很强的咨询中，咨询师可能会给来访者一个定义或权威的解释。

一个来访者正在描述她和别人的冲突。她描述了一个“等待游戏”的现象，在这个现象中，她想要寻找建议，但是如果提供建议的人给她适当的建议，她又随时准备拒绝它。

低层次的解释：“那么，看起来好像你处在僵局中。你期待着指示，但是你却又反抗它。”

中等层次的解释：“你知道，当你说起这种情形，我想起了你说过的类似的情节。它们看起来都包含了与年长者之间的冲突。你认为呢？”

高层次的解释：“你知道，你看起来对权威人士难以接受，当你必须对付他们的时候你更倾向于倒退到使用那些非常幼稚的行为。”

来访者：是的，我也被这个折磨着……

朋辈咨询师：当你的导师注意你的时候你是什么感觉？

81 来访者：我感觉他还会对我有更多的期待……和导师在一起时总是这样。我不能放松下来，但我需要他们的注意——和我父亲在一起时也一样。

朋辈咨询师：为什么这样呢？

来访者：我一直觉得我必须跳上跳下来引起他的注意，但令我愤怒的是和他在一起时总是不自然。

朋辈咨询师：那么你大概得出一个什么结论？

来访者：（停顿）我把那个人当成我父亲了，或者我希望他成为我父亲？

朋辈咨询师：你希望他在没有你请求的情况下做出对你来说正确的事。

来访者：你知道，我想过同样的事，差不多用同样的话……

朋辈咨询师：那么你还想和这斗争多久？

来访者：（沉思）我的确有这样不自然的表现……并且我也希望能有一个不同的关系。

朋辈咨询师：我们再多探讨些吧。

这时，咨询师和来访者或许会从一个不同的角度探究这个问题。

根据这些例子，需要清楚的是复述和询问对于解释来说非常重要。要让来访者对一个可能的解释产生信任，你必须紧紧围绕着来访者所提出来的内容。换句话说，解释需要是试探性的，就
像复述一样。你必须学会察觉不同的模式并探寻 82
它们的意义。

一个不完整的或者冗长的复述仍旧是有用的，不完全恰当的解释也一样。因为来访者有时会纠正任何你理解的偏差甚至详细地对解释进行说明。

解释的几个方面

解释的有效方法之一便是适当的概括，比如：

这个人表现得就好像______。

这个人看起来好像______。

这个人通过______引起了______。

通过寻求这样的概括，你将会逐渐了解到怎

样的陈述才是来访者更加愿意听到的。同样，积极倾听的目的之一也是去了解来访者的世界观。

一个男性来访者正在描述他对同屋那个人的所有烦恼和愤恨。他对此感到不舒服，但是他可以很好地平复自己的感受。他继续论述他怎么退出他寝室的“秘密圣诞老人”计划，然后当别人得到礼物时又感到被忽视、愤怒以及悲伤。在咨询初期，他提到过一些他自己表现出无私和慷慨却在后来感到伤心和恼怒的情形。

朋辈咨询师看到这个人摆出一副不需要任何人帮助的样子，于是拒绝承认他的需要，使得来访者被困于一种被剥夺的感觉，体验着悲伤和怨恨。

咨询师可以如此概括：

> 他表现得就好像没有什么需要。
> 83 他禁止别人给予帮助。
> 他通过否定自己的需要逐渐产生了悲伤和愤怒。

朋辈咨询师接着从让来访者受益的角度表述这些想法，并且针对他的情绪为他提供一些可选的解释。咨询师为了找出改善现有情况的方法可以和来访者验证多种行为方式。你可能会让来访者想象他的家人允许的表达需求的情况。（在这种情况下，可以得出：在一个大家庭中，来访者并不能得到满足；当他感到悲伤的同时抑制了自己的需要。在他现在的住处，一个“影子家庭”的存在激发了他以前的反应。）

最理想的情况是在反馈的基础上做出解释。这种解释被称作“感悟”。在任何时候咨询师要鼓励来访者全面考虑问题；你可以重述、复述、总结、强调重要的连接点，并找到一些解决问题的方法。将来访者引至感悟阶段是解释的最理想情况。

> 一个正在咨询中的女士有一天感到非常沮丧和悲伤。她描述她的感受是突然出现的。经过一些探索后，并没有发现对于这种突然的悲伤的任何解释。咨询师注意到她正戴着一只以前没有见过的戒指，便问起了它。她表示那戒指是死去的母亲的遗物，今天早晨她不假思索地把它戴到自己手上。今天是她母亲的祭日，她的悲伤加剧了，接着他们便可以处理她的伤痛了。

解释的出发点可能参考个体（即反映一个个
体的世界观），或者建立在一个心理治疗学派的 84
理论基础之上，产生基于自己观点的解释是相当有根据的，或许它们更多是出于直觉。有共同生活经历的人可能会更好地体会彼此的情况（一个了解的基础）并可能因此互相做出精确的解释。很多关系具有这种一致性。

一方面，在咨询中，运用一个有根据的观点的难处在于解释可能变成预测、偏见或者刻板印象。（回顾一下对他人所感所想做推断的危险之处，见前面的复述和情感反映部分。）避免表达自己的观点的最好方法是紧跟来访者所说的话，并时刻提醒自己正在说的是他的理解或世界观，而不是你的。

另一方面是咨询师个人对某些事件的敏感反应。一个来访者描述的某个问题可能会触发你心中的不确定感和疑惑。多数咨询师知道，当谈到某些事件或者问题的时候，他们很难做到客观地去倾听。比如下面一些例子：

- 恋爱关系的问题。
- 自杀危机。
- 父母、朋友或兄弟姐妹的死亡。
- 暴力或威胁生命的消息。

当解释映射出尊重来访者世界观的时候是最有效的，并且没有指责和判断。在与来访者的接触过程中，很容易对来访者所说的话做出判断或者产生强烈的或消极的反应。但是，你不应该表现出这些反应。你必须要和来访者在一起，保持同一个态度，并且在这个过程中寻找构成解释性干预的方法。总之，要同来访者保持良好的一致性。

解释的学派

85 许多心理治疗的学派会在不同的情况下运用解释技巧。正如前面所提到过的，心理动力治疗会集中地运用解释。所有学派的一个相似之处是他们有高度系统化的观点，这些观点包含了各流派的核心理念和技巧。每个理念是作为治疗或者咨询基础理论的主体。相应的技巧包含咨询师协助来访者进行自我认知和行为改变。按照各流派注重解释的程度，其原则可总结如下。

心理分析—心理动力学派（弗洛伊德、卡尔·古斯塔夫·荣格、阿德勒、霍妮和沙利文）。行为是注定的，选择是虚幻的。行为反映着愿望与防御之间的冲突。无意识的想法比意识更重要，通过对心理表征、梦、幻想、失言和来访者对咨询师移情的解释才能了解到这些无意识想法。这种观点还包括关于过去的关系以及它们如何影响现在的关系（称为目标关系）的理论。

存在主义—人本主义学派（罗杰斯、格式塔心理学、理性情绪疗法的一些方面）。行为不是注定的，它由自由意志决定，选择是实在的，任何减少过往事情影响力的做法都有助于放松精神。治疗的目的是让来访者活在当下，在道德的约束内做出满意的选择并且采取满意的行动。例如，皮尔斯和罗杰斯都把人看作主动争取精神健康的生物体，把现实看作主观而与众不同的，把精神健康看作一个能够觉察到的真我和一个理想化的内在自我的调和。他们强调感受和行为之间 86
的和谐，而且他们的疗法主要是对感受而不是对他们不信任的认知起作用。

沟通分析学派。这一部分属于弗洛伊德精神分析法。所有的行为都由生活的发展决定。对自己复杂行为的进一步理解可以使来访者放弃较早的错误决定，从而拥有更多的自由去选择改变行为。行为是连续和重复的，目标更容易接近理性的分析和选择。

认知行为学派（梅肯鲍姆、班杜拉、埃利斯、索罗森、贝克）。特定的思考方式与不需要的行为相关。重点在于"非黑即白"的区别、过度概括的认知模式、"应该"的极端陈述方式等。通过这些，个体陷入无效的、自我批评的思考模式。

行为学派（斯金纳、沃尔普）。行为是习得的。学习的条件要比行为的结果更为重要。强化和相倚（contingencies）是不变的，这一点对于意识内和意识外都一样。对强化、相倚以及行为结果的学习引发了对行为的分析以及对新行为的调整，这些都建立在个体意识中强化和相倚的改变的基础之上。

小结——解释

87 ● 解释常用于心理动力和心灵重建的治疗中。它也适用于其他学派的咨询（人本主义学派、沟通分析学派）。

● 心理动力治疗师用解释来识别来访者精神中的无意识成分。

● Ivey 将解释定义为从一个新的角度重新命名或重新解释现实的行为，带给来访者新的理解。

● 将抽象概括作为对来访者陈述的另一种解释是解释的一个行之有效的方法。

● 用简单的语言表达解释，并通过一个试探性的方式提出来。

● 理想的情况是让来访者做出他们自己的解释，这被称作感悟。

● 在做出一个解释之前，适当地确认你的假设和想法的准确性。

● 解释的时机很重要。对解释有一定帮助的是，知道什么时候一个人接近于理解某个特定的问题。

● 尽量不要让主观想法加入到说明性的评论中。将注意力集中在来访者的世界观中并试图解释它。

● 在解释中，朋辈咨询师要对来访者的态度和信仰表示尊重。避免指责和道德上的判断。

解释练习

88 练习中需要自信和细心。小组成员不要对结果说长道短。

1. 小组中的每个人环顾房间，寻找到一个感兴趣的物品。之后，每个人把那个物品当成自己本人并介绍你自己——例如：“我是一个烟灰缸。我是圆的、扁平的并且会发亮的。人们用我来放热的东西，在每天结束的时候，我都感觉很脏。”

2. 每个人都结束之后，小组长让每个小组成员考虑他们对这些物品的描述与他们或者他们生活的某些方面的相像程度。

3. 小组中的一个成员说出一个梦。每个小组成员默默地为这个梦做一个解释。接着，做梦的人询问不同人的解释并在此之后给出评论。之后，小组长让小组成员考虑他们的解释是否反映了他们自己或者一些现在关心的事的某些方面。

4. 在课内或者课外一对一小组讨论并轮流谈论一个感兴趣或关心的问题。“咨询师”练习解释“来访者”所说的话，然后来访者就这个解释的过程和内容给出反馈。重要的是，要在这个练习上至少花半个小时并在转化角色前迅速获得反馈。

5. 在小组中，让小组成员自己选择一个动物或植物并轮流把自己描述成自己选择的东西——
比如：“我是一只熊。我很大，毛茸茸的，喜欢 89
甜的东西”或者“我是一束玫瑰花，我被栽在一排栅栏旁边，我的根扎得很深”。接着思考自己刚刚做的拟人的描述中与自己本人有关系的一些内容和观点。

咨询技巧回顾

A. 总结：咨询不仅仅是倾听。它：

- 是一个短时间的过程；
- 包含对价值观、信仰和态度的探索和讨论；
- 把自我欣赏行为作为目标。

B. 契约：包含两人之间明确的约定。它们：

- 考虑行为的前因和后果；
- 是平等的；
- 被十分肯定地陈述出来；
- 是系统的、持续的；
- 要求至少一个人与来访者一同执行；
- 详细阐述一个合法的、道德的行为目标；
- 有三种类型：自我管理契约、探索性契约，以及关于朋辈咨询师责任的契约。

C. DECIDES 策略步骤：

1. 明确问题；
2. 制定一个行动方案；
3. 澄清价值标准；
4. 明确可选方案；
5. 探索可能的结果；
6. 对可选方案进行系统的评估；
7. 开始实施。

D. 面质意味着：

- 精确地察觉可观察到的行为中的不一致（言语的及非言语的）；
- 指出人们所说的话中或者所做的事中的不 90
一致；
- 用以“我”开头的陈述而不仅仅是用以“你”开头的陈述；
- 用理解性的回应，诸如复述、共情以及分享个人的反应；
- 避免评估或者判断性的回应。

E. 解释意味着：

- 从新的角度重新命名或重新定义感受、想法、行动或者经历；
- 对来访者的行为提出可供选择的说明；
- 在从朋辈咨询师的反馈中获得线索的基础上使来访者做出解读；
- 注意咨询师给出的解释所引来的事情架构；
- 理解来访者的世界观；
- 避免给予指责或者道德性的判断。

第4章

危机咨询技巧

拉雷因·扎佩特、文森特·丹德烈亚、
彼得·萨洛维、萨莉·贝尔德

91 危机（crisis）是指来访者生活中重大的情绪变化。危机干预理论的中心思想是，人们为这种情绪变化感到痛苦是正常的，所有人都会在生命中经历某种程度的危机。

很多危机发生在生活转折期（例如，从童年到青少年，或者从成年到老年的过渡期）、外部压力增加的时期（例如，战争、失业或大灾难时期）或做重大决定的时期。这些危机在人的一生发展中是很正常的。

当危机的严重程度超过人们的应对能力，需要调动个人的、社会的，或者环境的资源时，危机干预的咨询就变得十分必要了。在这种情况下，朋辈咨询师为处在危机中的来访者提供一些方法，帮助他们控制焦虑和困惑。

当危机属于日常生活之外的领域或者超出正常应对策略的时候，人们会表现出明显的焦虑和不愉快。其症状表现为思维奔逸、无逻辑的联
92 系、言语急迫、情绪水平升高、注意力下降和不断的自我怀疑。

那么，危机的应对机制是什么呢？Gerald Caplan（1964）基于危机干预理论指出了以下8个有效应对的行为方式：

1. 主动地探索现实问题并搜索信息；
2. 自由地表达积极和消极的感受；
3. 主动地寻求帮助；
4. 把问题分成容易处理的小部分，并且每次只解决一个；
5. 意识到压力和疲劳的影响，并且循序渐进地照着计划努力；
6. 尽量主动地控制感受，不可控时就尝试接受；
7. 灵活地改变克服危机过程中的方法；
8. 相信自己和他人，并且对问题的结果保持乐观的心态。

朋辈咨询师扮演的是一个主动的倾听者和合作者的双重角色。在了解情况、评估个人资源、建议选择和取舍、制订行动计划以及跟踪结果的过程中，咨询师要与来访者合作。每一个步骤咨

询师都必须要深思熟虑并且保持冷静。正如 Lee Ann Hoff（1978）在《危机中的人们》（*People in Crisis*）中提到的一样："人们倾向于快速思考和计划，但这并不意味着思考和计划不重要。未
93 经思考的行动通常是没有结果的。"

成功的危机干预是来访者可以主动掌控他们所处的情境。这样，来访者与咨询师在危机之中可以更加有效地交谈，并且会努力去解决来访者所处的困境。另外，朋辈咨询师应该不断给予来访者支持和鼓励，为他们提供可寻求帮助的资源，并最终使得来访者获得自尊和自我效能感。

危机发展的阶段

Caplan 列出了焦虑和痛苦从产生到发展的四个阶段：

阶段 1。来访者面对一种不熟悉或不曾预料的压力时，焦虑会增加。他/她会采取常规技巧应对压力。

阶段 2。当常规技巧不能减轻这种陌生或不曾预料的压力时，会产生更多的焦虑。

阶段 3。随着焦虑的增加，他/她会尝试一些新的应对策略。但是由于受到焦虑的影响，这些策略可能不起作用。

阶段 4。他/她正处于一种极度痛苦的状态。压力没有减退，并且感到无法应对。

最理想的状态下，为了避免来访者陷入一种 94
无助和绝望的状态，危机干预应该发生在阶段 4 之前。如果来访者极度痛苦，朋辈咨询师要确保应对策略的可行性，还要帮助来访者选择那些最适合他/她的行为。

危机干预

危机干预的首要原则是咨询师应帮助来访者把焦点放在问题的结构和解决方案上。这有助于他/她采取有效行动。其次是和来访者共同努力分析问题的层次、发生的原因、可采取的有效方法等。

危机干预的基本技巧有：

1. 划定问题的范围，确定发生的时间和地点。这样做可以系统地把注意力放在现在的事情和由它引发的情绪上。朋辈咨询师通过充分细致地总结危机的来龙去脉，从而有效地控制来访者的情绪。如果将情绪状态和紊乱的行为或想法进行分类，咨询师就会达到更好的效果。通过这样的方式，来访者能够体验到自己的痛苦减少，并且开始理解自己并且控制情绪。

2. 和来访者一起对问题进行组织安排。这在
95 危机的早期和更加紊乱的阶段尤为重要。咨询师要关注与危机有关的重要因素。探索可能出现的变化以及改善的方式和技巧。咨询师在咨询中，通过提供可能的解决方法，使来访者可能发现适合自己的情况，并获得更多的控制。

3. 限制咨询的持续时间并关注来访者的成长和发展。在问题解决阶段，朋辈咨询师应该说明自己和来访者一起解决问题的时间是有限制的。有效咨询的频率为每周访问一至两次，每次大概一个半小时，并随时间的推移，在长度和频率上可以迅速减少。大多数危机是在 20 天内解决的，咨询师和来访者通常不要保持连续和长期的联系。朋辈咨询师应该对来访者澄清自己不直接干涉问题，除非有必要这么做。在一些情况中，如果来访者的问题需要医疗看护，就应转给内科医生；或者，如果痛苦是长期的，就转给精神健康专家。

通过列出清单和探索可能的选择，把注意力放在扩充来访者自身的资源上，使得危机改善的

可能性比危机变得更加严重的可能性要大。

4. 帮助来访者对日常的生活负责。经验表明，在咨询期间不应该让来访者离开工作或其所在岗位，即使离开也要仅限于短暂离开。通过这种方式，来访者会体验到自己的感受，同
96 时包括退缩和对社会现实的理解。于是他们将合理化自己的感受，行动时更加带有责任意识，比如主动做决策，此类做法通常有利于问题的解决。

5. 创建一个弹性计划来应对危机。咨询师与来访者共同探索出的计划应该是灵活的。随着危机状况的变化，计划也要随之变化。

6. 跟进。干预计划还应该包括追踪部分，它能够让咨询师和来访者去评估干预是否成功，并做出必要的调整。

什么时候需要专家的帮助？

在一些案例中，来访者生活中的一个危机或者其他的重要事件会引发更加严重的问题。这种情况尤其可能发生在有这样经历的来访者中，包括在学校、工作或者是家庭环境中遇到困难时。

最常见的问题就是抑郁——来访者经常试图控制的沮丧和气馁的感觉，这些感觉可能持续或者发展成为更严重的问题。那些感到抑郁的来访者应该咨询精神健康专家。所以，当来访者表现出持续的孤僻、长期离开工作单位或学校、抱怨没精神、出现睡眠障碍或者进食障碍的时候，朋辈咨询师应该建议这个人去找医生或者治疗师。

朋辈危机咨询

相对来说，只有少部分的人需要转去看精神病专家或者其他的专家。通过将上述观点和经验
97 原则熟记于心，结合从实际情况中讨论和学习，许多朋辈咨询师已经能够十分熟练地针对出现抑郁的来访者提供帮助。

案例 1

一个男学生来见咨询师。他看上去既激动不安又很忧伤抑郁。他报告说学习上有越来越多的困难，原因是他不能够专注于学习。他的思维一直处于奔逸的状态，还伴有入睡困难和保持睡眠的困难。他认为，尽管没有什么事情真的在影响他，但他还是担心会影响他的学业。从他能记事起，他就一直想成为一名律师，但他现在已经不太确定了。以前，当感觉焦虑不安的时候，他会服用一些他母亲的镇静剂，这能够帮助他睡会儿觉。学校没有镇静剂，他就开始在晚上喝酒，但这并没有有效地改善睡眠，而且还在第二天早上出现宿醉的情况（酒后醒来头痛和不舒服）。

那么，朋辈咨询师应该怎么反应？

一些可行的方法有：

1. 明确来访者的问题。了解关于来访者焦虑不安和抑郁开始的原因、引发这些感受的原始事件。（在这个案例中，这些感受开始的时候他正参加法学院入学考试。）

2. 了解他对最近发生的重要事件的感觉以及对于法学院前景的看法。（他透露对于成为一名律师感到非常矛盾，并且他感到自己非常想成为
一名音乐家。他表示自己十分在乎父母的反应， 98
所以没法和父母讨论现在的想法，但是曾跟姐姐说过。）帮助他找到能得到支持的资源。（来访者接受咨询师的建议，和他的姐姐或者一个和他关系比较好的同学讨论他的职业焦虑。）

3. 讨论比依赖酒精更加适合应对失眠的策略。建议使用放松技巧帮助入睡。（直接提供学习的具体技巧或者可以学习的地方。）如果情况严重，那么可以建议他去找医生做一个短期睡眠调节的评估和一个更加完整的关于他抑郁水平的诊断评估。

案例 2

咨询师接到一个男生的电话，他非常担心他的女朋友。在过去大约两周时间里，那个女生变得非常冷漠和疏远，拒绝接他的电话并且大多数时间都自己待着。她声称自己需要时间思考和独

处。那个男生非常担心她，于是去和她的室友聊天，才知道自己的女朋友曾经说过要自杀。她的室友和他都十分担心，因此他们来找咨询师寻求帮助。

那么，朋辈咨询师应该怎么反应？

一些可行的方法有：

1. 要求男生来访者鼓励他的女友来这里与咨询师见面。当咨询师和他讨论这个问题的时候，给他发泄自己焦虑和担心的机会。通过给他提供支持和安排，咨询师使他能够控制自己的感受和焦虑。同时，咨询师要间接地帮助那个在危机中的年女孩。具体可以通过和男生来访者聊天，了解情况，判断他在这种情况下能够给女生提供的支持和其他可用资源。

99 2. 尽量鼓励那个女生来做面对面的交谈。可以通过这个男生或是女生的室友说服她。重要的是，在这个过程中，不要把不必要的人牵扯进来。

3. 如果这个女生不同意前来，但同意打电话给咨询师，咨询师可以在电话中鼓励她来并且让她谈谈最近的感受。在面对面的谈话中，咨询师能最好地估计她的能力和资源，并且确定她所处危机的程度。

咨询师在和这个女生的第一次面谈时了解到，她是大二的医科大学预科生并且非常认真地计划在未来从事与医疗相关的职业；她的一个朋友在高中的时候尝试过用镇静剂自杀；她的男朋友（来访者）将要在一月份开始在美国东部读研究生；一周以前，她的怀孕测试呈阳性；她的宗教信仰反对堕胎。

在制定一个干预计划的时候，咨询师有哪些选择呢？

1. 让这个女生积极关注自身的感受——男朋友、堕胎、宗教顾虑。让她感到可以自由地讨论这些感受和问题，但是咨询时间是有限的。这可能增加了她的无助感。作为一个危机工作者，在咨询角色中，咨询师要适当地比平时更加主动。你需要发起谈话、提供建议，或寻求其他帮助。

2. 评估她尝试自杀的概率。咨询师可以询问这个女生是否想过要伤害自己。必要时要做一个全面的自杀风险的评估，具体包括找出她是否有 100
计划（自杀），判断它的致命性，引导她说出之前是否有自杀企图。

3. 寻找其他选择。让她描述并评价自己的选择，建议她关注可能被她忽视的方面，比如说堕胎、收养或者养育小孩，宗教问题，寻求宗教的咨询等。

4. 针对已经做出的选择提供相应的帮助。如果她选择堕胎，你可以为她寻找医生。尽管在危机中咨询师需要给予帮助，但也要让来访者自己制定一个行动计划。不要说“为谁做”，要说“和谁做”。在一个危机干预计划中，咨询师要尽量增强来访者主动掌控的感觉，减少依赖感。

5. 安排追踪咨询。危机干预咨询通过一些追踪性活动来评价计划效果的好坏，并且可以确定是否有必要进行进一步的咨询或来访者是否期望进行进一步的咨询。

小结——危机干预

101 危机干预是一种特殊的咨询方法，一般的咨询方法往往是无效的。在危机情境下（例如自杀、死亡、遭遇严重损失或者心理创伤），咨询师需要采取进一步行动，但同时让来访者明白他自己应该承担的责任，即最终要由来访者自己做决定，朋辈咨询师不承担任何责任。朋辈咨询师应当将问题进行梳理，并将其分解为基本问题，然后系统地寻求解决办法，这是危机咨询的关键。咨询师要让来访者有选择的余地，所以，解决问题的备用方案是很重要的。同时让来访者了解可利用的社会资源和人际关系网络。通常，危机咨询师团队要共同讨论问题的解决办法。

性侵犯

为了向一个被强奸或者遭遇性侵犯的受害者提供一个明确而有效的回应，咨询师需要将朋辈咨询技巧、具体情境、来访者对于性侵犯的敏感性三者结合。具体来讲，朋辈咨询师需要明白性侵犯的普遍存在，知道人们对于强奸有根深蒂固的错误观念与误解，了解自己的偏见和所处角色的局限性，以及熟悉所在地区中可以为来访者提供帮助的资源。

性侵犯是一个持续的过程

性侵犯涉及多种不同的行为，其中包括不涉及身体接触但是涉及性骚扰的行为，目的在于施
102 压、羞辱和控制受害者。打性骚扰电话、过分暴露或者偷窥等行为是性侵犯的常见形式（性骚扰、爱抚、乱伦、鸡奸和强奸）。无论是单个的、偶然的性侵犯，还是连续的、涉及多种行为的性侵犯，都会使得人们变得对其他形式的性侵犯更加容忍。

如果在当地文化中，人们倾向于客观地描述性侵犯的过程，并且将性侵犯的责任归咎于受害者，那么会助长性侵犯行为的发生。例如，通过报纸、电视和诗歌呈现性侵犯时，你无法体会到性侵犯给受害者带来的痛苦，于是你变得漠然，认为这些痛苦离你很远。你会觉得强奸发生在另一些人身上，而这些人和你是不一样的。

关于性侵犯的错误观念

咨询师要审视自己对待性侵犯的态度，了解自己身上可能存在的偏见。

下面是一些根深蒂固地存在于人们心中的错误观念：

1. 性侵犯的行为由欲望和热情所驱使；
2. 男性不会遭受性侵犯；
3. 强奸其实不违背受害女性的意愿；
4. 有的女性希望被强奸；
5. 强奸犯一般是陌生人，晚上他们在荒无人烟的地方行动；
6. 女性会对性侵犯经历说谎，因为她们对性行为的想法有时会有所改变或者想要报复。

事实上，嫌疑犯会报告多种强奸动机，其中性满足并非最重要的一个。强奸是一种让人感觉可以完全控制受害者的暴力行为。强奸的动机还包括表达愤怒和报复，这些愤怒和报复的情绪可能针对某个受害者（一般是女性），或者整个社会。

103 无论年龄、种族、性别、收入、社会地位如何，每个人都可能受到性侵犯。大多数性侵犯在“日常”的环境中发生，这使人们不愿意承认自己是受害者并去寻求帮助。对于男性而言，更强烈的屈辱感使他们比女性更不情愿去寻求帮助。咨询师可以通过告知正确的信息，打消受害者错误的观念，帮助这些经历过创伤的人更好地审视自己的感受，而不会因回忆起性侵犯经历而感到羞耻或被责备。

超过 80％的性侵犯是在熟悉的环境中，与熟悉的人在一起时发生的。现有研究表明，1/3 的女性和 1/5 的男性在一生中有过被侵犯的经历。

通常人们认为女性只要有足够强大的精神力量就可以避免被强奸，他们忽略了这种犯罪的暴力本质。另一种同样错误的观念是认为，衣着和行为会激发、挑起性侵犯行为，使性侵犯行为发生。这种态度常常使你认为，只要你不做出那些会引起性侵犯行为的举动，就可以保护自己不被性侵犯或者成为其他犯罪行为的受害者。

有些受害者通过误报、谎报来保护强奸犯（他/她的男/女朋友），这是一个错误的做法。事实上，强奸是最容易被隐瞒的犯罪之一。最近的

调查表明，只有 11%的强奸案件被举报并且罪犯也受到了法律的制裁。已记录的强奸案的误报比率与其他暴力犯罪相似。

这些错误观念常常是指责受害者，减轻罪犯的责任。事实上，在任何性侵犯案例中罪犯应该是负全责的那个人。

性侵犯危机情境下的干预

朋辈咨询师如何恰当地回应受到性侵犯的来访者取决于来访者自我表露的程度。咨询师要知
104 道这是一个很有难度且尴尬的话题，你要充分了解信息，确保来访者安全，并采取一定的重要措施。咨询师可以平静地问问题，同时使来访者明白，不回答这些问题也是可以的，咨询师只想了解一个大概的过程。

当来访者需要做出紧急决定或者自我调节已经不起作用时，危机干预咨询就很必要了。在咨询师与来访者刚开始接触时，最好重点关注一些会影响来访者健康状况的重要因素，并不是需要了解所有的细节才能了解他/她的处境并且做出处理和规划。

1. 性侵犯何时发生？咨询师要建立一个时间框架，产生紧迫感。性侵犯可能发生在今天、昨天、一个礼拜前、一年之前或者在受害者的幼年时期。

2. 来访者现在处于一个安全的环境中吗？如果咨询师正在通过电话咨询，咨询师需要确定他/她是否安全。在 85%的情况下，受害者至少在某种程度上知道是谁实施的性侵犯。威胁、骚扰、侵犯都很有可能再次发生。如果打电话求助的人认为他/她自己不安全，第一件要做的事情是和他/她一起找到可以暂时躲避的地方。

3. 受害者需要药物帮助吗？受害者不只是需要重新树立身体健康的信念（a sense of physical well-being），他/她有可能已经遭受身体上内部或外部的伤害，感染性传播疾病，或者由于被强奸而怀孕。咨询师在征得受害者同意后，可以向当地的司法部门、医院或者医师申请为受害者做正规的检查，也包括搜集证据并汇报给司法部门的负责人。

4. 受害者是否已经举报了性侵犯者？这是一
个重要的决定。咨询师可以帮助受害人明确他/ 105
她对于举报的态度。不管性侵犯者是否被起诉，举报对于很多受害人在情感上确认他们受到侵犯是很重要的。来访者可能强调他们不想举报这件事情，朋辈咨询师要鼓励受害人考虑法律手段，但是受害人要在不受到压力的情况下，自己最终做出是否举报的决定。

在最初的评估之后，强奸危机咨询包括和受害人共同解决由于性侵犯所带来的紧急问题，帮助受害人重新获得控制感。咨询师需要根据具体情况保持对于性侵犯的敏感性，使用朋辈咨询技巧并熟悉当地可提供帮助的资源为来访者提供帮助。

小结——性侵犯

帮助他人从性侵犯的经历中恢复，对于朋辈咨询师来说是一个艰巨且具有挑战的任务。倾听、咨询技巧和危机咨询技巧使受害人更容易恢复。受害者通过重获自主感、自我意识和独立性，从而从危机中走出。

抑郁

抑郁常常被称为“精神问题中的感冒”，并且就像一般感冒一样，不同严重程度的抑郁有很大的不同。这一部分会讨论抑郁的症状，但是
“抑郁”在不同人身上有不同的表现。对于有的 106

人来说，抑郁可能是疲劳、缺乏活力；对于另外一些人，抑郁可能是伴随着紧张和恐惧的悲伤情绪。抑郁是一个非常特殊的话题，每个人对于抑郁的理解和体验都不同。

朋辈咨询师更多关注轻微程度的抑郁，这种抑郁是所有人在不同时期都会经历的。当遭遇挫折或者不如意的事情时，常常会体验到这种“抑郁情绪”，比如经历与爱人分手、密友的过世、工作或学习中的低谷或者一个突然的拒绝。很明显，这些事件所引起的抑郁属于正常的人类体验。

这种常见的抑郁与精神科医生所确诊的严重的心境障碍有非常大的不同。心境障碍（mood disorder），又被叫做抑郁症或双向障碍，是应由专业人员处理的精神障碍。朋辈咨询关注的是有一定的创伤性，却相对“正常”的抑郁。患有严重抑郁或者长期抑郁的个体，我们建议向专业的精神健康医师寻求帮助。

抑郁的一般症状是什么呢？一般可以分为四类：生理方面、情绪方面、认知方面和行为方面。最为常见的生理方面症状是饮食习惯的改变和睡眠节律失调。尽管抑郁的人可能比其他人吃得更多，但大多数抑郁的症状是对食物不感兴趣和体重的下降，这些症状在大多数时候是值得注意的。睡眠节律有时也会被打乱，抑郁的个体可能入睡困难、睡觉不规律、早醒，或者早上完全不能起床。疲劳是抑郁个体最常抱怨的感受。其他身体上的症状可能还包括便秘、尿频、性冲动丧失、眩晕和头痛。

情绪或情感方面的症状很容易识别。抑郁的
107 人常感到无助、没有希望，一般而言都会感到不高兴。他们还会体验到价值感的丧失，感到内疚、孤独、羞耻或者无能。但是，悲伤是一个最为普遍的情绪状态，常伴随哭泣。抑郁的人常常被这些负性情绪包围，一般在早上更为强烈，还会经常感到焦虑。这些人在生活中很少感到满足，工作、爱好、娱乐活动和密友都不能让他们感到兴奋和有趣。

伴随抑郁的一些特定想法在咨询中很容易被识别。抑郁患者往往不能树立良好的自我形象，认为自己非常差劲、没有竞争力。他们夸大过去的失败以及所伴随的失望情绪，把失败看得很重要，并且常常感到自责和内疚。这有可能是因为他们自己的问题，也可能是错误地把其他人的责任归结到自己身上而产生不必要的自责和内疚。最后，来访者会把未来想得非常悲观，每一个小的失败在他们眼里都会成为严重的障碍，未定的结果也像是可怕的失败。

抑郁和一些明显的行为改变有联系。抑郁的人往往做事被动，没有什么动力促使他们进行任何活动。严重的情况下，他们甚至很难完成日常的例行活动，比如梳妆打扮、换衣服。他们的精神活动受到阻碍，会没有力气，走路、说话、对刺激的反应都有所延迟，并且回避与解决问题相关的人。这些刻意回避实质上是由于严重的迟疑不决，对于他们而言，决定似乎超出了压力承受限度，后果看上去非常可怕。

例子

最近，托马斯没有什么胃口。他拒绝与
朋友一起吃饭、出去玩，理由是他有很多工 108
作要做。他承认感到有压力，难以与人亲近。但是无意识中，他隐藏了真实情感，认为自己只是不想“打扰”朋友。当坐下来工作时，他无法集中注意力超过十几分钟。他感到很无聊并希望他的生活更有意思。他同样希望人们在路上遇到他时能够更多地跟他打招呼，他很想知道人们是不是因为他的缘故才不和他打招呼。在过去的几天里，托马斯经常进行自我反省，这让他感到很困难。另一个最近的习惯是常常打瞌睡而不是工作。

托马斯的妈妈陷入一个两难困境。她对于是否要和托马斯的爸爸离婚感到极度痛苦。她和她丈夫已经无法沟通。她不赞同丈夫让托马斯接受新的生活环境的做法。托马斯是唯一一个能和她交流的人，他看上去很善解人意且遇事可以保持客观的态度。

作为一个朋辈咨询师，如何能够最好地接待抑郁的来访者呢？

1. 当来访者说“我抑郁了”，咨询师需要更加准确地找出来访者话中的含义。就像之前提到的那样，不同的人对于抑郁的感受不同。他/她焦虑吗？有没有感觉行动困难、内疚、疲劳、愤世嫉俗、无助？来访者认为的“抑郁”有怎样的具体含义和症状？把精力放在具体的问题上是很重要的。如果来访者说“我抑郁了”，咨询师要缩小问题范围，锁定到底是什么方面出了问题。问这样的问题，比如“到底具体是什么状况在困扰着你？”

2. 让抑郁患者关注生活中可控的事件（比如每天应该做的事情），而不是无法控制的事情（比如解决全球的饥饿问题）。

3. 让来访者集中注意于可行的小步骤上。鼓
109 励他去做一些小的事情，像写一封信、洗洗衣服或者逛超市。这可以帮助来访者重新拾起自我价值感，认为自己有能力做某件事。

4. 逐步激励来访者完成更大的任务。例如，找工作或换生活环境，把它们切分为小任务，并且询问他/她能不能从这些小任务开始。

5. 另外一个可以激励抑郁患者的方法是行为契约（详见第 3 章）。与来访者达成一致，他将完成某项任务，并鼓励他用自我奖赏的方法来完成这项任务。比如：“你愿意做……并且在做这件事的时候给我打个电话吗？”试着找出来访者感兴趣的方面，并与重大的选择和任务联系起来。即使是很小的进步，给来访者鼓励和肯定是非常重要的。

根据以上原则，让我们看一下和托马斯的咨询过程。

托马斯已经决定来找一个朋辈咨询师谈谈，因此他去了朋辈咨询中心。

> 托马斯：你现在有几分钟的空闲时间吗？我想找个人谈谈。
>
> 咨询师：当然。有什么想说的吗？
>
> 托马斯：嗯，我现在不能专心于我的工作，而且好像对工作并不是那么在乎了。
>
> 咨询师：也就是说，你在集中注意力和自我关心方面有些困难。现在感觉怎么样？
>
> 110 托马斯：我觉得有一点麻木，有一点抑郁。
>
> 咨询师：麻木和抑郁……你觉得对于你而言抑郁是什么？
>
> 托马斯：我认为我应该享受生活，但是我对任何事都难以产生兴趣。
>
> 咨询师：对这种状况有什么感受？
>
> 托马斯：好像所有事情都没有意义，并不值得努力去做。

咨询师应该继续引出托马斯的感受。他说他抑郁，但是对每个人而言，抑郁都是不一样的。在与托马斯谈论完感受问题后，试着将注意力集中在到底是什么使他感到烦恼。

> 咨询师：所以所有事情看上去都没用，你所指的“所有事情”是指？
>
> 托马斯：我的朋友想让我和他们一起玩，但是我认为很没有意思。过去我很喜爱我的班集体，但是学校看上去却越来越做作，毫无意义。我甚至都不能还掉我从图书馆借的已经过期的书……真是太烦人了。
>
> 咨询师：你的朋友有试着让你快乐起来吗？
>
> 托马斯：是的，但是他们不知道我有多抑郁，而且我觉得他们无法了解。
>
> 咨询师：你曾提到学校看上去很“做作”，你能解释一下吗？
>
> 托马斯：似乎这些课程越紧张，我就越 111
> 不能看到它们与真实世界的联系。
>
> 咨询师：我大概理解你的意思，而且关于这些我们将在后面会聊得更多。学校课业负担的强度一定非常令人厌烦。那么，其他的呢？校外呢，校外生活怎么样？
>
> 托马斯：我感觉自己夹在父母之间有点为难。他们彼此不谈话但都对我说自己的看法。我妈妈认为我爸爸并不关心她，我爸爸猜到了这一点，并且这让他难过，但是他又不能告诉我妈妈。他有点像我……非常敏感，但是他总让别人认为自己是客观而理性的。我只能尽力去听他们两个的话，因为我知道他们周围需要有一块传音板——也就是我。

因此，托马斯感到抑郁，他的抑郁围绕着学校以及家中一个与他密切相关的潜在危机。在这一点上，咨询师应该继续和他探索这两个问题：他的父母和他的学校。当咨询师意识到他已经能够充分地表明自己的想法和感觉时，试着使谈话指向这些问题而仍使他感到快乐。他可以做些什

么使自己感觉更好，从而能够更加妥善应对他的父母和他的学业呢？

咨询师：你已经让我很清楚地明白了你的问题，托马斯。我明白你为什么感觉低落了。有什么事情是你现在仍然喜欢做的吗？

托马斯：我睡不着的时候，就会拼命阅读。尽管这种方式可能只是一种逃避。这让我很困扰。

咨询师：它是怎样困扰你的？

托马斯：似乎我应该做些更积极的事。

112 咨询师：什么样的事才会是更积极的呢？

托马斯：规划我的学习或自己洗衣服或练习小提琴或其他什么事。

咨询师：好，所以那些事才是更要积极去做的事……但是做那些事情会让你感觉更好吗？

托马斯：我曾想过天气不错的时候出去玩，投篮或者扔飞盘，但是当我有那种精力的时候，我感觉更应该学习，因此我最终会只待在家里。

到这里，咨询师和托马斯应该讨论一些对待父母的具体的方法。比如，他可以告诉他们什么？应该怎样回应父母的要求但不带负罪感？怎样帮助他们？他应该怎样划清自己的行为和责任之间的界限？同样，咨询师可以讨论他在学校遇到的挫折。他可以做些什么来让在校园生活更有意义。

最后，托马斯感觉很多东西释放了出来，而且希望在下周说更多的事情。结束会面的最好情况之一是托马斯可以从乐观的角度来详细说明他在接下来这周所要关注的行为。

托马斯：我很高兴地发现和你交流如此容易。我感觉好多了。我能过几天再来给你讲讲我的感受吗？

咨询师：好啊，你愿意采取一些行动吗？

托马斯：什么行动呢？

咨询师：让那些已经出现在脑中的部分想法变成现实怎么样？就像自己洗衣服，然后把书还回图书馆？

托马斯：好的，现在听起来相当容易。 113

咨询师：我也有同感。当你完成了那些任务后，为何不去外面玩一两个小时的篮球呢？之后我可以在星期五再次见你，这样可以吗？

托马斯：太棒了。解决一些麻烦事，然后做些运动，那一定会感觉很棒。

咨询师：好的，周五再见。

托马斯：再见。

以上的全部过程应该花费大约一小时的时间。不要急——哪怕只是有一点催促，他们也不会对咨询师开放。在这次会面中，咨询师做了下面这些事：

- 引出托马斯的感受。
- 当他说他很抑郁的时候，理解他的感受。
- 发现引起他抑郁的原因。
- 讨论了一些他可以用来处理问题的方法。
- 引导他朝着恢复他“正常”生活的方向来制定一些步骤。
- 以积极的态度来结束谈话。托马斯感觉好多了，而且双方在讨论如何恢复他的生活上达成了一致，用愉快的行动奖励自己，并于几天之后再与咨询师谈话。

这种问题解决的途径适合很多有明显抑郁感受和消极想法的人。即使托马斯报告说他还是不能集中精力，仍然感觉无望与自责，即使他一直早醒而不能继续睡觉，咨询仍会井然有序地进 114
行。特别说明的是，如果他在某种程度上开始有伤害自己的想法，这时就应该签订一份无自杀契约，并且咨询师应该将他的情况转交给专业人士，并与专业人士进行讨论。在接下来的自杀章节中，这个问题将会被讨论到。

小结——抑郁

- 有效的方法：良好的倾听和沟通技巧，关注感受和行为的改变，提供对大多数抑郁患者都有效的建议。
- 要明确有关问题准确，完整的信息是很重要的。
- 熟悉抑郁的各种表现有助于评估问题的严重性。

自杀

虽然朋辈咨询师很少遇到自杀咨询，但事实上自杀事件时有发生。美国每年有大约 3 万起自杀报告，而可能有额外的 5 万起未被报告或者被归到其他类。[1] 在美国总人口中，自杀排在最常见致死原因中的第八位。在 15～19 岁之间人群的致死原因中自杀排第三，在大学生中排第二，仅次于车祸。

115

116 在美国，平均每年每 10 万名学生中有 15 人选择自杀，其中大约 150 人曾经尝试自杀。专家估计，在美国有 500 万人尝试自杀未遂。

人口中似乎有特定的一部分人有特别的自杀倾向。在离婚和孤寡的人群中有非常高的自杀率。女性比男性的自杀尝试可能高出三倍，但成功的自杀人数中，男性多于女性三倍。一般而言，尝试自杀的人是年轻（20 至 30 岁之间）的女性。自杀方式中，男性常用枪械或跳楼的方式，而女性常用过度服用药物或割腕的方式。由于过量服用药物或割腕致死所花费的时间比开枪射杀自己或跳楼更长，试图自杀的女性常常被发现，然后迅速送往医院抢救。

有些人，特别是青少年，以自杀来惩罚他人。通常，他们试图控制他人（一般是父母），使他们感到愧疚和不满。这种自杀动机被称为“终极报复”（ultimate revenge）。一些人因极度愤怒而自杀。有时，当人们感觉被爱的人伤害了，他们会想杀了那个人。有时，他们将这种“谋杀”转向了自己。自杀的第三种原因，尽管罕见，源于精神病，例如试图从窗户跳出。自杀的第四种原因是一些人想通过实施自杀来实现他们决定自己命运的愿望。举例来说，一个患绝症的病人可能会攒着她的安眠药物，放到床垫下
面。接着在几周之后，将它们一次性服用，因为 117
他们不想躺在床上等待癌症带来的那种痛苦的死亡。另一个自杀的动机是“苦难经历的考验”。这个例子中，一个人会用“测试命运”来证明如果他们应当活着，他们就会醒来；如果不应该活着，就不会醒来。

然而，最常见的自杀动机是由于自杀者完全没有其他选择，而拥有这种自杀动机的人也是朋辈咨询师最能够给予帮助的群体。来访者不能想出任何其他的方法来避开他/她的“苦痛”人生，并相信这不可改变。这样的人感到别无选择、绝望和无助。

自杀通常是强烈而持续抑郁的结果。当然，

---

[1] 部分车祸、飞机事故、溺水和患绝症死亡事实上是自杀造成的。

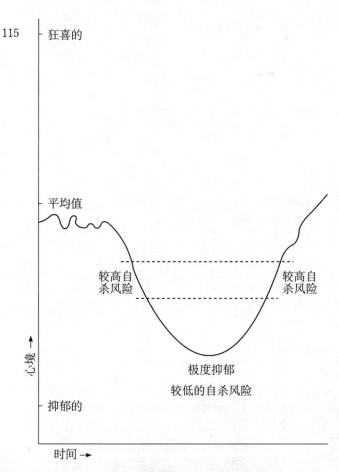

大多数抑郁的人并不会尝试自杀，也并不是所有因自杀而死的人都在自杀前处于抑郁之中。事实上，极度抑郁的人只是不会积极地主导自己的生活。稍有抑郁便迅速陷入进去的人才是最脆弱的，因而选择自杀。正如前面的图所说明的，处于深度抑郁的人一般并不选择自杀。

自杀知识（以美国情况为例）

预期发生率：10／10 万　　18～25 岁人群

学生发生率：15／10 万　　学生人群

在 15～19 岁人群中，自杀居于最多死因中的第三位（排在车祸和癌症之后）。

在美国人口中，自杀居于最多死因中的第八位。每年大约有 3 万美国人死于自杀，每年估计值修正至 5 万人。

118 ### 自杀概况（以美国情况为例）

	尝试者	死者
性别	女性	男性（在“处于健康不佳、离婚、独居、年老、白人、失业的男性”中较常见）
	（女性：男性＝3：1）	（男性：女性＝3：1）
年龄	20～30 岁	40 岁以上
方式	巴比妥类药物	枪
原因	婚姻问题、抑郁	健康、婚姻问题、抑郁、精神病、酒精中毒

尝试自杀人群中的 20％是青少年。

这些人中 90％是女性。

下列是自杀的人的典型征兆：

- 近期发生巨大损失；
- 社会孤立；
- 为促进交流而采取的自杀倾向行为；
- 没有其他的选择；
- 人际交往能力不足；
- 婚姻孤立；
- 交流障碍；
- 拒绝求助。

资料来源：U. S. Department of Health and Human Services，National Center for Health Statistics（1991）. *Health United States 1990*. Washington：U. S. Government Printing Office；McIntire，M. S. & Angle，C. R.（1980）. *Suicide attempts in children and youth*. New York：Harper & Row，pp. 1－13.

咨询有自杀倾向的来访者

119 对于大多数朋辈咨询师来说，自杀咨询常常发生在电话咨询而不是面对面咨询中。本章对咨询程序的描述专门为电话咨询设计，抄写一份清单放在热线电话旁边以作简单的参考会有些帮助。当然，咨询师也可以用这些程序作为面对面咨询时的互动。（另一个使用到这些步骤的练习是附录 D。附录 D 是对一个有自杀倾向男子的电话咨询的副本。）

第一步：明确问题

如果咨询师怀疑来访者可能有自杀倾向，应该果断直接地问他/她是否正在考虑自杀。咨询师通常害怕问这个问题，他们担心可能会把这种想法传输到来访者的脑中。这种想法是绝对错误的！没有人会这样回答："不，我并没想自杀。但那是个好主意，我想我会这样做的。谢谢。"

一个有自杀倾向的人会对咨询师讨论话题时的直接方式感到感激。如果那个人没有自杀倾向，咨询师可以采用之前的咨询策略。

通常来访者会给咨询师一些他们在认真考虑自杀的提示。如果咨询师发现任何迹象，就问："你想过自杀吗？"例如，如果来访者：

- 最近曾表达过自杀的意图，
- 最近买了把枪，
- 把孩子放到亲戚家度周末，
- 把狗放进狗窝里，
- 给老朋友和亲戚写了几封亲密的、私人的信件，

那么自杀可能是他正在慎重考虑的选择。记住，只要有一点自杀的可能性，就要问！

120 在对待自杀问题时，来访者通常是不想死的。在咨询过程中，他/她可能还没有和咨询师说再见，反而尽量拖延时间向咨询师寻求某种帮助，希望可以发现自杀以外的解决问题的替代方法。

第二步：评估致命性

咨询师需要了解对方实际离自杀有多远。如果他已经吃过药或者割过腕，电话咨询可能会花费很长时间。咨询师能做的是追踪到对方的位置，然后给警察或急救医护人员打电话。

如果对方还没伤害他/她自己（这是通常的情况），那么咨询师必须找出两件事：（1）他/她生活中正在经历什么；（2）他/她对自杀有多大的意图——例如，有计划吗，还是一个简单可行的自杀手段？试着发现对方最近是否经历了任何重大变化或任何特别有压力的经历。举个例子，最近有亲密的朋友或是亲戚过世了？对方在遭受疾病之苦？最近丢了工作或是正在承受巨大的经济压力？最近搬到了一个新的地方？

试着询问对方的"自杀史"。他/她经常想过自杀之类的问题吗？之前曾尝试过自杀吗？很重要的一点是，重复尝试的人在所有人中拥有最高的自杀率——最终十之八九自杀了。

最后，咨询师要意识到自杀的真实性。对方是怎样计划自杀的？药片（或是枪或者其他什么东西）在哪？对方正受到药物或者酒精的影响吗？他/她是独自一人吗？试着尽快获取这些信息。但很重要的是，不要让对方感觉到被刨根问底。继续使用咨询师的咨询技巧——展示准确的共情、准确的复述和情感反映。

第三步：获取信息并降低致命性 121

通常问出对方的姓氏并不难，但是其他的个人信息并不会来得那么简单。如果可能，记下这个人的电话。解释说咨询师不会把他/她送到警察局（假设这个人并没有伤害他/她自己），但咨询师需要这号码以便在约好的时间里如果没有收到对方的电话，可以回拨。

查明对方是否孤身一人或有些其他可以信任的人是很重要的。对方是否看过专业治疗师？对方身边有没有关系亲近的家人或朋友？有没有邻居或同事在身边？试着查明来访者有哪些支持网络。

最后，劝说对方（再次使用咨询技巧）减少形势的危险性——就是说，把药片倒到厕所里冲走，拆了枪，或把剃须刀给邻居。

第四步：建立信任

在能够考虑其他选择和解决方法之前，咨询师必须允许有自杀倾向的来访者发泄淤积的情绪及充分表达自己的想法。咨询师可能是这个人这几天来第一个接触的人，因此不能急，而是要运用咨询技巧——问一些开放式问题、复述、处理情绪——来试着倾听和理解对方所说的。认可他/她的痛苦；承认生活有时很难；表现出关心和担忧；对他/她是否伤害自己表现出关心。这时没有时间陈述来访者的感受。准确的复述很重要。举例来说，如果某人说"我既困惑又害怕，我想让一切停止"，那么不要回应说"那么现在事情有些不顺"。记住，准确的共情非常重要。

如果对方控制不住地大哭，就听一会儿。打消对方的疑虑，告诉他没关系，咨询师不会挂电话，让情绪宣泄出来没有问题。如果对方哭得停

122 不下来，情绪失控了，就帮助他/她停止——咨询师要做到坚定并且随时准备提供支持：“放轻松，这样很难让我听到你所说的，我就会难以理解你的想法了，所以让我们放慢一点。”咨询师既要表现出坚定自信，也要温柔有礼貌，继续让对方谈他/她的感受。

第五步：处理问题并引出可以采取的选择

在对方谈论了一阵感受之后，咨询师需要将话题转向更积极的事物上，找出对方在其生活中重视并想要继续下去的方面。首先，通过帮助对方用积极的方式重新理解身处的境遇来提供支持和鼓励——谈论他/她来电和愿意分享深度感受的勇气。然后试着掌控形势：找出这个人有自杀倾向的持续时间以及原因。如果对方愿意谈论这些想法，试着与此时此刻情境保持一致。

接下来，讨论对方可能有的多种选择或者可选的余地。过去他/她是怎样解决类似的问题的？需要什么样的帮助来完善或建立一套支持体系？对方可以从谁那儿获得支持和安慰？讨论可以做些什么来改变境遇，找出来电者正在做的或者能够做的来照顾他/她自己。试着鼓励对方继续每天的活动，让事情慢下来，一次只迈出一步。

第六步：结束咨询

这在自杀咨询中是最重要的部分——达成一份无自杀契约，并劝说对方去获取一些后续的帮助。

无自杀契约是咨询师和有自杀倾向的来访者之间的一份详细的契约，包含他/她在告知咨询师或另一个专业人员之前不能够伤害自己等。让对方说：“在没告诉你之前我不会自杀。”然后试着为契约拟定一个时间框架——让对方同意在一
段确定的时间之后打电话回来确认，例如 24 小 123
时后。[1] 有时让对方在 1 或 2 小时后就打回来很有必要（Drye et al.，1973）。

在完成无自杀契约之后，让对方寻求专家的帮助。让对方在接触了推荐的专家之后打电话告诉咨询师。鼓励对方向治疗专家直接倾诉（如果事情进行得不顺利）。

最后，如果咨询师的支持不被对方接受并且对方拒绝达成无自杀契约，不要挂电话。拖延时间，多说一些。回到步骤四，然后再进行一次。如果对方拒绝所有的帮助并决定自杀这种少见的情况出现，那么咨询师可以用愧疚法试着“威胁”对方，通过说如下的内容：

> 你在逃避，你找了条最简单的路出逃。
>
> 你的孩子们知道了他们的母亲（或父亲）自杀了会是什么感觉？你的孩子会活在愧疚与痛苦之中，谁来抚养他们？
>
> 我知道你可能会自杀，但是要给自己最后一次机会。这是你的生活！

提醒：除非咨询师确信没有其他方法能使对方拯救他/她自己，不要使用这种方法。

在处理完一个有关自杀的来电之后，即使结果不错，咨询师也应该考虑和另一名咨询师或专业人员谈论咨询的感受。如果咨询师使用了以上的流程要点，那么另一位咨询师会知道他已经做了所有咨询师能避免自杀的事了。但是要记住，
照顾自己也很重要；如果咨询师感到愧疚、不稳 124
定、被操纵，或是焦虑，要跟别人说。寻求支持对处理自杀的咨询师很重要。当咨询师挂上电话后不要停止对自杀的感觉和想法，要和他人分享。

自杀清单

这份清单是用来回顾之前自杀咨询的步骤的。

1. 明确问题。记住，如果对方不想获得帮助，他/她就不会打来电话。

A. 与自杀相关的电话是对方想要活下去的“呼救”，这一部分正在与其他想死、放弃、避免痛苦的部分进行斗争。

B. 各种可能的自杀动机。

1）控制——终极报复；

2）愤怒——杀人动机转移（特别是在被所

[1] 如果咨询师得到电话号码后发现对方没有在约定的时间里回电话，不要犹豫，马上回个一个电话给他/她。

爱的人侮辱之后）；

3）精神病——扭曲现实；

4）自我决定——“我不想等待着痛苦的死亡”；

5）测试与考验——“如果我应该活着，我就会醒来”；

6）有限的选择——来电者不知道其他避免痛苦的方式，不相信改变生活境遇的可能。

2. 评估致命性。

A. 了解在对方生活中目前重大的改变或压力，它们提高了自杀的可能性。

1）失去爱人（死亡、离婚、分离）；

2）疾病（特别是致命的疾病）；

3）失去工作（被开除、退休）；

4）经济压力；

5）搬到了新地方（房子、城镇等）；

6）没有可以倾听的家人、朋友等；

7）绝望。

125 B. 测定对方对于自杀倾向的程度以及他/她目前可以接触到的环境中可以采取的自杀方式。

1）关于自杀的想法有特别的冲动吗？

2）之前有过自杀的尝试吗？

3）是否有关于自杀的计划（正在分发自己的东西）？

4）是否有可行的方式（知道哪里可以获得药片、枪支等）？

5）是否处于药物或酒精的影响之中？

6）是否独自一人并且恰好有可施行自杀的工具？

7）实施自杀方法的速度和可逆性是怎样的？

3. 通过自然的方式（而不是在谈话中用强制的方式）获取信息并减少致命性。

A. 身边有任何其他人吗？

B. 身边有治疗专家、亲人、朋友（支持体系）吗？

C. 降低致命性（让来电者远离药片、枪支等）。

D. 姓名（在过量服用药物的情况下特别重要）。

E. 电话号码。

F. 地址。

4. 建立信任，鼓励来电者表达情绪。

A. 支持对方。

1）如果来访者哭号、尖叫、大喊、胡言乱语，就用坚定、支持的方式说：“放轻松，这样很难让我听到你在说什么，我就会难以理解你的想法，所以现在让我们放慢一点。”

2）如果来访者哭泣、呜咽，就轻柔地说：“我在听你说，没关系，我不会走开。继续，先哭一会儿——让一些东西哭出来。”

3）控制不住的哭泣、失控——帮助来电者停止并重新获得自我控制。（查看先前的步骤 4A1。）

4）即使来访者表现出愤怒——对方不是在 126
对咨询师生气，也不要无理：“我在听，但是你对我喊的时候我很难听清。我知道你很生气，你也有权利这样做。但是我想听清你在说什么，你冲我生气的时候很难让我听得清。”

B. 倾听、探索和坦承。

1）建立信任，促进情绪的发泄。倾听和理解对方所说的。

2）确认。确认对方的伤害是真实的。“是的，很痛苦而且艰难……正是现在。”

3）澄清失落的状况，直接问对方是否正在思考自杀。

5. 处理问题以及提供可供选择的机会。

A. 肯定对方打来电话。

B. 用积极的方式重新解释来电者的遭遇。

C. 重新帮助来电者建构自我形象，让他们感到自己是有价值的。“遇到这样的事你一定感觉很痛苦。”“能够深深体验到内心感受的人是非常难得的！”

D. “是什么让你有这些想要自杀的念头？”

E. “这样的情况有多久了？”

F. “你都试过或者想过哪些事情？”

G. “这样的情况或是感受意味着什么？”

H. “你（或者你的朋友）过去是怎么解决类似问题的？”

I. “你如何寻求帮助？”

1）“谁能帮你度过这段时间（如果别人不知道你的情况的话就根本帮不了忙）？”

2）“如果家人或朋友不能给予充分的支持，那么你可以接受来自咨询师、专门机构，或者自助团队（如匿名自杀者组织）的帮助吗？”

127 J．“你现在想怎样改变自己的境遇和感受？”

6．结束咨询，与来电者约定无自杀并让他/她寻求专业帮助。

A．如果来电者同意无自杀约定，就进一步落实到具体行动：

1）保证不伤害自己，转移对自杀的注意；

2）与一名治疗专家、专门机构等会面；

3）找一位朋友或亲属一起过夜；

4）（如果有必要）在医院休养几天；

5）约好第二天采取行动之后再联系，确保对方的情况开始好转。同时，表达你很高兴来电者可以自己照顾自己，并且对于自己能在为他/她提供帮忙而感到高兴。告诉他/她如果有需要，可以在 24 小时内任何时间里拨打热线。

B．如果来电者不接受咨询师的帮助，那么咨询师需要：

1）争取时间，保持通话；

2）如果对方已经伤害他/她自己了，就要报警。

C．如果咨询师的帮助都不起作用，咨询师就要建立共情，理解来电者的心情；对他/她表达了真诚的关心；努力帮助来电者建立积极的态度。如果这些都不起作用，就试着尽可能直接地劝阻对方。

1）提醒对方他正在逃避——在选择容易的路出逃。

2）（跟来电者）说：“你的孩子会伴随着愧疚与痛苦长大，谁来抚养他们？”

3）（跟来电者）说：“你这样做是对自己不公平的。活在这个世上会经历很多快乐和幸福，并且相信明天会更好。你可以先试着感受那些幸福和快乐，再考虑自杀。”

4）告诉来电者：“你可以选择自杀，但是你
128 的生活不是想象中那么荒谬、不公和充满痛苦的。你聪明而敏感，通过一些帮助，你将学会怎样更好地对待生活。”

练习 1　测试自杀 I. Q. [①]

正误判断：

1．有自杀倾向的人很难谈论它。

2．自杀倾向不会遗传。

3．想自杀的人并不是真的想死。

4．所有想自杀的人都有精神病。

5．如果来访者在谈论自杀的时候很平静，那么他已经度过了危机。

6．男性比女性更可能自杀成功。

7．大多数人会留下表达自杀意图的纸条。

8．自杀常被用来报复另一个人。

9．一旦有过自杀行为，人们就会长期处于有自杀倾向的状态。

10．如果压力太大，那么所有人都有可能有自杀倾向。

练习 2

学生们应该考虑下面的情形并在课堂或小组里进行讨论。

如果你曾经处于以下这些环境中，你会考虑 129
结束生命吗？

- 治不好的病、中等收入、面对一次既长又痛苦的死亡；
- 在一次车祸中所有你爱的人都离开了你；
- 和你的配偶分手甚至离婚；
- 发现你的生活没有意义。

练习 3

如果有一份录下来的自杀危机通话，那么可以在朋辈咨询的小组会议上拿出来讨论它。运用本章所建议的评估方案，写出观察和讨论的提纲。如果没有录像带可用，就讨论附录 D 的内容。

危机咨询技巧回顾

A．危机咨询。

1．危机是对突发的变化或未预料的、有压力的重大事件的一般反应。

2．在危机时，来访者平时的应对策略不起作

① 练习 1 的答案：1．错；2．对；3．错；4．错；5．错；6．对；7．对；8．错；9．错；10．对。

用了。

3. 此时咨询师作为一个主动倾听的人和合作者，应该鼓励来访者：

a. 公正地评定自己的处境；

b. 考虑可以寻求的帮助；

c. 想出其他的办法；

d. 尽量在问题中寻找解决的方法和可以做出的选择。

4. 准备为来访者做干预的评估。

5. 咨询师要警惕异常的焦虑、失落，或是来访者情绪上的崩溃。

B. 抑郁。

1. 症状。

a. 生理方面——饮食和睡眠模式的改变、疲
130 劳、便秘、尿频、性冷淡、眩晕、头痛等；

b. 情绪方面——悲伤、无助、绝望、哭泣、抑郁、焦虑（偶尔的）、愧疚；

c. 认知方面——对自己、他人、未来的悲观，自责，悲观主义；

d. 行为方面——被动、缺乏干劲、不参与活动、行动迟缓和无精打采。

2. 咨询。

a. 聚焦于特定的事件而不是广泛的悲伤情绪；

b. 让来访者关注生活中可控的事件；

c. 让来访者注意于可行的小事情和小步骤上；

d. 逐步激励来访者完成更大的任务；

e. 使用行为契约。

C. 自杀。

1. 确认来访者有自杀的动机吗？正在考虑自杀吗？

2. 评估采取自杀手段的致命性——来访者自杀的方法是什么？这种方法是否简单可行？有自杀计划吗？最近经历了什么创伤？对方有过自杀的经历吗？

3. 获取更多信息以降低自杀成功的可能——询问来电者的名字、电话号码和支持体系；让他/她丢掉家中存放的武器、药片之类的物品。

4. 与来访者建立信任，帮助对方发泄情绪——理解来访者的消极情绪，表达共情。

5. 处理问题，提供可选择的方案——以积极的方式解释情境，然后帮助来访者想出一些可行的备选方案。

6. 结束咨询——订立无自杀契约，推荐对方去做咨询，并追踪来访者后续的情况。

第 2 部分
伦　理

第5章

朋辈咨询中的伦理问题

汤姆·克莱兰德

133 什么是帮助？它当然不只是指无私。在Steinbeck的小说《甜蜜的星期四》(*Sweet Thursday*)中，阿扎尔追着一只海鸥想要帮助它，结果自己却掉进海里淹死了。

——Joann Chenault

本章并不准备对伦理问题进行综合分析，更不会对各种伦理体系做一个综述。笔者希望在本章中介绍伦理的适用范围、弹性程度和指导意义，并借此建立起一个涉及面广，且具有实际运用价值的朋辈咨询伦理构架。

所以，本章将围绕着适用于（准）专业机构的规则体系，归纳出一个伦理图式借以提高大家的专业觉察能力。本章将着重于咨询中最主要的关注和责任感。严格而抽象的伦理准则在某种程度上可以适用于所有的专业和准专业执业者，而这些规则不管是对于专门人员的培训还是执业都是至关重要的。但作为朋辈咨询师，你必须谨记你的工作从本质上来说是具体的和普 134
遍联系的：你的伦理判断将会影响到来访者的真实感受和现实生活。咨询师严格遵守伦理是最重要的。你应该将对伦理的理解和实际运用融会贯通，运用伦理准则像使用自己身体的某一部分一样自如。

引言

那究竟什么是伦理呢？这是在任何关于伦理和道德的文章中都会被第一时间提及的问题。伦理和道德标准使用很普遍。由于要面对多层面、多角度的多样性问题，对于伦理的维持和调整是一个长期性、交互性的过程。伦理的的创建是为了保证由不同职业、不同文化、不同性别、不同生活模式的人组成的大群体可以平稳的运行。这些伦理也提升了群体的和谐程度和个体行为、反应的连贯性。总的来说，如 Robert Brown（1985）所说："在一个群体中，人们的行为是否道德，取决于该群体的公共利益。而群体的公共利益总是以其内部的行为常态为代表的。"① 但同时，Brown 也曾提到，不同的群体对道德行为的理解存在不同，"当不同群体的标准行为之间发生冲突时，个体就会不可避免地陷入一个两难的境地"（p. 70）。

专业和准专业机构通常会制定正式的伦理准则来指导执业人员的个人行为。这些伦理规范也为行业本身的前景指明了道路，同时也有助于在
135 一定程度上保持执业人员在行为上的前后一致性。实际上，Winston 和 Dagley（1985，p. 49）曾指出："遵循切实有效的伦理准则对于成为一个（准）专业的咨询从业者来说是至关重要的。" Fuqua 和 Newman（1989，p. 92）进一步指出："任何专门行业在本质上都有责任制定执业伦理标准和监督这些标准实施之准则。"这些准则也渐渐从那些运用一系列抽象原则或规则来描述行为道德性的哲学体系中发展了出来。一个最有名的例子便是行医者最初的誓言和其必须遵守的希波克拉底告诫："律之根本，毋损于患（above all，do no harm）。"

其他有关伦理的理论不那么关心行为方面的抽象规则，而更多地聚焦于对具体行为选择和行为结果的评价。比如，Carol Gilligan（1982）提出了"关怀伦理"。这个理论源自她对于女性道德思考和选择的研究，与建立在规则之上的欧洲男权传统的"正义伦理"大为不同。Patricia Hill Collins（1989）曾根据亚里士多德的认识论概括出了关怀伦理和个体义务准则。Collins 的研究不仅向欧洲（尤其是男性）对行为的适当性及道德性的认识提出了质疑，并对适用于朋辈咨询中准专业人员的伦理产生了重大影响。其他诸如少数族裔或共享专业、文化、人生观的群体也都有他们自己的道德和伦理架构来阐述并影响个体行为的道德性。

个体在对行为道德性的理解和实践上各有不同，这给朋辈咨询中的伦理问题带来了特殊的挑战。你的职责之一就是能够接纳任何来访者，其所属的群体和秉持的理念都不能成为你拒绝他们的理由。朋辈咨询师必须要善于体会各个来访者所处的特有情境和其与他人不同的需求。准专业 136
执业人员的伦理通常是浅显并多元的，而且要面向所有人开放。像这样的伦理不应只顾及某一特定群体的道德准则，否则便会像那些特定的群体准则一样歧视来自其他群体的个体。朋辈咨询关系中，伦理不仅体现在咨询师对来访者的开导中，也涉及解决来访者问题的相应方法。这两者是相互交织的。

因此，本章在 Karen Kitchener（1985）提出的模型基础上给出了一个适用于朋辈咨询的伦理框架。Kitchener 关于伦理决策的三水平叠加模型兼具了很强的特异性和灵活性。它既适用于由五大核心原则所支撑起的伦理准则框架，又能很好地与各种不同的伦理理论兼容，在实际道德贡献上起到相辅相成的作用。对于那些从不同性别、文化角度提炼出来的理论尤为如此。

Kitchener 模型的三个水平中最为具体的地方是伦理准则部分。正如前面所指出的，正式的伦理准则适用于专业机构和组织，有助于定义专业本身的范围和成员行为的适当性。朋辈咨询中心伦理规范是培训和提供服务的核心组成部分。然而，任何一个单一的伦理准则，无论其内涵多么丰富，都无法应用于各式各样的问题、情境或困境，也无法应用于对每一个来访者个人原则的处理上。一套健全的伦理规则可以在更大的框架中获得自己的支持，而非只是向朋辈咨询师施加这个标准，要经常诵读才能成功地帮助来访者。更大的框架可以让人们认识到，一些看似例外的个案究其本质其实也合乎伦理标准，而不是所谓对规则的"合理背离"。简言之，伦理规则可以帮助并教育你成为合格的朋辈咨询师，而不会在效果上有损于你的 137
个体进程。

进一步说，伦理原则是一个一般性的框架，是伦理准则的基础。它们都是具体伦理规则的哲

① 伦理道德标准会随时间而变化。如 Alves（1959，p. 112）所说，在美国社会工作发展的早期，"来访者的利益是以社会工作者而非来访者自身的观点为标准的。几乎所有有关道德标准或是伦理准则的描写中都有类似'个案记录应该向那些有情趣且地位相当的社会工作者公开'的表述……其中从来都没有提及要先获得来访者的同意"。

学基础，并且在特定的规则未涉及或模糊不清的时候起到指导作用。Kitchener 阐述了五大原则：对自主权的尊重、无恶意伤害（毋损于患）、（使他人）获益、公正和忠诚。然而，当处于两难局面时，这些原则之间应该如何权衡？在这样的情况下，你就不得不考虑其理论的第三个水平——伦理理论了。

伦理理论构成了行为道德性的首要原则，但本章并不打算对其展开全面讨论。Gilligan（1982）、Collins（1985）以及 Abelson 和 Nielson（1967）阐述的那些理论最大的共同点就在于都强调对行为道德性的理解，而后进行推动。尤其它们之间产生冲突的时候，伦理理论使你在朋辈咨询中了解到该如何去运用 Kitchener 的五大原则。

朋辈咨询师必须认识到，人们对于行为道德性的认识存在差异是合乎情理的。那么如何在一个特定的来访者所呈现的特定情境中恰当地运用伦理呢？你尤其要尊重个人对道德理解的潜在差异，这在跨种族和跨性别的朋辈咨询中效果十分明显。至少，你应该对来访者在原则问题上有着不同的侧重这一事实保持尊重。

简而言之，准专业咨询伦理不仅是一串文字规则，而是在咨询过程中真正能起作用的规范。伦理是一个动态的和充满冲突的思想体，它的背后隐藏着众多观点和经历。遵守伦理是一个高度严谨和复杂的任务，但这也就是朋辈咨询培训的意义所在。从某种程度上来说，咨询伦理是能否成功地关怀他人的核心。为了有效地处理来访者的两难情境，你必须对准专业
伦理有基本的理解，同时也要培养出对伦理的敏 138
锐直觉。

伦理理论

如前所述，全面讨论伦理理论和它们对于朋辈咨询师和来访者的适用性不在本章的范围之内。所以我们接下来要讨论的是，怎样简易地处理一些典型话题，并从中归纳出那些与朋辈咨询师切身相关的一些伦理的基本要求。世界纷繁复杂，想要更好地了解伦理的广度和深度，我建议可以去查阅相关文献：专业伦理、性别和伦理的研究，以及关于咨询和学生服务的文献都是特别适用的。当然，最重要的是个人的内省和经验，而这些我们只能从和他人的互动中得到。

权力

朋辈咨询最基本的原则是来访者与你是平等的，他们不是患者，朋辈咨询师对来访者的引导不必承担个人责任。你应该作为一个关怀者为来访者提供资源，帮助他们整理自己的感受并决定自己对于问题的解决办法。

在培训中，尽管这些规范限制对于朋辈咨询师来说是最基础的，但是这些约束有时候会对寻求帮助的人失去作用。大多数情况下，来访者寻求帮助的行为表达了一种对帮助的需要和渴望，也说明了来访者的脆弱。我们必须承认，在真实情况下，一个朋辈咨询师在一段咨询关系中掌握了相当大的权力，这意味着一个朋辈咨询师有伤
139 害来访者的可能性，不论是通过行动还是其他方
式。正如 Chenault（1969，p. 90）指出的：

> 我们的文化中专业（家）的话语是智慧和真理的象征，所以探讨我们影响力的本质具有重要的意义。尽管我们主张来访者对他们的决定负最终责任，但是我们必须问自己，我们到底有没有通过我们的影响力有意无意地剥夺了他们的权利。

我们必须明确，朋辈咨询师和来访者是平等的，朋辈咨询师不是来访者的照料者。这是最基本的伦理，它从本质上等同于拒绝了一个人拥有在另一个人之上的权力，即使这种权力关系很容易发生。朋辈咨询师和他们的培训师以及督导者必须谨记，虽然在用“朋辈”这个词，但它始终是和“咨询师”联系在一起的。后者代表着一个

权威的位置。作为一个朋辈咨询师，你通常有能力去掌控咨询过程的基调，决定谈话的重心，甚至引导来访者做你认为正确的决定。这些无论如何都是不合乎伦理规范的。然而，如果得到合理的运用，它们可以很好地帮助来访者解决问题。这个过程中潜在的危险是很大的。要记得，需要解决问题的人是来访者，承担决定的后果的人也是来访者。

朋辈咨询师的权力也和帮助的有效性有关。与来访者的个人考虑和需求不一致的指导是没有帮助的，而且可能持续疏远你与来访者的关系，从而难以与他们一起分享感受。朋辈咨询师应尽量理解并尊重来访者的个人伦理和自主权。对来访者的尊重也是在承认来访者的相对
140 脆弱性，同时也承认了朋辈咨询师有疏远来访者甚至做出严重伤害的能力。你在伦理上最基本的责任是认识到这些潜在的危险，并避免对来访者造成伤害。

例 1

达尼埃尔在给雷做咨询。雷和他的女朋友分手了，这让他觉得非常崩溃和沮丧。他很快就对达尼埃尔建立起信任，在咨询结束后经常出现在达尼埃尔身边，并且偶尔顺路接一下达尼埃尔。他看上去似乎已经很好地从分手中恢复了，并报告说比以前更能够集中注意力上课了。最近还顺利地通过了一个考试。随着雷对自己关注的增加，达尼埃尔开始担心他是不是把自己作为了前女友的替代品，尽管她不是那么确定。她喜欢雷，但是对跟他约会并不感兴趣，而且她担心如果扫了他的兴也会让之前他们的咨询全部白费。如果按照现在的情况发展，她不愿意和雷交往的想法会最终导致两人关系的破裂。在伦理规范下，达尼埃尔可以采取什么样的行为？如果她愿意与雷交往，是不是情况就不一样了？如果是，为什么？

例 2

哈维尔在给罗贝托做咨询，涉及家庭方面的问题。罗贝托的妈妈是一个美国移民，威胁说要离开他父亲，回到自己的国家。在他们的咨询过程中，哈维尔知道了罗贝托在童年时经常在美国和他母亲的家乡之间来回搬家，而这其中有些是经过他父亲同意的，有些没有。哈维尔对于罗贝托的成长经历非常感兴趣，因为哈维尔的理论课题就是关于移民对于家庭结构和凝聚力的影响，而且他觉得罗贝托谈论这些对罗贝托自己也是有帮助的（尤其是和一个像自己这样在研究相关课题的人），于是他开始问罗贝托一些关于他的成长经历以及他和家族成 141
员之间关系的问题。

例 3

阿列拉在给冯达做关于家庭问题方面的咨询。冯达描述她的父母是控制和操纵型的。他们威胁如果冯达不继续医学预科的学习，他们将不再给以学费上的支持。冯达发现生物研究更有趣，但是因为父母的坚决反对而退缩。阿列拉有跟冯达相同的情况，她最近成功地说服了她很固执的父亲，同意她从文学系转入数学系。因此她开始问冯达一些问题，打算让她意识到怎样去和独裁型的家长打交道。

伦理标准和道德推断

对于专业或者准专业的咨询来说，伦理标准能起很多作用。对于那些首次进入这个领域的人们而言，伦理标准是行为的底线，并且让从业人员记住，这些伦理标准应该贯穿于整个咨询之中。伦理标准同时强调了责任和义务。对于业内人士来说，伦理标准是每一个咨询中做出决定的准绳。当压力迫使他们要去做不合乎伦理要求的决定时，尤其有用。

伦理标准也可以为每个朋辈咨询师提供保护。换句话说，建立朋辈咨询的行为规范后，当有人质疑朋辈咨询师做出的关于伦理的决定时，咨询师的同行们会支持这些决定。一个正规的伦理标准列出了一些朋辈咨询师个人及机构涉及伦理方面的决定所要承担的责任。这保证了在朋辈咨询师之间一定程度的一致性，从而保证来访者 142
对朋辈咨询师普遍的素质产生信任。

这样看来，伦理标准的目标要通过一套普遍的、全面的规则才能最好地得到实现。正如

Huston（1984，p. 823）所指出的，存在“当出现准则没有涉及的问题或伦理共识较低的情况，这时会造成两难的局面”。Huston 和 Dagley（1985，p. 60）曾说：

> 很多标准存在冲突和矛盾。尽管消除所有内在的不一致不太可能，但还是应该寻找指导使用者解决冲突的指示或原则。

Kitchener 的五大伦理原则具有以下作用：当具体伦理规则发生冲突时，五大原则将告知应该使用的伦理规则。然而，同伦理规则一样，伦理原则同样存在局限。五大原则本身可能在特定的情况下相互冲突，而且解决这些冲突所使用的合乎伦理的解决方案也经常高度依赖于当时具体的情境。Kitchener（1985，p. 27）自己曾说道：

> 大多数哲学家会承认在一些情况下，绝对遵循伦理原则将导致不道义的行为。比如，如果说我们必须严格遵守不讲谎言的原则，那么这样做可能会导致一些无辜的人死亡。比如，当纳粹时期的德国人被要求提供犹太人的下落时。

有局限性并不意味着五个原则是不相关的，或者所有的伦理价值是完全个人的、主观的以及道义上等效的。在当今，主流观点处于绝对论和主观论之间，认为伦理原则是一种初步（prima facie）联合。Kitchener（1985，p. 27）对此作出了一个精彩且简洁的定义：

> Prima facie 源自法律，指假如没有受其他更强大的环境或义务制约，一个原则将建
> 143 立起一项义务，且该义务是不变的。这种情况下，意味着伦理原则更多是灵活的指导而不是绝对一成不变的。它们具有关联性，它们也可以妥协于更强的伦理义务。在说谎可以拯救一个被纳粹德国迫害的人的性命时，说真话固然在伦理上是很重要的，但是拯救生命更重要。

尽管建立起了正规伦理准则的正确性和效用，但还是认识到了这些准则的局限性，因此关于伦理的行为对个体施加了最终的责任：

> 把伦理原则视为 prima facie 并没有使专家们从与伦理有关的繁重的决策任务中解脱出来。相反，它在专家们的肩上施加了责任，就是决定必须是在法律道德上可以证明是正当的，因为专家们必须最终要面对因他们的决策而产生的后果。（Kitchener，1985，p. 28）

这些关于情境导向和个体道德的观点渐渐得到重视。Fuqua 和 Newman（1989，p. 89，引自 Wicker，1985）建议：

> 把问题置于更大的社会背景中时，概念性的框架和理论性的体系经常可以得到强化。对于伦理，其相关的判断和决策的大背景应当包括咨询师、来访者、情境和其他植根于广阔的专业和社会领域中的因素。理论必须最终处理各个成分和它们之前可能存在的交互作用。

Tennyson 和 Storm（1986）将“责任”作为
一种潜在的更为根本的伦理标准的观点。责任对 144
于解释专业人员和准专业人员该如何做出他们的最终决定起了至关重要的作用。其中，“责任是发自内心的，是他们认为正确的，而不只是来源于职责本身”（p. 299）。

尽管与广泛的正式伦理准则相一致，Collins 和 Gilligan 等许多学者仍对这种个体承担最终责任的理念提出了质疑，并最终重建了“基于规则”的伦理框架。Gilligan（1982）的关怀伦理是她在对于女性的道德抉择和儿童的道德发展的研究上发展起来的（需要指出的是，她的研究对象主要是白人中产阶级）。她所描述的道德推断与传统的男权伦理理念大相径庭。正如 Delworth 和 Seeman（1984，p. 489）所描述的：

> Gilligan（1982）认为，女性对于道德的概念与伦理和关怀行为有关，这跟道德发展水平有关，而这种道德发展水平又与对责任及情境中关系的理解有关。男性中典型的概念是，将道德视为公平，这将道德发展水平和对于权益和规则的理解连接在了一起。

但是在这里，你不需要假设道德推断的框架中存在一定的性别从属关系。[1] 你需要明白伦理理论也许是建立在有显著差异的基础之上的，而且应用了不同的伦理解释过程。

尽管有一些简单，Gilligan 还是强调了一个清晰的阐述。她运用了科尔伯格（1969）的海因
145 兹和药的经典案例。在这里人们必须判断那个叫海因兹的男子是否应该因为他买不起药去救他的妻子而去偷药。一个名叫杰克的人从逻辑上将这种两难局面归结为生命和财产间的冲突。依据生命优先的道德，杰克认为海因兹应该去偷药。当杰克思考这个理性的回答时，他进一步假定其他理智的人将同意。相反，另一个人艾米的回答更加模糊：

> 如果他偷了药，他也许能救他的妻子，但是如果他这样做了，他有可能要坐牢，然后他的妻子的病可能会再次变得严重，但这时他无法得到更多的药了，一切会变得糟糕。所以，他们应该开诚布公地谈论这个问题，并寻找其他方法去挣钱（买药）。（Gilligan，1982，p. 28）

关于财产、法律和权益的抽象的争论并不是艾米推断的主要部分。的确，在考虑科尔伯格的“道德推断的自控问题”（Gilligan，p. 29）时她完全没有用到这些术语。艾米和杰克用了不同的方式来构想在危急情况下的主要道德问题。他们在表面相同的情境中提出了不同的问题（随之做出不同的决定）。因此，“她发现，两难之困惑在于在药剂师不会帮助妻子”（p. 29），而不在于衡量财产和生命的价值。正如 Gilligan（p. 30－31）写道：

> 杰克的判断反映着公平的伦理，艾米的判断以基于关怀的伦理为核心。她早期对“真理方法”的认识、对非暴力解决冲突的认识，以及她对充满关怀的修复性行为的信念，让她并没有把处于两难局面中的人看作争夺利益的对立方，而是作为一个关系网中的一员，他们都依赖这个关系
> 网的持续。随后，她提出的针对该两难局 146
> 面的解决方法是，通过沟通激活这个关系网，通过加强沟通保证妻子的参与，而不是割断联结。

需要指出的是，基于关怀的伦理并不仅仅见于女性（如 Gilligan），也不是由现代女权运动带来的一个全新的理念。Patricia Hill Collins（1989）认为，关怀伦理和个人责任是源自传统的非洲人道主义，通过基于规则的伦理系统的女权主义得以补充。这种源于非洲、基于关怀伦理建立的基础有三个核心成分：对于每个人个性和表现的重视、对于任何对话中情绪的关注、换位思考能力。这些原则反映在女权主义“联结主义思考”（connected knowing）的概念中，代表了一种对于现代媒体的根本的质疑。而正是通过现代媒体，咨询专业成长了起来。然而，由于人们的性格、个人的经历，或其他的爱好都会导致想法产生偏离，于是在医学模型上和大多数专业伦理准则中，“个体主义思考”（separate knowing）便试图“从人的想法中减去他/她的个性”（Collins，1989，p. 767）。联结主义思考则认为个人的天性和意见是个人想法的重要组成部分。

Collins 随后提出的基于个人责任的伦理则更加直截了当。正如 Kochman（1981）写道：“人们应当在事件中找到自己的位置，并默认自己应完全承担起捍卫自己立场的责任。”（引自 Collins，1989，p. 768）。作为朋辈咨询师，漠然、不带个人感情的态度不会让你成为备为肯定的咨询师。你的专业共情能力与个人化的情感表达能力息息相关。

> 欧洲中心的男权主义者认为夹带个人观
> 点的表达超出了交流的边界，但实际上所有 147
> 观点和行动都源于个人的自我核心理念。从这个角度来说，在伦理道德上受人尊敬者所传播的知识和讯息会更受重视。（Collins，1989，p. 769）

这对于朋辈咨询师意味着什么？首先，它并不意味着一个人的伦理意识与性别、种族或者文化有关。正如 Gilligan（1986. p. 327）所强调的：

---

[1] 尽管这种假设与 Gilligan 的主体理论并不相符，但“女性差异”（difference feminism）在她的批评者和女权主义学者中激起了大量的辩论（参见 Brabek，1989；Larrabee，1993；Pollitt，1992）。

“文章中提及男性和女性声音的差别只是为了强调两种思维模式之间的差别，以及关注于如何解释这种差别，而不是一种对于两种性别的分别概括。”

关怀伦理提供给你的是一个道德框架，这可能比基于权益或规则的伦理更能满足准专业执业环境中的各种需求。关注切实的经历、认知关怀伦理所依托的直接情境和因果关系对于朋辈咨询师的执业是至关重要的。通常你的职责并不是解决各个个体之间利益的冲突——你并不是裁决者，而只是作为帮手来帮助可能身处冲突情境之中或受其他个人问题影响的人。你的首要任务是让你的来访者心情更好，更加自信，感受到解决自身问题的力量。理解以关怀为中心的伦理能给朋辈咨询带来很多积极的东西。

很难说，关怀伦理是否同 Kitchener（1985）的五大原则的原理相同，或是否与普适性的原则背道而驰，但可以肯定的是，它确实在性质上与其他伦理有所不同。Gilligan（1982，pp. 62－63）指出公正伦理和关怀伦理同等重要。Zella Luria（1986，p. 320）也认可这一观点，提出“合理目标应当是让人们觉得其正受到关注，从而让他们有能力做出选择”。

148 还要注意，Gilligan（1982，1986）举出了很多例子，在这些例子中，基于公正的判断和基于关怀的判断是交织在一起的（也可参见 Luria，1986；Lyons，1983；Johnston，1985；Waithe，1989）。同样，要认识到这两个不同伦理结构的作用，并在尊重这两者作用的基础上，构建（准）专业或辅助专业领域的伦理原则。这些是十分重要的。来源的多样性并不会限制这些原则的效用；相反，可以通过扩展它们应用范围的方式，提高效用。正如 Kitchener（1985，p. 28）所提醒的：

> 原则不提供绝对的答案，它们也不指向虚无主义，因为它们给关乎伦理的行为和决定提供一致的、跨情境的建议。

也就是说，由于有助于提高效用，伦理准则和原则是朋辈咨询的一个实用的框架。伦理也可以理解为对于你的正直性的教育。作为一种结构存在，伦理可以帮助你将“善良的意图”转换为“有益的行动”——这对于朋辈咨询师的培训是十分必要的。这就是伦理处于朋辈咨询师合格性核心位置上的原因。因此，建立一套充足的准专业的准则和原则，有助于为朋辈咨询师面对来访者的不同需求和情境需要做出反应时提供指导。

例 4

来访者对贝弗利倾吐了她最近在校园聚会上被熟人强暴了的事实。来访者不知道的是，贝弗利一年前也遇到过相似的情况。贝弗利想知道她的经历是否会引起她情绪上的冲突，是 149
否会对她的公正性产生影响，也许会影响她对于来访者需求做出反应的能力。或者说相似的经历事实上是一种优势，能帮助她增强回应来访者感觉的能力。她应该继续这样的咨询关系吗？她是分享她自己的经历然后继续这种咨询关系，还是应该安排这位女士和另一位朋辈咨询师谈谈？如果来访者是男的，贝弗利的反应是否应该不同？

对于贝弗利的担心，有明确的答案吗？如果没有，什么能决定她怎么做最好？是不是不同的伦理体系对如何行动会给出不同的建议？如果是，这对于咨询伦理来说意味着什么？什么情境性的变量会影响你做出何种关乎伦理的抉择？太多的敏感情境是否会使伦理原则的概念失效？

例 5

Kitchener（1985）曾提到，很多 20 世纪的伦理学家建议所有有关伦理的决定都应该统一化。然而 Collins（1989）总结了她对伦理的认识，她认为：“与其统一不同的世界观反而导致不一致，还不如寻找相同的主题和关注点。”

这些观点和关于伦理的体系怎样才能一致呢？是不是每一个伦理的框架都有其有价值而需要被保留呢？如果它们都被综合起来了，那么怎样去产生一个稳固的、更加普遍适用的伦理体系（对于朋辈咨询或其他咨询方式）？

伦理原则

Kitchener 对于伦理原则的阐述的重要之处在于它提供了稳固的结构，一方面适应专业咨询的要求，另一方面避免了对于伦理的典型的思考
150 方式。也就是说，这些原则根据规则、公正、关怀责任等基本标准所制定。这些原则从伦理角度指导朋辈咨询师形成具体的和个体化的道德判断。同时，请注意到，以下的原则也许听起来是很有道理的，但它不是绝对的。特定情况下，朋辈咨询师必须解决原则之间可能产生的基本冲突。

自主原则

自主原则认为人们有权利自己做决定、独立地行动。当然，必须在法律允许的范围内和在保障他人的权益不受侵犯的前提下。它同样纳入了思想和选择的自由。在朋辈咨询中，让来访者拥有自主权，既是一个基本的伦理准则，也是一个准专业人员基本的义务。在一些个案中，其他原则会使自主原则暂时失效，如朋辈咨询师凭主观印象来判断来访者是否处于危机状况（来访者歇斯底里地威胁要自杀或谋杀等）。你必须尽快地和专业人士探讨这些情况。判断来访者是否拥有自主决定的能力的标准是模糊的。只有在极端危险的情况下，你才有权利采取行动，而不是完全尊重来访者的自主权。

无恶意伤害（无伤害）原则

也许五个原则中最基础的原则就是有义务承诺不做会对自己和别人带来或有很大可能带来伤害的行为。这些伤害可能是身体上的或是精神上的。在危机情况下，这条原则可能会与自主原则冲突。举个例子，假如一个来访者扬言要自杀而且决定停止咨询离开。在这种情况下，你必须准备做一个初步判断，判断的结果也许是要暂停自主原则直到危机过去。

151 当避免伤害一个人却会导致对另一个人的伤害时，另一个冲突可能会出现。这种情况同样需要求助伦理理论去解决潜在的与公正原则以及忠诚原则之间的矛盾。

在常规情况下，无伤害原则最重要的地方可能体现在不要评断。人们来找朋辈咨询师的一个原因是要讲述他们自己，整理他们的感受、行为，并且分析原因。做出评断会阻碍来访者满足需求，进而损害朋辈咨询所秉承的宗旨。无恶意伤害是其他任何辅导伦理建立的基础。

（使他人）获益原则

如果说不做伤害是朋辈咨询伦理的基本要求，那么获益便是朋辈咨询的教义。朋辈咨询存在的意义就是让那些带着需要来的人受益。然而，不仅仅要让来访者获益，你的责任是考虑到每一个可能被你的决定所影响的人的利益。值得注意的是，这其中也包括你自己。尽管忠诚原则强调，你的首要任务是保护来访者的利益，但获益原则要求也必须考虑其他人的利益。当来访者公开或暗示地做出了一个对第三方的威胁时，这条原则就变得十分重要。还有一点非常重要，就是获益原则并不意味着你可以打着获益的幌子企图引导来访者做一个你认为正确的决定。这是一个看似不错的方法，但也容易犯对权利误用的错误。

公正原则

152 公正指的是每个个体必须得到同等对待，要经常平衡人与人之间、集体与集体之间的权益。它包括无偏、平等、互惠等思想。公正原则跟朋辈咨询的相关性主要体现在两个方面。其中一个是关于朋辈咨询师和来访者的关系。公正在很大程度上影响着你对来访者的回应，要求你不要只站在某一方。不要评断来访者，也不能站在来访者这边或对立面。比如，这样做的一个坏处可能是纵容来访者将自己的情绪指向对方，从而妨碍解决他们的情绪问题。这样的咨询会起反作用。

另一个与公正原则相关的是在咨询关系之外的人。在忠诚原则的要求下，来访者的利益是最先要考虑的；然而，与此相关的其他人的利益也很重要，也必须被尊重。公正提供了一个普遍的、全面的视角，即所有与咨询相关的人都被同样地、公平地对待。与此同时，确保来访者的需要在咨询中被满足，是忠诚原则对你提出的特别的要求。

忠诚原则

忠诚包括特殊的义务承诺——忠实于来访者，你的职责是最大化所有人的利益，包括对保密和知情同意的义务。也就是说，来访者的利益是首要的。如果情况非常复杂，威胁到了与此相关的其他人的利益，那么你必须审视咨询师的角色，调节各个原则之间的冲突，然后在初步判断基础上充分考虑你的来访者、其他方面的人以及法律的义务，得到一个建设性的结论。

153 忠诚还意味着在朋辈咨询师和来访者关系中的尊重、忠实、坦诚以及正直成分。这包括要向你的来访者保证：

- 你将不会利用或欺骗他们。
- 他们的陈述将是被保密的。
- 你要虔诚地遵循朋辈咨询的伦理原则。
- 你会将总结与他们有关的并可能使他们产生兴趣的事情，从而让他们可以做出适宜且明智的决定。

最重要的是，因为你的影响力，要小心地对来访者进行引导。忠诚原则是在咨询关系中建立起信任必需的要素。

正如前面说过的，这五个原则是建立在初步判断基础上的。不要认为这些原则是不容置疑的，它们更多的是一种指引。在一些情况下，这些原则也许会互相产生冲突。比如，如果一个来访者扬言要立刻伤害自己或他人，这种情况下就允许暂时停止使用自主原则。或者如果一个来访者犯了罪，你就需要在对来访者的保密、忠诚、对公众的公正及获益之间做出权衡。

然而，在日常工作中，会与上述五种基本原则均发生冲突的情况很少发生。一个稳固的伦理体系会对那些少见的情况起指导的作用。它是见习朋辈咨询师脑海中的标尺，对培训新的朋辈咨询师来说是一个纲要，对朋辈咨询的准专业人员而言是一个统一的原则。

例 6

思考上述出现伦理原则冲突的两种情况（上上段）。在建立在规则和公平基础上的伦理体系
范围内，这些冲突如何解决？在以关怀为基础的 154
伦理下呢？它在何种程度上依赖于情境的具体细节？两种关于朋辈咨询师怎样做的方式在多大程度上起了冲突？如果存在差别，那么这个差别意味着什么？你认为在这两种情况下何种方式是最合乎伦理的？

例 7

在这些或其他情况下，讨论存在于忠诚原则和法律之间的潜在冲突。在法律体系内，朋辈咨询师的职责和（或）角色是什么？

例 8

西奥在给琼做咨询，琼的 HIV 检测呈现阳性。她声称很确定检测有错误，但是又担心如果真的呈阳性，她可能已经把病毒传播给了她的很多朋友。她不想让她的朋友通过任何第三方获得这个消息，她又非常害怕一个人当面告诉他们这个消息。西奥了解到了这些信息，他的责任是什么？对于他的行动有什么伦理上的限制吗？如果接下来发生最坏的情况，琼拒绝提供任何更多的信息并且想要终止咨询关系，那么西奥应该采取

什么合乎伦理的行动？

例 9

杰瑞米对他的朋辈咨询师瑞云坦白了他和他没有透露名字的另外两个朋友对最近发生的一起恶性的故意破坏校园剧院的行为有责任。由于破坏严重，两部学生制作的戏剧接连被迫取消了。其中一部戏剧的导演是杰瑞米的宿敌。杰瑞米是瑞云长期的来访者，而且已经慢慢地对她建立很大的信任。他有过很多学习适应的问题，其中有
155 一些源自他与那个导演戏剧的同学不愉快的交往。总的来说，这段咨询关系对杰瑞米是很有成效和帮助的。

针对这种情况，瑞云的责任是什么？她应该采取什么行动？如果有下列情况出现，那么是否存在区别？

a）盗窃被牵涉进来了吗？

b）没有牵涉宿敌，仅仅是喝醉了而出现破坏性行为？

c）一个有影响力的媒体和警察正在进行抓捕和起诉破坏者，而且提供线索者可能获得奖励？

d）个人犯罪，如施暴、强奸，是为了谋取财产充分准备后实施的？

e）杰瑞米是一个新的来访者，或者他在咨询过程中没有进展或做出努力？

例 10

艾米莉分别为两位女士做咨询，孔苏埃拉和安妮特，她们都和她们的恋人之间出现了一些问题。在两段咨询关系都建立起来后，艾米莉发现这两位女士在谈论彼此。艾米莉同时保持着这两段咨询关系，这存在伦理上的问题和矛盾吗？这样有什么潜在的好处？考虑到这些，艾米莉合乎伦理的做法应该是什么？哪些因素可能会影响伦理要求下的行动？

例 11

塔吉在给马克（男同性恋者）做咨询，他的男朋友最近因为一个女人离开了他。有的时候马克表现出非常强的恢复力，他可以自然地谈论他的学业和社会生活，然而在另一些咨询过程中，他变得非常阴郁而且对他的前男友很生气。最近
他说了一些话，塔吉担心那些话意味着隐晦的威 156
胁。塔吉应该怎样处理这种情况，如果：

a）马克的威胁是非常清晰的？

b）马克看起来是一个基本上没有暴力倾向的人，或者看起来是一个有暴力倾向的人？

c）塔吉和马克的前男友是熟人或朋友？

例 12

依冯娜在和一个自称鲍伯的男子通过电话交谈。他是第一次打来电话。他最近失去了他的家庭，他非常绝望并且扬言要自杀。依冯娜的义务是什么？在这种她与来访者的接触并不明晰的情况下，是应该尊重他的自主权和隐私，还是追踪电话？你怎么判断像鲍伯这样的来访者是否会真的尝试自杀？如果来电者是女性，你的判断是否会不同？如果来电者的绝望是因为其他原因呢（比如药物滥用或经济困难）？

伦理准则

伦理准则或规范是朋辈咨询的重要工具和是非框架。它们是具体的，规定了特定情况下的行为，并对相类似的情况，充当着先例的角色。此外，如前所述，这些准则还定义了朋辈咨询机构的政策和目的，以及个体的准专业人员在该机构中的作用。

一个好的准则当然应当给出一些对最常出现状况的合乎基本道德的处理方式。只有在本质的伦理冲突，或相应的伦理准则没有充分考虑的情况下，才有必要诉诸伦理原则从而做出决定。一个朋辈咨询中心应该遵循的伦理准则如下所示。它是根据美国心理学会 1989 年颁布的《心理学家的伦理原则》（*Ethical Principles of Psychologists*）制定的。

朋辈咨询的伦理准则

157 **A. 责任**

1. 作为朋辈咨询师，你有责任认识到自己的潜力和局限。你要清楚自己并不是严格的“专家”。同时，你也要时刻明白来访者是你身边的朋友或同龄人（朋辈），而非患者。

2. 作为朋辈咨询师，你有责任让来访者明白你自身的局限性，以及这种局限性在何时会成为束缚。在出现束缚的时候，你会采取一些措施来改善这种情况，包括向来访者介绍专业的咨询师或相关专业人员。你要避免或者解决会产生利益冲突的关系和情境。

3. 要共同商讨机制运作的问题，或者如何辅助专职人员的问题，这些问题可以与咨询机构或专业人士沟通。

4. 要清楚你有可能影响他人的生活，同时也要时时警惕因自身权力的滥用而导致的个人的、社会的、组织的、经济的或政治性的压力。朋辈咨询师须对自身施加于来访者的影响或潜在的影响负责。在这个问题上，你须保证坚持遵守准专业的伦理标准。注意，这里的责任不包括来访者本身的问题。

5. 你有责任维护所属咨询中心的信誉，包括在工作时间内随时保持良好的工作状态。

B. 能力

1. 朋辈咨询师有责任掌握最基本的执业能力，包括掌握最新技术和知识，以及保持与专业人士长期的交流并在其督导下的执业活动。

158 2. 更重要的是，你有责任通过持续地接受教育来扩展自己的知识和能力，其中包括参加研讨会或与专业人士长期交流。

3. 我们会明确自己的能力和可以解决的问题范围，并在必要的时候将来访者介绍给更有能力解决问题的咨询师。当你遇到问题需要帮助时，要主动去寻求专业人士的帮助。这些情况包括遇到问题较严重的来访者，或来访者要求保守的秘密难以接受。在这种情况下，你须隐瞒来访者的具体身份，除非专业机构直接要求告知相关信息。

4. 朋辈咨询师要意识到个体之间的差异，包括年龄、性别、性取向、社会经济状况、道德背景、教养方式等。如有所需，你须结合相关的培训、经验或咨询来保证自身对于这些差异有接受能力。

5. 作为朋辈咨询师，你有责任与其他的朋辈咨询师进行长期交流。

C. 道德和法律标准

1. 虽然法律上没有对朋辈咨询做出明文规定，但是朋辈咨询中心应当在有合法执照的咨询师的管理下运行。

2. 朋辈咨询师要意识到咨询方案的最终目的是有益于来访者。因此，你要明白在来访者没有充分的准备和知情的情况下，设计辅导活动以单纯满足你的好奇心，或利用来访者或来访者的信息来满足其他的需求，比如完成课堂作业，是违背道德的。

3. 咨询中心的成员不应因种族、肤色、信
仰、国籍、某人的来历、宗教取向、性别、身体 159
缺陷或性取向而歧视来访者。

4. 朋辈咨询师有责任维护来访者所有的法律和民事权利。你只有在特殊情况下你才可以打破这个规则，这些特殊情况包括阻止极端行为，如自杀行为的时候。在这种情况下，你须在严格坚持伦理原则的情况下行动。

5. 你要熟知并一贯坚持维护咨询中心和朋辈咨询中心的伦理标准。在按照中心标准进行操作的同时，你的行为也须符合中心的标准。

D. 公开声明

1. 由朋辈咨询中心人员发出的公开声明，如宣传语，须保证其真实性，确保不引起误解并坚持保密性。

2. 在没有得到来访者和咨询机构授权的情况下，即使不出现来访者的名字，也不准出版任何包含来访者信息的材料。

E. 保密

1. 在进行咨询之前，须向来访者申明本咨询中心的保密准则。关于来访者的一切信息需严格保密，并且在没有得到来访者同意之前，不得向任何第三方机构透露有关信息。虽然有时需要与其他咨询师交流来访者的情况，但这种交流须严

格限制在提高来访者咨询质量的目的之内。除非专业机构提出直接的、合法的要求，通常情况下，来访者的真实身份须严格保密。

2. 来访者有权了解在专业人士或准专业人士内进行的、任何关于自己的讨论内容。类似的信息可在朋辈咨询师的选择下透露给来访者，前提
160 是得到了所有关于这个问题咨询过的人或机构的同意。

3. 作为朋辈咨询师，你有责任将一些特殊情况告知专业人士。这些情况包括来访者实施过针对一个人或多个人的犯罪行为，来访者表现出严重的心理或情绪障碍，或者来访者对第三方表示了明显严重的挑衅，不管这种挑衅是公开的还是间接的。

F. 来访者的福利

1. 需要重申的是，作为朋辈咨询师，你必须时刻对自己可能造成的影响保持清醒的认识，并因此对所有来访者报以尊重，并确保自己不会以任何形式滥用权力。

2. 你须避免与来访者产生任何形式的冲突或敌对状态，以防止减弱准专业的判断能力或者造成对来访者的损害。

3. 坚持认为在存在咨询关系的情况下，追求、发展或沉浸在与来访者较强烈的情感关系中，是极其不道德的，应严格禁止此类情况，尤其是性关系。

4. 如果因任何原因导致来访者长期无法从咨询活动中得到有益的帮助，朋辈咨询师有责任及时采取行动进行矫正。你可以为来访者介绍其他同行，或者将你所关注到的问题直接反映给来访者，并进行调整和修改或者终止咨询关系。

5. 在任何情况下你须对来访者保持尊重，将他们视为自己的同龄伙伴而非患者。

6. 由于你的身份是志愿者，你不应该期望从咨询机构中获得任何利益。

7. 作为朋辈咨询师，当你遇到关于忠诚的冲突时，你应该告知与冲突中涉及的有关团体或个人，同时分享你打算采取的解决方式。

G. 准专业关系

1. 作为朋辈咨询师，你有责任维护朋辈咨询 161
中心的信誉并努力提高本中心的声誉。

2. 你应该欢迎同行和专业人士向中心提供任何建设性的意见，以帮助本中心获得更好的发展。

3. 那些参与到培训指导朋辈咨询师的资深专业咨询师有义务完成对朋辈咨询师的辅导。在这方面，中心会提供适当的工作环境、定期的评估、有建设性的咨询服务和实践经验。以上活动皆需要在一贯的伦理要求和本中心的相关政策下实行。

4. 朋辈咨询师不得利用咨询或指导关系去发生性行为。绝不容忍或参与性侵犯，包括故意的、骚扰性的言语和手势，或在对方不情愿的情况下进行的身体接触。

5. 作为朋辈咨询中心的一员，你的一切行为都须遵守本中心的规则。

6. 当你发现同事出现不当的行为时，你应直接告知对方自己的想法，并指出其不道德的行为。这种提醒在行为不严重，或行为是由于缺乏意识或经验而导致的时候是合理的。但如果在提醒后情况依然持续甚至恶化，你就要直接告知朋辈咨询中心或专业人士。

H. 咨询技术的应用

1. 在采取任何咨询技术之前，你须受过专业 162
的培训并精通其操作。这么做是为了维护来访者对你的信任以及营造专业气氛。

2. 朋辈咨询师要确保来访者有权利获得对于所采取的咨询技术的解释。

3. 你要确保来访者充分理解应用某咨询技巧的后果。来访者了解咨询技术的精确度和适用范围是至关重要的。

4. 咨询中心从业人员只允许使用那些被本中心或专业机构授权的咨询技术。

第3部分
特殊视角

引言

下面的几个章节旨在帮助朋辈咨询师处理有关特定文化和种族问题、性取向问题，以及朋辈咨询师作为驻地工作人员参与大学宿舍管理的问题。

在第6章中将探讨个人信仰和个人观点的重要性。文化观点和民族传统对于非洲裔美国人、亚太裔美国人和墨西哥裔美国人的影响总是使来自英美文化的咨询师陷入困境。当面对一个来自不同文化背景和拥有不同世界观的人的时候，朋辈咨询师会受那些习惯性的思维构架和解决问题的方式影响。比如说，缺乏本能的理解和移情，以及产生难以避免的由生活经验不同造成的偏见。接下来的几章将会探讨如何应对这类问题。

第7章所要呈现的内容，是关于怎样处理同龄人之间（大学生之间）的性取向问题。

第8章介绍高校校园朋辈咨询性质的变化。

第9章将聚焦于宿舍辅导员（Residence Advisors，RAs）。他们往往没有接受过帮助其他学生解决学业和个人问题能力的集中培训或专业咨询培训。本章将帮助读者培养应对这种特殊形式的朋辈咨询的技巧。而关于朋辈咨询师将来访者转介给专业咨询师的特殊情况问题将会单独设立一个专题进行探讨。

第6章

文化与种族差异

非洲裔美国人的文化特征以及对非洲裔美国来访者进行咨询的启示（山姆·爱德华兹）

165 文化对人格有着很深的影响。文化含有多种元素，如价值观、态度、习俗、信仰和习惯等等，这些元素普遍地被社会成员所接受。因此，文化影响着社会的方方面面：从你的潜意识到思想形态，甚至是行为。文化决定了你怎样看待这个世界，以及如何做出反应；帮助你理解他人、选择朋友，以及与生活在其他文化中的人相区分；它影响着你的社交习惯、职业选择、对于成功的定义，以及是非的评判标准；它决定着你处理和解决个人问题的方式。由于你的人格特征部分是后天形成的，而这种后天因素是由文化决定的，因此，文化的力量非常强大。

首先，本章关注的是一些非洲裔美国人的文化特征。一方面，这些文化特征可能会影响到咨询关系；另一方面，咨询过程也可能激发这些文化特征。因此，本章会选择性地涉及一些文化特征，也会谈到价值观和信仰，以及它们对咨询可能产生的积极影响。其次，本章会有助于读者从文化这一根本视角上，增进对于非洲裔美国来访者在认知和情感上的理解。因为朋辈咨询师不但 166
要掌握咨询技巧，也要对来访者共情，将两者结合非常重要。

“黑人都是强者”的文化偏见

在有关非洲裔美国文化的观念中，存在这样一种偏见，认为“黑人都是强者”。这可能是由于长期压迫所留下的（文化上的）印记。这种观念或许源自奴隶制时期。那个时期，奴隶主只看重黑人的体力劳动和耐力；在南方农业社会中，绝大部分的劳动力由黑人提供。黑人被迫像强壮的牲畜或者有力的机器一样干活，白人业主也期望着黑人能孕育出强壮的后代。

但是，黑人想实现作为一个人（而不是动物或机器）的自我价值。出于这种心理，他们可能开始关注自己的体能和耐力。由于白人和社会的需要，体力变成了一种通向成功的资本和财产，并且黑人把自己过度理想化，认定自己拥有这些资本。无论这种体力是他们实际就有的还是幻想出来的，人们推测黑人的自豪感、动力和慰藉源自体力。由体力所导致的直接或间接的鼓励可能使黑人形成了一种"黑人都是强者"的观念，并认为"强壮是一种好的品质"。这种观念可能像其他文化一样，一代一代传承下去。

正如许多文化观念一样，"黑人都是强者"的想法并没有给出一个明确的定义，但这并不阻碍当代许多黑人对这种观念的理解和赞同。通过对这种观念的仔细研究，我们概括出以下几个特征：

- 种族自豪感（来自在长期压迫中幸存下来所取得的成就感）；
- 在负面社会经济的压力下忍受并维持情绪的力量；
- 体能和耐力；
- 集体种族力量（所发挥的社会影响力）。

167 在多数情形下，这种观念蕴涵在非洲裔美国文化中。黑人民间文学中充斥着关于体型庞大的非洲裔美国男性的故事。一些蓝调音乐的歌词中也经常涉及如何在逆境中保持坚毅并锻炼生存能力等主题。约翰·亨利（John Henry）和杰克·约翰逊（Jack Johnson）被认为是非洲裔美国文化中的英雄。他们是健壮体格的代表，同时也是黑人的骄傲。

除了以上谈及的在音乐和文学形式上的影响外，这种观念在黑人的日常交往中也是显而易见的。牧师有时会因为黑人经历过黑暗和艰苦的时期而在布道宣讲中称黑人都是强者。即使在黑人间的相互交谈中，也会吹嘘自己比白人强壮。黑人常常认为白人会被压力击垮，但是当黑人面对同样的压力时，他们却能够承受。许多黑人都理所当然地认为非洲裔美国拳击手和足球运动员要比白人表现得更好。而那些表现杰出的白人却被认为是取得了本属于黑人的成就。作家们在想到黑人采取集体活动时，也会有类似的偏见。

对咨询的启示

在咨询过程中或者在决定寻求咨询师帮助的时候，"黑人都是强者"的观念会产生很大的影响。这种观念一方面强调了强者应有的力量的表现形式，另一方面则阻止了示弱的表达。大多数情况下，非洲裔美国社区成员会认为，通过寻求咨询来解决个人问题，是一种非常软弱的表现。

这种"黑人都是强者"的观念妨碍了黑人寻求帮助或者接受帮助。许多需要咨询的黑人会采取回避的态度，不接受咨询。他们似乎更愿意尝 168
试着一个人解决问题，并把问题隐藏起来。许多黑人强烈贬低咨询服务，对咨询服务充满敌意，感觉自己会因此受到威胁。当他们面对自己的个人问题时，有一种很强的羞愧感，这也是他们回避咨询服务的原因。

但是，还是有一些黑人接受了咨询。对于这部分人，朋辈咨询师要注意那些文化模式所导致的不同行为。黑人可能通过他们熟悉的文化模式来表达、揭示或隐藏他们的问题和感受。他们可能会基于对于"力量"的理解来展现问题和情绪：比如，冷静、脱离控制、恐怖阴沉、怀疑咨询师对黑人存有偏见，以及试图用武力控制咨询等等。因此，朋辈咨询师认为黑人的某些行为是正常的时候，这些行为却可能暗含了一些问题，以及一些与问题本身或者与寻求帮助有关的情绪。

朋辈咨询师应该觉察到黑人来访者的回答中所包含的文化内涵。如果你疏于关注个人感受和问题，可能会使来访者觉得朋辈咨询师的能力不足以帮助他们。此外，如果朋辈咨询师没有觉察到这种文化内涵，也可能导致对非洲裔美国来访者难以接受和共情。而接受和共情恰恰是很重要的因素，它们能使来访者接受帮助并觉得有安全感，可以在咨询过程中逐渐不再把问题隐藏起来。

朋辈咨询师同样需要记住“黑人都是强者”的观点会使人们认为，非洲裔美国人不会实施自杀行为。一些黑人持有这样的观点，他们认为自杀是白人才会有的一种行为，或者自杀是受白人价值观影响的黑人才会有的一种行为。但是，这种观点是错误的。

一些研究表明，在黑人中，自杀是一个严重的问题。Hendin（1969）发现“在纽约市，20～
169 35 岁黑人男性中的自杀率比同龄白人男性高出了两倍”。他还解释，无论是男性还是女性，在 20～35 岁之间的黑人的自杀率比同龄白人存在更多心理问题。据《危机》（*The Crisis*，1981）杂志的报道，Chunn 发现“在 15～29 岁黑人中，自杀已经变得非常普遍，并且成为在黑人群体中导致死亡的主要原因”。Chunn 本身就是一名非洲裔美国研究员，他进一步指出，在 20 世纪 70 年代，在非洲裔美国人中，无论是男性还是女性，自杀率呈现出了显著的增长。Chunn 所采集的数据显示，1981 年黑人的自杀率是每 10 万人中 24 个，而在 1973 年每 10 万人中仅有 15 个，1940 年是每 10 万人中 9 个，1932 年和 1920 年是每 10 万人中 13 个。

Chunn 认为，与非洲裔美国人自杀有关的因素有：长期失业、缺乏人际关系（主要是由于移民所导致）、疏离感、缺少晋升的机会、酒精依赖，以及药物滥用。

如果非洲裔美国人有自杀的念头或者打算，朋辈咨询师需要保持谨慎。当来访者寻求处理沮丧等方面的情绪或者问题，并且这种情绪或者问题可能与自杀倾向有关时，你需要积极主动地询问他们关于自杀的想法。因为许多黑人会觉得自杀的念头是一种软弱的表现，因此会把这种想法隐藏起来。

“拒绝自我表露”的文化观念

正像许多强调黑人“力量”的观念一样，许多“拒绝自我表露”的文化观念或者态度也会对非洲裔美国来访者和咨询师之间的关系产生很深的影响。黑人公认的想法是人们不应该在家庭外探讨自己的个人问题。在接受咨询的过程中，这种态度或者观念可能在任何时刻凸显出来。如果咨询师与非洲裔美国来访者之间彼此熟悉程度非常低，这种态度可能在咨询的最初阶段就表现得比较明显。

来访者可能通过以下几种方式表现这种态度：防卫心理、讨论与个人无关的事情、隐藏秘密、保持沉默、固执己见，并且有一些诸如内疚、敌意的情绪。最常见的一种表现形式就是，
170 当朋辈咨询师期望来访者表述他们的个人问题时，他们采取回避态度。

下面通过介绍一些案例可能会使这个问题更加明确。

安妮，33 岁，中低阶层非洲裔美国人，两年制专科学校的学生，已婚，有三个年幼的孩子，有一份全职的工作，工作时间弹性很大。她看起来很有抱负，并且向往成功。在第一次咨询中，她的行为和观点很符合黑人的文化特征。刚开始时，她很沉默并且在开始交谈时表现出明显的不情愿。在谈到她所要求助的问题之前，她说她的母亲教导她，“永远不要把自己的事情告诉陌生人”，“在这个世界上，我们要对和我们交谈的人保持警惕”。因此，当安妮和咨询师交谈时，她感觉很糟。她也说，她必须和那些可以帮助她的人谈谈，因为那些来自婚姻、学业和工作上的压力，已经令她快要爆炸了。之后，安妮又预约了第二次咨询。但她仍觉得和陌生的咨询师谈自己的问题是一件很羞愧的事情。六次咨询中她三次没去。之后她又突然终止接受咨询服务。

蒂娅的案例则反映出了该文化观念的另一种表现形式。蒂娅，21 岁，中层非洲裔美国人，在一所世界著名大学里主修医学预科。她向黑人朋辈咨询师提了许多问题。例如：非洲裔美国学生是否会使用这项咨询服务来“倾诉他们心中的秘密”？黑人对他们在咨询中心倾诉自己的秘密这种行为有什么看法？在她的咨询师的印象中，蒂娅试图通过咨询师来降低她由于向咨询师“坦白”而导致的羞愧感。

当你向黑人来访者提问时，他们可能会有下
171 意识的敌对反应。口头上的回复可能包括以下几种：

这不关你的事。
这是我的事。
这与你无关。
这对你帮助我没有用。
你要知道这些事情是想干什么？

当这些“拒绝自我表露”的态度产生并导致了抵抗情绪，那么文化可能是主要原因，其影响是显而易见的。一个 40 岁的非洲裔美国人因为有自杀倾向而被强制住院。Hendin（1969）发现，当这位病人被问到关于他的母亲的问题时，他几乎表现出无礼的态度，并为自己辩护：“我怎么知道？我只管我自己的事情。”Hendin 认为，这种反应暗示着病人认为提问的人多管闲事。

对咨询的启示

朋辈咨询是一个提供专业化帮助的途径，大部分处理的是有关人格与认知领域的问题。朋辈咨询很大程度上需要依靠来访者的主动配合。因此，在咨询过程中，你需要不断调整，以符合每个来访者不同的个人需求。

当朋辈咨询师面对一个非洲裔美国来访者，并感觉到“拒绝自我表露”的文化观念对咨询关系的影响时，你要考虑以下几点。第一，应该避免直接从字面意思揣测或解释来访者的回答。一方面，这样有利于把他们的沉默及/或保持敌意理解为焦虑的表达，或者自我保护、自我防卫的形式。出于对自我保护的需要，他们觉得防御反应是一种合理的行为。另一方面，如果直接从字面意思揣测或解释来访者的回答，那么有可能让他们产生羞愧情绪。这种羞愧是由于在他们咨询过程中表达了自我，违背了“拒绝自我表露”的文化观念。

第二，如果来访者有这种文化观念，你应该真诚地对此表示接受，并理解为来访者的一种人
格特征。如果你能够理解这一点的意义，也就能 172
理解为什么朋辈咨询在来访者充分配合的时候效果最好。有时候，依据你的判断，可以尝试提出开放式的问题来鼓励非洲裔美国来访者交谈，并且不会因为防御情绪而受到干扰。有时候，你需要花一些时间去耐心等待，直到来访者决定表露自己的问题。但是最好不要因此习惯于保持简单的沉默。因为一些黑人可能会把沉默视为一种无声的奚落或者是优越感的表现。在咨询中，来访者总是在关注你的行为，并且由此揣测这些行为的含义。

缺乏信任感的文化倾向

前文中提到了“拒绝自我表露”的文化观念，而与之伴随的是缺乏信任感的文化倾向。缺乏信任感的文化倾向是为了预测危险与伤害，其特点是怀疑他人对自己的兴趣，怀疑别人对待自己的真实意图。这种不信任包含了一些模糊的想法，诸如他人潜在的欺骗行为、对愤怒情绪的觉察、不安全感，以及对羞辱行为的敏感。Grier 和 Cobbs（1968）把这种文化观念作为非洲裔美国人的行为规范，并认为这种观念是后天形成的。同时，他们也认为，黑人长期遭受的痛苦经历，使得在黑人周围形成了一种缺乏信任的环境，这也是生存所必需的。黑人必须一直对白人保持警觉，防止他们可能对自己造成的危险，这种警觉有时甚至会达到偏执的程度。这是美国黑人中独有的文化现象。

Moore 和 Wagstaff（1974）在白人学校进行了一项关于非洲裔美国教学工作者的研究。他们获取的数据证实了 Grier 和 Cobbs 的观察。在 Moore 和 Wagstaff 的研究中，他们写道：

> 疏离感、歧视、不公平、愤怒、挫败感在黑人教学工作者中非常普遍，以至于那些没有这些不愉快经历的人或认为在工作岗位上受到公平对待的教学工作者也会因为拥有信任和满足感而感到内疚。

缺乏信任感的文化倾向是普遍的，似乎超越 173
了不同的阶层。同时，这种文化倾向也会发生变化，当黑人处于一个他不熟悉的环境中，如白人餐厅、白人社区，以及大型机构时，这种倾向将

显现；当他在这种环境中感到舒服时，这种倾向将趋向于平息。

对咨询的启示

在非洲裔美国人或白人朋辈咨询师的办公室中，文化倾向将表现在来访者不情愿提供他们自己的电话号码、住家地址或其他个人信息等。当涉及与保密有关的问题时，这种文化倾向表现得也很明显。因此，向他们解释咨询机构的政策和保密措施通常是有用的。朋辈咨询师应该服从咨询机构的政策。

朋辈咨询师需要仔细观察来访者是否有怀疑的迹象。虽然这些迹象看起来像是对美国种族歧视以及种族不公正现实的关注，但是可能隐藏了来访者严重的多疑症。不要立即试图验证来访者明显关心的事情，也不要自责，只需进行简单的共情并进行观察。怀疑是一种动态的心态，当个体开始熟悉使他们产生焦虑的环境，或是掌握了准确的信息时，这种心态就会逐渐减少。

如果来访者继续保持不信任的态度，对咨询中的互动产生误解，关于保密存有明显错误的想法，并且过度关注白人给他们造成危险的程度，这种行为可能就是心理疾病的表现了。但是，对于黑人而言，真实生活体验与精神病理的表现之间的分界可能非常小。朋辈咨询师不能下诊断，这种问题通常由专业人士来解决，但你可以保持警觉。在经过几次面谈后，如果感觉来访者的情绪可能会对朋辈咨询中要解决的问题造成干扰，那么可以把来访者转介给心理治疗师。

有关沟通技巧的文化观念

174 在非洲裔美国人文化中，“好”的沟通技巧是一种情感上的需求。对沟通技巧的看法，一些黑人已经接受主流文化的普遍标准。很多黑人把这些标准作为比较参照，认为自己的沟通技巧是不好的、令人不满意的。这些看法可能极容易刺激到他们自己，产生羞愧及其他痛苦的反应。

有些黑人将好的沟通技巧视为自我肯定以及融入白人世界的必要条件。虽然不一定典型，但 D 先生的例子对解释这一点很有帮助。在第一次咨询的对话中，一位 42 岁的非洲裔美国男子 D，在多个句子的组织和表达中出现了错误或困难。最后，在表达某一句话遇到困难后他停止了说话。他尴尬地说：“这就是我要说的。我把所有东西都混在一起了，但这就是我说话的方式。我就是我，而非任何人！我不应该像弗兰克・辛纳屈（Frank Sinatra）[①] 或者其他人那样讲话。我是与众不同的，但有些人总认为像白人那样说话才能成为大人物。”

以上案例说明了一些事情。D 先生显然观察到了非洲裔美国咨洲询师的沟通技巧，因此对自己感到羞耻，并且做出了一些自我防御的举动。同时，他把弗兰克・辛纳屈视为白人和好的沟通者的代表，由此来衡量自己的沟通水平。并且，由于过分否定自己的说话技巧以及沟通水平，他似乎表现出很强的自卑感和很低的自控力。可以猜测他的大致意思是如果他可以流利地沟通，并且是个白人，他就能成为一个“大人物”。

非洲裔美国人十分关注自己的说话方式，他们经常出现的反应是羞愧、愤怒，以及对自我或者黑人群体的过低评价。近些年对于黑人英文的研究正逐渐增多，对黑人英语也更加尊重，并把 175
它作为一种有着自己的句法和语法的方言，这种做法是合情合理的。但是，这种新的文化倾向仍与旧的倾向并存，因为那些符合主流表达方式的聪明且有能力的非洲裔美国人能够“很得体地交谈”，并且使用一些体面的词汇。他们会为破坏了词汇或使用了不正确的字词而道歉。在一些情境中，他们会因为害怕自己说话水平显露真实智力水平，而避免交谈。

黑人对于良好沟通技巧的观念会造成黑人之间进行特殊的互动。他们容易感到局促不安而批评非洲裔美国领导人在公开场合展示的令人不满意的说话技巧。他们有时会口头上批判其他人的

① 弗兰克・辛纳屈，20 世纪最重要的流行音乐人物，唯一能与他媲美的只有猫王和披头士这样的乐坛巨匠。他能歌善演，演技出色，三次获得奥斯卡奖，受到全球乐迷的爱戴，留下无数经典歌曲，他去世近十年，仍旧是全世界歌迷心目中的传奇偶像。——译者注

说话方式：

> 你连话都不会说。
>
> 你应该先找个地方学学怎么说话，再来尝试评论我。
>
> 你现在的说话方式像个白人。

有些黑人家长愿意给自己的孩子留下较好的说话方式的印象。同时，黑人会孤立或羡慕那些天生就有“良好”沟通技巧的黑人。当一个非洲裔美国人在东海岸或西海岸居住了一段时间后，回到南方的家乡，朋友与亲戚或许会注意到他/她的说话“风格”。如果这个返乡者改变了说话方式，人们或许就会认为“他已经变了”。

事实上，有很多非洲裔美国人都十分关注自己的沟通技巧，并且容易受其他黑人的影响，因而“好”的沟通技巧的标准往往是模棱两可的。

对咨询的启示

黑人对于沟通技巧的价值观，有如下启示。

第一，当他们说话时，你需要注意有些非洲裔美国来访者可能会因为他们的沟通技巧而感到羞愧。即使你没法很好的处理人们的一些情绪，
176 你也应该熟悉那些反映人们情绪的迹象。为了追求建立更加人性化的关系，你可以自由地向来访者表达无声的同情与关怀。关心来访者的情绪，对于建立朋辈咨询师和来访者之间的关系，是很有价值的，并且可能使咨询更加有效。

第二，非洲裔美国人可能会审视你的说话技巧，然后跟自己的说话技巧进行比较。你需要特别关注他们因为这种比较而产生的一系列反应。

第三，保持一种自然的沟通方式。不要突然转变成更“华丽”或者更“实在”的表达方式。如复述之类的交谈应该自然地反映出你在用心倾听。如果经常改变你的表达方式，有些非洲裔美国来访者会视之为羞辱。你要记住：你的交谈方式会自然而然地流露出对非洲裔美国来访者的态度，同时也会反映出你自己某一瞬间的安全或不安全感。

第四，你要小心自己可能会因为非洲裔美国来访者的说话技巧而对他们进行价值判断。面对这些来访者，你可能会把口语表达能力和个人智力、个人价值联系起来。因此，你需要格外留意自己的价值观念、想法，以及可能造成的影响，因为这种观念可能会影响来访者对自己沟通方式的评价。

有关教育的文化观念

非洲裔美国人文化对于教育很看重。良好教育被视为通往专业知识、经济实力和政治权力的一块敲门砖。虽然有时教育被看作有效解决黑人个人问题和社会问题的途径，但更多情况下，非
177 洲裔美国人群体认为教育是自我实现的一个重要条件。例如，在一篇周刊的文章《面对种族主义：你该怎么办?》中，Charles Faulkner（1981）提供了一些应对种族主义的建议。他说：“接受教育——为可能发生的事情做准备。”

在非洲裔美国人的日常生活中，黑人强烈信奉教育的观念表现在许多方面。正规学校教育的重要性是非洲裔美国人出版物上经常出现的主题之一。许多黑人职业机构、社会组织、政治组织，还有宗教组织都设有奖学金或教育委员会。非洲裔美国牧师会布道宣讲教育的价值，父母会告诫自己的孩子“要好好念书”。毕业典礼对许多黑人尤其重要。老一辈的非洲裔美国人有时会对于自己缺少教育而表示遗憾，内疚地指出人生道路中遭遇的一些障碍。一些寻求咨询服务的黑人也会表示，他们急需接受教育。

对咨询的启示

文化对于教育成就和教育水平的重视让人们积极参与教育中的活动。它可能导致非洲裔美国来访者有一些现实或者不切实际的期望。如果未能达到这些目标，可能促使他们通过一些方式来获得一些补偿性的成就，而这些方式可能是被社会认可的抑或是离经叛道的。如果未能实现这些目标，可能促使黑人觉得自己是个失败者。这种情况在黑人中非常常见。

显然，教育在非洲裔美国文化中是一个崇高的价值观念。朋辈咨询师应该了解这些价值观念，因为它可能导致黑人轻视自己并且产生挫败感。这些文化价值观也会掩盖严重的心理疾病。

关于转介非洲裔美国来访者应注意的事项

非正式的观察表明，咨询师转介非洲裔美国来访者的可能性很高，尤其是在建立了咨询关系以后。绝大部分黑人在寻得其他咨询师后会终止
178 咨询。他们更加倾向于与最开始的咨询师形成融洽的关系，无论咨询师是黑人还是白人。他们会通过列举许多理由来抗拒转介：缺少时间，不方便，缺少钱，不需要进一步的帮助，对咨询的有效性产生质疑，转介后的咨询师对他们缺乏了解，以及有受到摆布的感觉，等等。当一些非洲裔美国来访者完成了转介后，有些仍会在之后去找最初的咨询师；不过绝大多数来访者很少完成转介或成功地与其他的治疗师建立良好的关系。

黑人倾向于终止转介而非接受转介的原因可能有很多种。可能是因为转介令他们觉得被抛弃，也可能是他们对进入另一个陌生的环境产生恐惧。许多非洲裔美国人只会在熟悉的地方和熟人中才放松对自己的束缚。同时，转介和咨询一样缺乏文化支持或认可。

因此，朋辈咨询师应该避免将非洲裔美国来访者转介给其他朋辈咨询师，除非这个人的问题是明显需要转介的。在与来访者建立了和睦的关系之后，如果你确定转介是必要的，也应该避免将他们转介给团体咨询。非洲裔美国文化强调个人主义、自力更生、自给自足的态度以及自主权；反对将个人的问题放在团体中，并且很多黑人会觉得团体咨询像“白人才会做的事情”。如此的转介可能会激发焦虑感，从而阻碍个人寻求咨询。

小结 179

非洲裔美国人的行为及认知深受文化的影响，这种文化包括各种不同于主流文化的价值观、态度、观念以及习惯。它会对遵守文化角色及符合期望的人进行奖励，对反对者进行惩罚，因此对黑人的人格产生主要的影响。本节按照以下几个方面对非洲裔美国文化进行了探讨：

1. “黑人都是强者”的文化偏见；
2. “拒绝自我表露”的文化观念；
3. 缺乏信任感的文化倾向；
4. 有关沟通技巧的文化观念；
5. 有关教育的文化观念；
6. 关于转介非洲裔美国来访者应注意的事项。

这些文化因素影响到咨询关系以及决定非洲裔美国人是否寻求咨询。它们也暗示来访者可能的敏感性和一些痛苦的根源。为了使咨询更加有效，并解决主要由于文化导致的情绪上的问题，你必须在“情”和“理”上都能理解黑人文化及其影响。成功的咨询需要把咨询技巧与关怀、理解和接受成功地结合在一起，并将它们灵活运用。

对墨西哥裔美国来访者进行咨询时的一些注意事项

（亚力杭德罗·马丁内斯）

180 本节旨在帮助你在咨询过程中，观察到文化的某些具体方面。这样可以更加有技巧地处理墨西哥裔[①]来访者的问题。

① 本文中使用的墨西哥裔美国人（Chicanos）这个词，指代墨西哥后裔。但是，读者也应该注意到，其他的种族群体标签［（如美籍墨西哥人（Mexican American）、拉丁美洲人（Latino）、住在美国的墨西哥人（Mexicano）和西班牙裔（Hispanic）］可能含有某种意识形态上的内涵。在本文中通用这个词，不代表墨西哥后裔们都认同自己这种种族上的身份。

在有关文化的咨询服务中，精神健康专家确立了几个要点，Draguns（1976）将这些要点简洁地摘要成四个主题：

1. 客位—主位的区别；
2. 关系的建立与技巧的运用；
3. 来访者—咨询师关系；
4. 改变内在自己和改变外在环境的困境。

希望朋辈咨询师面对墨西哥裔来访者时，能够敏锐地觉察到以上几点。

客位—主位的区别

客位（etic）和主位（emic）是解释和分析行为的两种对立框架。客位方法倾向于从人类共性中理解某个问题；主位方法倾向于关注这个问题所包含的特定文化元素。你要认识到每一种方法的价值以及二者的互补关系。有时候，墨西哥裔来访者在咨询中提出的问题并不仅仅是墨西哥裔
181 所独有的问题。他们可能经常与其他来访者所面临的问题相类似，或者难以区分（例如自我怀疑、在职业生涯选择上优柔寡断、人际冲突、动机上的问题）。如果仅仅从人类共性中解释这些问题，可能就会给墨西哥裔来访者提供一个善意的、合理的干预机制。然而，它忽视了这个问题的文化特征。

例如，面对一个墨西哥裔美国年轻人，探究他的家庭背景所造成的影响会使咨询更有效。对于墨西哥裔来说，家庭会相对更加重要，而对于独立感强的墨西哥裔美国年轻人来说，家庭的重要性会更加明显。

关系的建立与技巧的运用

对于朋辈咨询师来说，第二个注意事项是关系与技巧的重要性。尽管理论上方法和手段有很多种，但是在美国，朋辈咨询师的培训项目是基于一些反映美国文化观点的价值观念和想法。下表对比了一些有深刻影响的价值观念。

朋辈咨询师应该履行的责任是要培养一种基于主流文化的不加歧视与批判的咨询技巧。你需要适时地调整技巧，使之适应来访者的文化背景。这意味着，当面对墨西哥裔美国来访者时，要明确与语言相关的问题、非言辞类的暗示、私人空间、眼神交汇以及谈话习俗等的不同含义。

182

美国人的观点	与之相对的观点
1. 人是可以被孤立的个体。	1. 人在整体上是与其他人有联系的（处于家庭之类的集体中）。
2. 个人成长与改变是有价值的、可以实现的。	2. 通过时间考验而形成是可取的行为习惯。
3. 个体可以掌控自己的生活状况。	3. 外在力量（政治、经济、社会、自然）主宰了一个人的生活状况。
4. 通过理解问题的来源和补救措施，个人问题通常可以得到解决。	4. 命运决定着问题是否发生，问题是否可能被移除。
5. “专业”人士能够帮助别人解决问题。 a. 咨询师会真诚地为陌生人的利益着想。 b. 咨询师会设身处地地为他人着想。	5. 别人没有能力帮助一个人解决问题。 a. 只可相信关系密切的朋友及亲人。 b. 人们在对待他人时较少倾向于考虑他的独特性。
6. 开放式地讨论一个人的问题是有益处的。	6. 向别人表露自己是危险的。
7. 个体的过去是情绪困扰的根源。	7. 外部的力量或情境是情绪困扰的根源。
8. 大部分情况下，人们是平等的。	8. 社会上存在等级差异。
9. 大部分情况下，男性与女性是平等的。	9. 男性至上。

资料来源：Horner et al.（1981），*Learning Across Cultures*，by permission of the publisher，the National Association for Foreign Student Affairs（Washington，DC；pp. 37 - 38）.

当你第一次与一个新的来访者进行咨询时，
183 可能不会马上听到他们真正的问题。墨西哥裔美国来访者可能想先从聊天开始，或者先描述一个可能会被社会所接受的问题。你必须对此类的自我表露的行为保持敏感，并且试图提供一个让来访者可以觉得舒适的突破口来讨论他们所关心的问题。也可以通过提出如下问题来达到目的：

家里怎么样？

学校生活怎么样？

你有足够的时间和朋友在一起玩吗？

由于缺乏对来访者的关注可能会被理解为一种冷漠的表现，你可以在与访者的互动中，表现得更加积极主动。

总之，你要能够营造一种交流氛围，使来访者在表露困扰他们的事或者问题的时候，对你保持信任，形成轻松、融洽的关系。

来访者—咨询师关系

咨询中双方的互动是一个反复的过程，对朋辈咨询师和来访者都产生影响。通过对墨西哥裔美国来访者的咨询，你可以学习到许多有关墨西哥后裔以及他们文化适应的问题：

- 种族身份的认同；
- 家庭结构、角色和角色期待；
- 种族主义、偏见、贫穷和机遇所造成的影响；
- 对家庭、竞争、结婚、性、死亡、白人、黑人、宗教以及其他方面的态度；
- 有关性别认同的问题。

你可以学习到许多文化上多样、有趣的方面。尽管这种学习墨西哥裔美国人“主观的文化”的途径是合理且有价值的，但你也不应该以牺牲来访者的精力和时间为代价，过度满足自己的好奇心。在咨询关系中，你必须把解决来访者所关心的问题放在第一位。

改变内在自己与改变外在环境的困境①

184 你是应该帮助人们适应当下麻烦的问题，还是应该帮助他们改变环境？这就是改变内在自己与改变外在环境的困境，也是咨询墨西哥裔美国来访者所要考虑到的第四个重要事项。

过去，咨询采用的是“改变自己”的方式，鼓励来访者改变自己的行为，以适应社会结构和外部环境。直到 20 世纪 60 年代，随着公民权利运动②的发展，人们开始对这种解决问题的方式产生质疑。社区精神健康运动（community mental health movement）提供了一些新的、激进的解决办法。人们不再认为社会环境是一成不变的，开始寻求制度以及更广泛的社会变革。

对于墨西哥裔美国人，这种新方法是非常有意义的。他们作为一个群体遇到了许多主要的社会政治上的阻碍，在教育、工作、住房、文化交流以及政治参与方面获得的机会较少。这个“改变外在环境”的新方法鼓励他们去改变外在的环境，以适应自己的需求。

人们持续地争论这两种方法各自的合理性。作为朋辈咨询师，你必须审视自己的价值观和态度：哪种干预比较符合伦理要求？两种方式分别造成的短期和长期的社会影响是什么？你可能会在选择两种方式上面临艰难的抉择：帮助墨西哥裔美国人改变其他事物、环境或人，还是帮助他们改变自己来适应当前的环境？

以下是一个有关两难选择的例子。这个例子

---

① 改变内在自己与改变外在环境的困境（the autoplastic-alloplastic dilemma）的概念是建立在弗洛伊德和弗兰茨·亚历山大（Franz Alexander）的思想的基础上而提出的。他们认为，当面对压力情境时，人群中有两种应对方式：内在适应（autoplastic adaptation）即改变内在自己，或外在适应（alloplastic adaptation）即改变外部环境。——译者注

② 公民权利运动（civil rights movements），是指 1954—1968 年，为了废除对美国黑人的种族歧视而发起的改革运动，其主要内容是呼吁对种族的尊重，经济上、政治上寻求独立自主，以及抗议白人的压迫。——译者注（http：//en.wikipedia.org/wiki/Civil_rights_movement）

涉及一个墨西哥裔美国学生。他/她因为找不到一个老师了解或欣赏他/她对于宗族主题有关的学术兴趣，开始对学习失去兴趣并且变得忧郁及愤怒。是应该帮助他/她“认清现实”，然后适应学校所能提供的资源，还是帮助他/她改变现状？ 185
在咨询墨西哥裔来访者时，朋辈咨询师必须要面对这些棘手的问题。

朋辈咨询师、来访者与种族划分

谁是咨询墨西哥裔来访者的最佳人选？是懂得美国文化和墨西哥文化且会说双语的咨询师？是吸收了英美文化的墨西哥裔美国人？还是一个非墨西哥裔的美国咨询师？

针对这个问题有两种观点。第一种观点认为，相比于有着不同文化背景的朋辈咨询师，有着相同文化背景的朋辈咨询师能更容易了解来访者的个人经历和想法。来访者表述的经历可能会增进和睦的氛围，使来访者愿意表露更多的信息。这种沟通方式有利于咨询的进行，也有利于来访者把墨西哥裔咨询师看作一个对墨西哥裔美国文化中的特质敏感的、有责任心的人，并且可以帮助他进行改变。在咨询墨西哥裔来访者时，来访者可能会认为咨询服务只为白人提供，或者现实社会不关注墨西哥裔美国人能否维持种族身份和自豪感，朋辈咨询师可能要帮助来访者改变这种观念。

第二种观点认为，有些来访者可能会倾向于有着不同背景的朋辈咨询师（特别是他们与墨西哥裔咨询师分享自己的故事可能令他们觉得很难堪）。例如，当来访者看到是一个非墨西哥裔美国咨询师，可能会觉得所谈之事不会过多地牵扯到墨西哥裔美国文化或者价值观念，这会令他们感到很自然。如果来访者总是与白人处在敌对状态，这种直面白人咨询师、表露自己的愤怒、无助和焦虑情绪的咨询方式可能会更有帮助。

两种观点都有合理和不合理之处。如果是一个白人朋辈咨询师对一个墨西哥裔美国来访者进行咨询，可能会存在一些语言障碍。一些白人咨询师只说英语，而一些墨西哥裔美国咨询师有些只说英文，有些只说西班牙文，而有些两种语言 186
都说。另外，双方在价值观上的差异也明显存在。一些差异主要来源于不同的社会经济阶层，另一些则是文化差异（如表达自我的方式、行为规范、家庭观念以及习俗）。这些文化差异能够并且经常导致彼此形成刻板印象，或者否定文化差异、阻抗、移情、反移情、误诊，以及对咨询是否能成功抱有很低的期望。

如果是“墨西哥裔美国咨询师—墨西哥裔美国来访者”的方式，阻力可能相对较小，但也不容忽视。当面对墨西哥裔美国朋辈咨询师时，墨西哥裔美国来访者可能会带着愤怒或嫉妒的情绪做出反应。来访者可能会认为墨西哥裔美国咨询师过度遭受英美文化的控制。来访者可能会通过在一个压抑的环境中突然爆发的方式来遣走朋辈咨询师。一方面，来访者可能会认为朋辈咨询师是个“高级的”墨西哥裔美国人。你同样需要关注，墨西哥裔美国咨询师可能否认来访者对于墨西哥裔美国人的认同。另一方面，由于两种文化十分相似，朋辈咨询师可能过度区分来访者，从而对于来访者提到的情绪做出不合理的推断，或者在心里留下的对来访者的形象与实际有偏差。

咨询墨西哥裔美国学生

墨西哥裔美国学生如何应对高等教育以及学业的、社会的和个人的挑战，很大程度上依赖于他们把自己归属于英美文化还是墨西哥裔美国文化。那些拥有某种强烈的文化归属感的学生或者有双重文化身份的学生，在大多数情况下，可能不会经历关于自我认同和自我概念方面的问题。但是，他们仍然可能面临被迫在两种文化中选择出一种文化身份的情形。相反，对那些故意用一种文化身份取代另一种文化身份的学生，或者两种文化身份都不认同的学生来说，通常会遭受更多的压力，使他们精疲力竭。

187 当你越来越多地了解墨西哥裔美国来访者的文化认同时，咨询效果就越好。一个来访者可能是双语的学生、罗马天主教中的一员，喜欢他们种族的食物，喜欢称自己是墨西哥人，父母来自墨西哥的移民。另外一个来访者可能是说英文的、非天主教墨西哥裔美国人，来自核心家庭，他或她不喜欢他们民族的食物和衣服，喜欢称自己是美国人。

对这两个来访者的朋辈咨询过程可能是完全不同的。举例来说，两个来访者可能都表现出了自我概念和种族认同，但是他们所要咨询的问题可能会有很大的差异。第一个人可能关注美国文化所带来的压力，对有关文化的压力更加敏感（比如对父母的义务）。第二个人可能更关注成为墨西哥人的外在压力。或是，在大学阶段中“重新发现”自己的民族传统，有些人可能会挣扎于整合一些本种族文化，同时还会伴有哀悼、悲伤、愤怒，以及激动等情绪。

无论是何种文化倾向，这些压力会影响绝大多数墨西哥裔美国学生。在过去，墨西哥裔美国人是受到偏见与歧视的群体。他们普遍有着较低的个人或家庭收入，大部分人只受了几年的教育，没能接受高等教育，从事超限额及低工资的行业，他们是贫困的恶性循环的受害者。对于墨西哥裔美国人整体而言，不愉快事件包括日益下降的生活质量以及失去晋升的机会。对于墨西哥裔美国人个体而言，不愉快事件可能包括受损的自我形象，对否定、回避、被动、自嘲、掩饰的对抗态度以及对侵略者的认同。

打破传统的阻力是这些学生又一压力来源。过去，大部分墨西哥裔美国人都没能接受高等教
188 育，这种现象逐渐对学生个体、家庭、社群，以及文化认同的一致性带来了挑战。受教育经历可以为主流文化的学生提供一种将自己融入主流社会或群体的途径，但对于墨西哥裔美国人来说，这种经历往往造成家庭与社群间明显的断裂。人们通常会树立一些榜样，他们通过长期的教育或培训最终获得成功。由于墨西哥裔美国人中缺少这种榜样，便加剧了过渡期的压力，并使这个问题复杂化。墨西哥裔美国学生可以意识到他们正在脱离原来的环境，却不知道接受了教育之后，他们将何去何从。

因此，一个正在接受高等教育的墨西哥裔美国人会面对许多问题，并且由于文化背景，问题会显得更加严重。

> 接受高等教育意味着我将被家庭和社群排斥吗？
>
> 我的家庭和社群将如何看待我接受教育之后的改变？
>
> 我能像以前那样和家人、社群保持亲密的关系吗？
>
> 对于我的社群和家庭，我将承担什么的责任？
>
> 如果我的父母受到的教育程度很低，那么我应该接受什么程度的教育？
>
> 如果我有机会使整个家庭脱离贫困，那么这将给家庭带来怎样的压力？

在大学中，墨西哥裔美国学生也会面临一些关于自我概念以及人际关系的问题，包括如何在大学中既保持他们的族群认同，又充分接受并能 189
够融入以英美文化为主的教育氛围？他们也可能面对这样的质疑：在最近几年，学校里几乎没有墨西哥裔美国人，为何他们可以被招进学校？在高等教育机构中，对于墨西哥裔美国人来说，进行高等教育的行为可以实现什么自我价值？意义在哪里？如果发生学校对于墨西哥裔美国学生的需求考虑不周的情形，他们应该如何处理？他们如何应对学校中公开或隐蔽的偏见与种族歧视？如果白人学生、工作人员，以及学院真诚地接纳并且关心他们，他们应作何反应？对于其他墨西哥裔美国人，他们想要怎样的社会关系？他们能拥有怎样的社会关系？和非墨西哥裔美国人之间的关系会怎样？他们可与哪些人约会？他们应该与哪些人约会？他们只应该与墨西哥裔美国人约会吗？与非墨西哥裔美国人约会又会意味什么？

小结

当你向墨西哥裔美国人提供朋辈咨询服务时，应该至少注意以下六点：

1. 咨询有两个层次要分析：一个层次（客位方法）倾向于从人类共性中理解某个问题；另一层次（主位方法）倾向于关注这个问题所包含的特定文化元素。在咨询墨西哥裔美国人时，两者都应该要考虑到。

2. 尽管有许多种方法，在美国，朋辈咨询师培训时所用到的理论主要还是反映主流文化的。当你碰到非主流文化的来访者时，必须调整你的技巧，以适应不同个体的文化背景。也就是说，当面对墨西哥裔美国来访者时，你要明确与语言相关的问题、非言辞类的暗示、私人空间、眼神交汇以及谈话习俗等的不同含义。

3. 咨询中双方的互动是一个反复的过程，对咨询师和来访者都产生影响。这也是一个学习到许多有关墨西哥后裔文化的好方法，但是你不应该以牺牲来访者的精力和时间为代价来满足自己的好奇心。

4. 鉴于墨西哥裔美国人时常受到压抑，你必须讲些关于道德和政治的问题，帮助他们适应现实生活，同时鼓励他或她为改变现状而努力。

5. 朋辈咨询师必须认识到相同文化背景内的咨询与不同文化背景之间的咨询两者的独特要求。两种咨询方式既有治疗上的优势也有明显和潜在的局限。到底是选择墨西哥裔美国咨询师还是非墨西哥裔美国咨询师，是由来访者的需求决定的，这样的咨询会更合适且更有效。

6. 你应该敏锐地关注到对墨西哥裔美国学生影响最大的压力的来源：偏见、歧视性的做法、社会经济条件，以及对于墨西哥裔美国学生的社会与心理独特要求。你也需要关注个人的文化倾向和融入主流英美文化的程度，以及它们在调节压力上所发挥的作用。

190

 对亚太裔美国来访者进行咨询时有关历史与文化的注意事项
（黄凯伦、鲍简、富兰克林·松本）

191　　自从 1980 年起，在美国的亚太裔（A/PA）人口已经翻倍，并且在持续增长。根据 1990 年美国人口普查，亚太裔美国人已达 730 万人——超过了 10 个州的非洲裔美国人口数和 3 个州的拉美裔美国人口数。虽然他们只占美国总人口的 3%，但在一些地方人口特别密集（见下表）。

州	亚太裔美国人数量	占该州人口百分比
加利福尼亚	2 845 695	9.6
纽约	693 760	3.9

续前表

州	亚太裔美国人数量	占该州人口百分比
夏威夷	685 236	62.0
华盛顿	210 958	4.6

39% 的亚太裔美国人居住在加利福尼亚州。由于整体人口在不断增长，同时亚太国家和地区的留学生持续涌入，大学校园的亚太裔美国学生数量将持续上升。

亚太裔美国大学生

亚太裔美国人正决定着整个美国教育业的进程。他们是美国知名高校中一道亮丽的风景线。

——《时代》(*Time*)，1987

许多作家与大众媒体过度关注亚太裔美国人
193 的教育状况，而经常忽视他们学生生活的其他方面。Peng（1988）的一项研究报道称，高中毕业两年后，有 86%的亚太裔美国学生继续接受高等教育，而这个比例在白人中只有 64%。根据人口普查局（1990）的普查结果，亚太裔美国人从高中及大学毕业的人口超过了国家的平均水平。

另一方面，美国教育部（1994）发现，超过 25 岁的人群中，拥有高中学历的白人与亚太裔美国人比例持平（分别为 77.9%和 77.5%）。然而，拥有大学学历的亚太裔美国人则多于白种人（分别是 36.6%和 21.5%）。

研究与资料所显示出来的关于亚太裔美国人的教育水平常常使人们忽略了那些夏威夷土著居民的受教育程度很低。举例来说，超过 25 岁的成年夏威夷人只有 4.65%完成了大学学业（夏威夷原住民研究委员会，1988）。

美国大学中亚太裔美国人的入学率

过去 20 年，非白人种族在美国大学的入学率从 1976 年的 15.4%上升至 1992 年的 21.8%。在这段时间中，非洲裔美国人的入学率没有很大变化，然而亚太裔美国人入学比例则不止翻了两倍，从 1976 年的 1.8%上升至 1992 年的 5%（美国教育部，1993）。

美国高校中，留学生的录取率在 1980 年代趋于稳定后，仍在缓慢上升。在 1992—1993 年，留学生录取率达到新高，约为 438 618 人。其中，59.4%来自亚太国家和地区。这些国家和地区的前十名中有九个是亚洲国家和地区，他们分别是（国际教育协会，1993）：

输出国家和地区	学生数量
1. 中国（不含港澳台）	45 130
2. 日本	42 840
3. 中国台湾	37 430
4. 印度	35 950
5. 韩国	28 520
6. 加拿大	20 970
7. 中国香港	14 020
8. 马来西亚	12 660
9. 印度尼西亚	10 920
10. 泰国	8 030

亚太留学生在研究生及本科生的录取比例上有所不同。大部分东亚留学生是研究生：中国（不含港澳台）有 80.5%，中国台湾有 65.5%，韩国有 52.2%。相比之下，日本只有 16.3%，中国香港有 21.2%。大部分印度留学生是研究生（79.4%），亚洲中部和南部国家和地区的留学生中研究生的比例占了绝大多数（66.9%）；其他南亚国家和地区的留学生中主要是本科生。对于东南亚国家和地区的留学生来说，情况有些复杂。大部分（64.1%）的学生是本科生，然而 79.4%的新加坡留学生以及 57.2%的泰国留学生是研究生。

亚太裔美国人的社会历史背景

无论是在咨询环境中还是非咨询环境中，人们都会注意到，与其他文化背景的人相比，亚太裔美国人表现出对于权威相对恭敬或服从。亚太裔美国文化明显鼓励人们在公开场合表现出谦逊、沉默，以及顺从的行为。亚太裔美国文化对于行为影响的另一方面表现在亚太裔美国人在美国生活的社会历史背景中。许多亚太裔美国人会亲身经历或者通过家庭关系经历种族歧视和其他形式的暴力。举例来说，一个亚太裔美国成人在工作场合遭到歧视时，可能会通过他/她的情绪反应传递给他/她的孩子。

194 **近期针对亚太裔美国人的暴力**

在对于暴力侵害亚太裔美国人的国家审查[1]中，全国亚太裔美国人法律联合会（National Asian Pacific American Legal Consortium，以下简称 NAPALC）（1993）写道，暴力侵犯有色人种是一个全国性的问题，针对亚太裔美国人的仇恨犯罪[2]率正在上升。1992 年，在美国所有报告出来的仇恨犯罪中，3.4%针对亚太裔美国人（虽然亚太裔美国人仅占美国总人口的 3%）。报告也注明在 1992 年，恐吓是仇恨犯罪中使用最频繁的形式。对于亚太裔美国人来说，突然袭击是最常见的仇恨犯罪的形式。

仇恨犯罪只是所有犯罪中的一小部分。原因主要有两个。其一，地方与州的机构给联邦调查局的都是自愿报告的仇恨犯罪。因为这些报告不是强制的，这些机构通常不会保留有关受害者种族的统计数据，所以很多案件是不包括在国家统计中的。其二，很多案件不会被分到仇恨犯罪这一类，因为联邦调查局对仇恨犯罪的定义十分狭窄（NAPALC，1993）。举例来说，一个内华达大学拉斯维加斯分校的印度研究生被两个人杀了，根据其他学生描述，（那两个人）“把一种液体扔向他，并且在他身上点火，告诉他学校里有许多像他这样的人”（NAPALC，1993，p.12）。这个案件没被分在仇恨犯罪这一类，因为验尸官的报告和纵火调查否定了学生的陈述。

从 1989 到 1990 年，在洛杉矶县，报告的仇恨犯罪的数量增加了 46%。在那年，针对亚太裔美国人的仇恨犯罪的数量增加了 157%，而在 1991 到 1992 年，仇恨犯罪的数量又增加了 48%（NAPALC，1993）。NAPALC 注意到，在其他亚太裔美国人密集的大城市也出现了相似的现象。在纽约市，针对亚太裔美国人所报告出来的仇恨犯罪有明显的上升。在 1991 年的新泽西，超过半数种族偏见的事件是针对亚太裔美国人的。

针对亚太裔美国人的暴力攻击并不仅限于市
中心，全国范围的学校内都会发生。在波莫纳学 195
院——一个南加州的私立学校——的校园内，一个约 1 米高的标语“亚太裔美国人现在正在读书!”被恶意改写成“亚太裔美国人现在去死吧!”。在西雅图，一个亚太裔的大学生成功地击退了六个“挥舞着轮胎铁杆和棒球棒的愤怒白人男子”，他们在停车场朝他走来，并且冲他喊“韩国佬、中国佬、日本佬”（Ohnuma，1990）。根据新闻报道，15 个在场的旁观者中没有人打电话报警。事实上，有两到三个人还在为挑衅者加油呐喊：“打碎那韩国佬的脑袋!”在佛罗里达州的珊瑚泉地区，一个越南籍的医学预科本科生在 1992 年 8 月 1 日那天被殴打致死，一群年轻白人一起袭击了这名学生，并且辱骂中带有种族羞辱性的词汇（NAPAIC，1993，p.8）。

历史上针对亚太裔美国人的暴力

最初亚太种族登陆美国领土时，针对亚太裔美国人的暴力已经出现（Toupin，1980）。当开始出现一些暴力形式时，其他暴力形式的出现也会被社会所认可。举例而言，19 世纪 90 年代出现了经济衰退，一些公开性的带有歧视色彩的法律出台，华裔美国人变成了这些法律的受害者。这些法律包括 1870 年的《人行道条例》（The Sidewalk Ordinance），其中规定禁止人们用杆子挑重物走在人行道上，这对那时的中国人来说是一个常见的做法。

由于当时的移民以及经济情况，反亚太裔情绪席卷美国。在 19 世纪 80 年代的西海岸地区，中国移民（被当成廉价劳动力输入）受到了各种暴力对待。这不仅让中国移民感觉不被白人主流社会欢迎，而且导致他们自然的自我孤立。（距离我们）仅三代前的中国人，都一直被迫生活在
贫困的“中国城”。他们被征收特别的税，不允 196
许和白人结婚，不允许中国移民进入美国，被当

[1] 国家审查（national audit）由国家审计机关所实施，通常指针对财政方面的审查。——译者注

[2] 仇恨犯罪（hate crimes）专指针对某一社会群体（如种族、宗教、党派、性倾向、国籍或其他群体）成员的犯罪行为。——译者注

成工人剥削，并且有时候还会被暴民以私刑处死（Chang，1991；Takaki，1989）。

第二次世界大战时期发生了对亚太裔美国人在经济上、心理上摧毁的最严重的一次暴力行为。当时，所有居住在西部地区的日裔美国人被拘留起来。这些人中有2/3是美国公民。而战争无情地迫使他们失去了房子、工作、尊严，以及家庭。这些公民绝大多数是第二代日裔美国人，或日裔美国人的后代（移民二代）。在集中营中，他们以每个月6美元的工资工作。集中营的经历也深深影响到他们的下一代（第三代日裔美国人）。

从19世纪初开始，美国商人与传教士到达夏威夷群岛来“教化”这个自认为文化上比他们“低劣”的社会。到19世纪末，夏威夷的大部分领土由这2 000个西方人掌管。1887年，美国商人通过武力强制推翻夏威夷的独裁，并在1898年，美国政府将夏威夷群岛吞并为美国领土。五大家族企业控制了夏威夷的经济体系，并且剥削当地的原住民工人。在这些企业的董事长中，有许多是当年那些传教士的儿子。直到1974年，美国政府才承认夏威夷人是美洲土著人——与之类似的称呼还有两个群体：美国印第安人和阿拉斯加原住民。

与其他亚太裔移民一样，菲律宾移民也被视为廉价的农业劳动力，被大量雇佣到加利福尼亚州。虽然菲律宾裔美国公民融入美国社会相对容易，但是他们也经历过反对亚太裔的不友善的待遇。事实上，当菲律宾在1934年宣告独立时，美国仍然做出限制：每年只有50个菲律宾人能 197
够移民美国。这是一个非常严格的限制。因为在1920年到1930年间，有超过2.7万的菲律宾人进入美国（Ong & Azores，1991）。

在20世纪40年代和50年代，韩国裔美国人在他们的本土受到了美国战争的影响。与之相似的是，越南战争对于一些东南亚裔美国人也有着直接或间接的影响。在美国，一些韩国裔和东南亚裔美国人更进一步地被定为袭击的目标。例如，在1992年发生的洛杉矶骚乱中，有很多的暴力事件直指做小生意的韩国裔美国店主。与之相似的是，在圣弗朗西斯科住房项目（San Francisco housing projects）中，东南亚裔房客成为“辱骂、身体或精神上恐吓、威胁、袭击，甚至殴打和谋杀”的攻击目标（NAPALC，1993，p. 11）。

亚太裔美国来访者

研究者们已经注意到亚太裔来访者中会有50%的人在咨询中半途而废。由于来访者对于治疗估计过高，并且认为接受咨询并不是解决问题的最好办法，所以当他们第一次碰到不愉快的事情时，就产生了放弃的念头。Cheung和Snowden（1990）注意到，相比于黑人、西班牙裔、美国土著人和阿拉斯加人，亚太裔美国来访者并未充分使用咨询服务。当需要别人帮助解决人际间交往或情绪上的严重问题时，亚太裔美国人并不太会把精神健康专家放在第一位（Suan & Tyler，1990）。

当研究人员试图解释亚太裔美国人这种咨询期间的高退出率和心理治疗的低使用率的现象时，他们关注到了以下四个因素：

- 他们普遍认为接受咨询是一种干扰；
- 他们会偏爱几种特定的治疗模式；
- 他们偏爱亚太裔的治疗师；
- 在咨询过程中会形成动态的人际关系。

对咨询的接受程度可能与文化适应有关：一 198
个人越适应文化，他/她就越能接受朋辈咨询的服务。Atkinson和Gim（1989）发现，能适应美国文化的学生大多都能意识到自己需要专业心理咨询的帮助，并且能够很开放地与心理学专家讨论他们的问题。Gim等人（1990）发现亚太裔女性比男性更愿意寻求咨询师的帮助；文化适应程度低的学生比文化适应程度高的学生更愿意寻求咨询师的帮助。他们推断这可能是因为相比那些文化适应程度低的学生，文化适应程度高的学生压力相对少，因此对咨询的需求也少。

关于对特定类型咨询模式的偏好，最近的研究结果观点不一。一项研究称，亚太裔美国人在问题解决部分和以来访者为中心的咨询方法上，没有什么偏好。Yau 等人（1992）的研究则发现，心理治疗主要关注对问题的探究，这不同于亚太传统的价值观念。例如，亚太文化认为沉默会让事情变得更糟，并且对待压力过大的人，应该表现得很有耐心。日本人会说："这不需要什么帮助"或"坚持!"韩国人会建议"cha ma"，日本人强调"enryo"；两者的意思都是"要有耐心，不要冲动，要隐忍"——这是亚太文化中经常强调的品质。因此，一些亚太裔来访者更倾向于一种以问题解决为导向的心理治疗而不是一种心理动力探索方法。所以在面对亚太裔来访者时，朋辈咨询师必须要询问来访者对这些方法的看法。

关于对咨询师的偏好，研究结果一贯表明，亚太裔美国人倾向于选择亚太裔心理治疗专家进行咨询。Atkinson 和 Matsushita（1991）在松下公司做了一份研究调查，让日本裔美国人作为被试，要求他们在所呈现出来的模拟咨询录音中，
199 对咨询师的可信度和吸引力打分。结果表明，他们更倾向于选择日本裔美国咨询师。另一个研究得出了类似结果。Atkinson 等人（1978）发现亚太裔大学生认为亚太裔咨询师比起白种人咨询师更可信、更有能力。Sue 等人（1991）也发现当咨询师与来访者是相同文化背景时，亚太裔来访者接受咨询的时间更长。对此种现象可部分解释为是种族歧视、暴力和歧视的历史导致的。基于这种美国社会历史背景，很多亚太裔美国来访者对治疗期望不高。他们经常默默地想："这个咨询师是友善的，还是一个不理解、不尊敬和不同情我的外族人?"同时，由于亚太文化传统中要求尊敬帮助自己的人，他/她也有可能因为咨询师是更高一级的权威人士而尊敬你（如医师、心理治疗师)。为了显示出对咨询师的尊敬，亚太裔来访者经常表现一种过度的尊敬，并且避免做出任何关于预约或者对咨询师不满的评论或者抱怨。

朋辈咨询师需要留意这些想法，但是也要认识到，在亚太文化的教导下，他们不愿说出自己的遭遇并且感到羞愧。他们认为自我表达会给自己和治疗师双方都带来更多的羞愧。研究指出，在咨询过程中，给他们留点面子，并且避免因为颜面尽失而感到羞愧。儒家思想影响下的文化教导人们要时常考虑别人对自己言行的看法，其目的是为了保全双方的颜面。据 Pye（1968）所说：

> 面子很难被翻译或者被定义。它像荣誉但又不是荣誉。它不能被金钱购买。它可以给予一个男人或一个女人物质上的骄傲。它 200
> 是虚无的，但是男人会为之争斗，女人会为之而死。它是无形的，却又可以公开显示出来。它无处不在，你到处都可以听到它，因此它又是实在的。对于社会习俗来说，它是好的。然而，它又能引发诉讼案件，破坏家庭财产，造成谋杀和犯罪。并且它会使高官因为受到百姓的羞辱而成为阶下囚。它位于所有世俗财产之上。它比命运和情感更强大，比宪法章程更受尊敬。它经常决定着一场军事斗争的胜败。它能推翻一个完整的政府部门。它就是这样一种伴随着中国人日常生活的虚无的东西。

因为面子非常重要，因此他们会对"丢脸"十分敏感。"丢脸"既包含了社会谴责也体现了自我人格中的信心缺失。这种缺失是一种很真实的恐惧，以至于对于一个亚太裔美国人来说，比起生理上的恐惧，这种恐惧在心理上会有更大的影响（Hu，1975，p. 452)。

在人际交往中，维护脸面扮演着重要的角色，它强调对他人细微的非语言信息的回应。这种世界观完全不同于美国主流文化。美国主流文化的特征之一就是强调个人主义。对于亚太裔美国人来说，行为上的问题的解决办法来自外在社交行为，而不是内在的心理。比如，成人们时常指责孩子们说"你没长眼睛吗"——意思是"你为什么不能自己主动察言观色，理解其他人的需要"。由此，很多亚太裔来访者总是害怕被认为自己没有眼色，这导致他们经常觉得羞愧、失败，并且经常受到别人的批评。感到自我羞愧的情形则更加令人窘迫，因为这会令别人觉得自己发现或者造成了这种窘境，令别人觉得很不舒服。

在特格奈（Tegona）公主的例子中，避免羞愧和丢面子的重要性得到了充分的阐释：

> 特格奈因她的美貌而出名，并且有一大 201
> 群求婚者。其中，有两个男人为了赢得她的

> 爱而进行了非常激烈的武力斗争。然而，面对这两个男人的激烈斗争，特格奈对婚姻逐渐感到不安，并且在最后没有说出在他们之中她会选择谁，就结束了自己的生命。这两个求婚者，好像仍在竞争似的，也随即结束了自己的生命。

根据 Doi（1986）对日本人的传统看法的研究，公主自杀不是由于优柔寡断，而是由于谦逊，如果让她傲慢地去选择一个求婚者将会令她感到羞愧。

在咨询过程中，亚太文化过多关注保全面子，可能会导致他们出现一些特定行为结果。朋辈咨询师应该注意到，亚太裔来访者经常不情愿公开地表达他们的疼痛或者详细描述他们的问题。其中一个理由是，如果披露这类信息，他们就会觉得咨询师会因为这些问题而羞辱他们，这让他们难以承受。

另外，一些亚太裔美国人似乎习惯用点头来表示同意，不是说“好，我同意”，而是说“是的，我听见你说的了”，这可能部分源于这种观念，认为对上级（这里是指咨询师）表示不赞同会令上级觉得自己说错了什么事情而感到很丢脸。因此，亚太裔来访者有时在咨询中会显得不太真诚。

拥有传统文化价值观的亚太裔美国人也会关注朋辈咨询师非语言的提示，并由此开展一个内部的自我对话，由此来进行外部的谈话。你必须要协调好非语言信息，以免来访者为了迎合需要而交谈。

除非做了一些铺垫，来访者可能因为你听到了他/她们内心最关注的事情对你很生气。最后，
来访者会意识到你没有理解这些非语言暗示，他 202
们会感到沮丧。这时，亚太裔来访者不会抱怨，因为这会使咨询师丢脸，亚太裔来访者可能会突然终止咨询治疗，或以一个保全面子的借口终止咨询治疗。

文化相关的注意事项

这个部分关注的是一些亚太裔美国人可能会经历到的、与文化有关的问题。如前所述，亚太裔美国人覆盖了一个多样的群体，包括中国人、菲律宾人、日本人、韩国人、其他太平洋岛国人和东南亚人。每个群体拥有它自己独特的性格和文化。在对亚太裔美国人进行咨询时，为了进行有效的互动，就要了解和熟悉亚太裔美国人身份背后的历史、政治和文化要素。

在这个部分，当我们提到亚太裔美国人时，我们主要指的是华裔和日裔美国人，这两个人群是至今美国人口比例最大、最古老的亚太群体。当然，在这里讨论的指导方针也能适应于帮助其他亚太文化的成员们。我们希望培养出咨询师对亚太裔美国人的敏感和关注，并且希望这个部分将会在文化问题上有更深刻的讨论。

亚太裔美国人的形象

尽管经历过一段漫长的种族歧视、虐待、骚扰、经济上的剥削以及偏见，但亚太裔美国人成功地在美国过上了较好的生活。社会公众对亚太裔美国人的印象已从“黄祸”（Yellow Peril）转变为一个成功的“少数族裔中的榜样”。人们普遍认为亚太裔美国人大部分都接受过高等教育，有体面的工作以及拥有一定的经济实力。人们逐渐意识到他们是安静的、守法的、努力工作的，或是上进的好学生。同时，由于他们的富裕、文化适应（acculturation）和对社区的适应，亚太裔美国人的这些成功形象得到了进一步的加强。

问题是，如今的亚太裔美国人是否接受这些 203
刻板印象并且一直遵守它们？如果他们接受的话，那么接受到了什么程度？这会对他们的自我概念和心理健康产生什么影响？有时候，没能达到这些预期标准可能会增加亚太裔美国人的不满和挫折感。例如，人们希望亚太裔美国人在学术上表现得出色。当学生们没有能力达到一定学术成就时，他们就面对着双重压力。他们感觉他们就个人而言已经失败了，并且他们会因为无法达到别人的预期而感到某种程度的羞愧和耻辱。从另一种意义上说，当一个亚太裔的学生在教室里的行为有悖于刻板印象（被动、勤劳、安静的学生）时，老师就有可能会批评说：“我对你不抱什么期望了。”

亚太裔美国人通常不会表达这些困难以及其

他问题，因为他们的文化价值观就是要独立地解决自己的冲突和问题。你经常会听到以下的陈述："我宁愿自己解决问题而不是麻烦其他人。"大部分亚太裔美国人不愿意寻找外界帮助。他们更可能在自己的家庭里寻找援助。因此，年轻人和老年人会隐藏社交和情感上的问题，不被公众发现，如犯罪、贫困、失业等问题。也由此，人们普遍认为亚太裔美国人很少经历什么问题。同时，他们对心理健康设施的使用率偏低的研究结果强化了这种错误观念（Kitano，1973；Sue & Kirk，1975；Sue & McKinney，1975）。

对于"低使用率"的一种解释是，文化因素阻碍了他们主动寻求帮助。这些文化因素可能包括：自豪感、羞耻感，以及因为承认有自我调整和情感上的问题而觉得不光彩。那些前来咨询的亚太裔美国人经常把他们的问题表达成对身体的抱怨（Sue & Sue，1974）。亚太裔学生所面临的问题中，"很大一部分是有关适应的问题以及与白人学生的冲突"（Bourne，1975）。

204 因此，你需要坚定信念：学生是来寻求帮助的。并且由于一些偏见和刻板印象，这种信念尤为重要。当面对一个学生，他要解决的是关于文化背景的问题时，你需要特别注意自己的文化价值观和想法。

传统文化价值

文化积累中，家庭已经成为亚太文化的核心。这是社会为个人生活营造的一个基本单元。这种家庭结构是以父权为主的；男孩会比女孩更受宠，因为他们能保证家族的延续，为老人提供帮助。孝道是最重要的。人们期望孩子们能尊敬和服从长辈。

成年人告诫孩子们要抑制情绪的表达，因为这可能会破坏家庭的平衡和团结。为了控制孩子的行为，家长会给他们灌输以内疚和羞愧感作为行为准则的观念。家庭成员的行为要适当得体，并且不会给家族带来耻辱。家长与孩子们之间的冲突会引发焦虑感和内疚感。让他们公开表达感受是很困难的，并且家庭不太鼓励这种行为。他们希望一个人要保持涵养，忍受各种困难，并且不要显示自己的弱点。

然而，这种家庭模式正在逐渐变化。年轻的一代们接受了西方的独立思想，并且试图改变这种家庭传统和家庭结构。对于孝道和家庭责任的强调，有时会导致个人的内在压力：

> 当N的父亲病得很严重时，他正在远方的大学念书。作为长子，N感到有一种责任感要回家，帮助打理家里的事情。一方面，家里人希望不要打断他的学业，但另一方
> 面，他又觉得自己应该回去帮助家里人，因 205
> 此他变得很沮丧。

在以上案例中，N要承担很大的家庭责任，你要意识到这个两难的困境并且移入自己的情感。你需要理解他的负罪感以及他的家庭责任。只有建立一种信任和融洽的咨询关系时，你才可以温柔地尝试进行情感探索。

文化冲突

文化冲突指的是"面对不同文化给人带来的不适感或者困境"（Sue & Kitano，1975，p. 7）。文化适应和文化植入冲击着亚太裔美国人的价值观，而由此导致了多种形式的文化冲突。为了理解这些冲突，Sue（1971）提供了一种概念框架，其中包含了三种刻板印象的性格特征：因循守旧的、被边缘化的人和亚太裔的。

因循守旧的人希望可以坚守他们的传统文化价值观。当他们发现很难维持对传统家庭的绝对忠诚时，就会产生文化冲突，例如，家庭义务和渴望个人自由之间的冲突、独立选择职业和人际关系之间的冲突。

一个亚太裔美国学生这样描述他的感受：

> 对我来说，父母的满意是非常重要的。他们希望我成为一名医生并且有稳定的收入。他们牺牲了自己的生活以让我接受好的教育。因此，我感到有义务去回报他们。我曾经是一名医学预科生。但是现在，我对艺术更有兴趣。我很害怕让我的父母知道。他们一定会对我很失望。我已经让他们失望了，但是为什么我不能做自己的事情呢？

另一个亚太裔美国学生这样叙述道： 206

> 我和一个白人男孩已经相处三年了。这对于我的家庭来说非常地糟糕。对我来说最重要的事情就是我对这个男孩的感觉。而我

> 的亲人正暗示我这种感觉是错误的。这是一个很大的冲突。保持日本传统文化习俗对我来说也很重要。但是，不同种族间的人约会根本不会对之构成什么威胁。而我的父母却一直说我会因此失去一些东西。

被边缘化的人反对家庭传统。他们对待文化冲突的方式是：把自己与亚太血统分离，甚至否定自己的亚太血统。当他们本质上不能认同任何一种文化的时候，就会面临身份认同危机，可能表现为没有自信、讨厌自己、没有安全感、被孤立、自我矛盾。这在约会的态度和人际关系等方面会常常出现。以下几个案例表现了这种自我抗拒和敌意在过渡期可以转化为一种积极的力量。

> 我记得当我 15 岁的时候，我在学校里是个异类。我没有经历过任何正式的约会。我过去经常向上帝祈祷让我有一头金发和一双蓝眼睛。我厌恶自己以及我生活的方式。当我的祷告没有收到回复的时候，只剩下两个选择。第一，我的余生都将在痛苦中度过，并一直期待自己变成一个我不可能成为的人。第二，我将成为一名令亚太裔美国人骄傲的斗士。

当他们在两种文化之间努力寻找一种平衡的时候，一个新的亚太裔美国人身份就出现了。为了维护他们的民族尊严，这些人想通过集体努力在其他的亚太裔美国人中提高关于他们的亚太文化和社会对他们被当作少数群体所受到不公平待遇的意识。一些人已经采取了一种激进的方式来表达他们对种族歧视和偏见的态度。在一些极端的事件中，他们对压迫极其敏感，以至于他们对那些本没有这种想法的人也表现出了痛恨与愤怒。一些人感觉如果他们作为亚太裔美国人来表达自己，可能看起来像是在从事“反歧视”的活动。对这种新身份最好的诠释可能来自 Sommers 207
（1960，p. 644），他对正在经历文化冲突的两个人进行了一段描述：

> 他们现在可以享受一种全新的归属感——一种同时归属于家庭和传统的出生地文化以及西方文化的感觉。通过融合两种文化……相比于之前既不忠于亚太文化也不忠于西方文化的情形，他们获得了一些不论对于他们自己还是社会来说，都很独特且有价值的东西。

对于文化冲突的感受程度因人而异。人们的反应很大程度上依赖于种族认同和对自己文化的接受。文化价值观对个人身份的影响通过一系列的行为体现出来。对大多数人来说，关于文化冲突上的问题并不代表不适应环境，也可能仅仅是年轻人正在寻找身份认同。你应该认识到，生活中的这些压力的确给亚太裔美国人来带了额外的负担。因此，当需要解决这些亚太裔美国人所担心的问题时，你需要注意到那些塑造了他们的行为的经历。同样重要的还有，你需要敏锐地察觉到他们对种族身份的认同程度，以及阻止他们自我表露和情感反映的原因。有些研究表明，亚太裔美国人喜欢有架构的咨询而不是完全没有方向地仅仅处理影响和情感的朋辈咨询（Sue & Kirk，Atkinson et al.，1978，1973）。最后，朋
辈咨询师必须一直注意自己的文化和所在阶层的 208
价值观和想法，避免把它们强加于来访者身上。

小结

对亚太裔美国人做朋辈咨询时，需要做到以下几点：

- 对亚太裔美国人的经历有所了解——意识到他们在定居时可能公开遭受到种族歧视和压迫，并且这种种族歧视可能仍然盛行。
- 调整你对其他人的文化价值和观念的看法。
- 在朋辈咨询中，意识到来访者对种族身份的认同程度。
- 敏锐地察觉到那些抑制亚太裔美国人自我表露和情感表达的因素。
- 在互动方式中，敏锐地意识到一些亚太裔来访者可能更接受结构性的和直接的交流方式而不是模棱两可的交流方式。

练习

下列的场景包括了一些在朋辈咨询时，来访者可能会提出来的需要你解决的问题。这些例子可能引发你的思考和讨论。在每一个案例中，试想自己会如何处理这些问题。作为一个朋辈咨询师，哪一种技巧能够让你和不同文化的个人建立亲密的关系，帮助他/她理清问题？

209 1. “我和一个白人女孩约会已经有一段时间了，我想和她有更多在一起的时间。但是最近我父母经常抱怨我使用家里汽车的时间、回家太晚等等……他们以前不是这样的。”

2. “我的父母很支持我念医学预科。科学类的课程上，我读得还不错，但是我发现文学更迷人、更有趣。父母希望我进入一个实务性更强的领域，例如科学、工程或者计算机科学等——我害怕我如果改变专业，父母不会给我提供经济上的支持。”

3. “我简直不能相信，我妈妈竟然把我的年鉴拿出来问我上面每一个亚太裔美国人的情况。”

4. “我和这儿的其他亚太裔美国人不一样。在夏威夷没有种族歧视，我之前也没有听过亚太裔美国人的说法。我不明白他们为什么要小题大做。”

5. “我想参加亚太裔美国人的活动，但是我的白人朋友让我疏远他们，所以我没有加入。”

第 7 章

朋辈咨询的新视角：性取向

纳贾·B·古尔德

211 在过去的十年中，美国大众对于性取向的观念和临床治疗发生了很大的变化。1973 年美国精神病协会（America Psychiatric Association）把同性恋从诊断条目中除去，一些治疗组织也开始倾听来自男同性恋、女同性恋和双性恋的倾诉。一些男同性恋和女同性恋认为精神健康专家不是治愈疾病的人，而是压迫他们的人。他们认为精神健康专家充满了对同性恋的偏见和憎恶，而非同情心或者科学知识，这反映了精神健康专家对同性恋的观念是不合理的、过时的。

然而，现在的朋辈咨询师、来访者，以及一些相关工作人员是成长在这个时代的。你会了解有关同性恋解放运动的石墙暴动事件[①]、每年美国各大城市举办的同性恋游行、各种出售关于同性恋书籍的书店、公开的同性恋电影和同性恋运动明星、美国国会中的同性恋参议员，以及同性恋健康咨询中心（始于 20 世纪 80 年代早期，艾滋病爆发时）。 212

本章主要关注的是当代对于性取向的观念，也包括对年轻人进行咨询的关注。主要内容有以下几点：

- 对性取向身份认同的形成和评估。
- 男同性恋、女同性恋和双性恋青少年特殊的发展问题。
- 出柜（对自己和对其他人承认自己的同性恋身份）。
- 隐性的少数群体成员的特征。
- 以一个被侮辱的身份成长的影响。
- 同性恋来访者是选择异性取向的咨询师，还是同性恋咨询师？这两种模式各自的隐患与优点。

① 1969 年纽约石墙暴动，是指美国同性恋者为争取自身社会认同和平等权益而斗争的历史事件。——译者注

- 对那些患有艾滋病的人要给予帮助。

本章最后将提供一些实际的建议，这样有利于朋辈咨询师加深对身旁的男同性恋、女同性恋和双性恋集体的理解和关注。

对性取向身份认同的形成

在当今美国，至少有10%的人被认为是同性恋。在大城市和一些大学校园里，同性恋比例可能会更高。同时，无论是发生在青少年时期还是成年人时期，许多人认为自己是异性恋，但是偶尔会与同性发生性关系。朋辈咨询者有可能遇到许多关于确定性取向的问题，例如：

> 如何确定自己是同性恋？
>
> 213 如果我的室友遇到了合适的男人，那么她就不再是一个女同性恋了，对吧？
>
> 在我和我最好的朋友12岁的时候，我们经常在一起瞎胡闹，但是现在他告诉我他是个双性恋。他认为我也可能是双性恋，他简直疯了！你是不是也这么认为？
>
> 当我跟我的父母表明我的同性恋身份时，他们吓坏了，因为他们确定是由于自己做错了一些事情从而导致这个结果。我还能说什么呢？

关于同性恋身份的形成，需要记住的最重要的一点就是：没有人知道是什么导致了异性恋、同性恋或者双性恋。早在1948年，研究者Alfred Kinsey就设计了一个七点量表（0分指绝对的异性恋，6分指绝对的同性恋）。大部分人都处在这两个极端之间。Bell和Weinberg在1981年对将近1 500个受访者进行了一项调查，尽管在性方面没有表现得特别活跃，人们的性倾向可能在青春期形成。在性取向身份的形成中，意识、情感比性行为更加重要。因此，正如前几章所述，一个好的朋辈咨询师是以倾听并关注来访者的感受为基础的。

Bell和Weinberg的研究还有两项有趣的发现：

1. 无论是男性还是女性，年轻时候的性别错位与之后同性取向的发展有很大关系。

2. 对于与自己同性别或者异性别的父母的认同，并没有对孩子的性取向造成很大的影响。

他们总结出“同性恋可能是家族遗传”，但 214
是“不能仅仅从社交和心理的层面上追根溯源”（Bell et al.，1981，p. 192）。

这种观念也被大部分的精神健康专家所推崇，并且澄清了一些以往无法解释的误区。朋辈咨询师在自身或者来访者身上也会存在以下几种误解：

- 男同性恋比较女人气，柔弱的男人喜欢男扮女装。
- 男同性恋的家庭环境一般有弱势的父亲和强势的母亲。
- 女同性恋讨厌男人，她们喜欢打扮得很野性，并且喜欢骑摩托车。
- 女同性恋和男同性恋都是天生的，有着与正常人不同的生物化学系统和荷尔蒙系统，并且不曾改变。
- 如果同性恋真的想改变，他们是可以改变自己的性取向的，只是大多数时候他们不愿做过多的努力（或者没有遇到合适的男人/女人）。

这样或那样的误解在我们的社会中还普遍地存在着。（更详细的讨论，请看附录E。）对于一个以同性恋身份去尝试和一个有吸引力的同性相处的年轻人来说，普遍存在的误解经常会令他们感到困惑。同时，这种有歧视倾向的误解能严重伤害到一个同性恋年轻人的自尊。由于同性恋和异性恋的年轻人成长在相似的文化氛围中，并且都被灌输过一些误解，因此在咨询中如果咨询师澄清这些误解会对他们很有帮助。

如果朋辈咨询师想要与同性恋来访者进行有 215
效的咨询，那么朋辈咨询的培训应该包括：对同性恋的介绍，参加社区中同性恋以及年长的同性恋成年人组织的学习工作坊。在大学里和那些在一个城市社区或农村社区的同性恋的经历可能会截然不同。因此，咨询师需要去帮助来访者了解进入大学的转变以及离开大学的转变。

出柜

“出柜”（coming out）这个术语是指，男同性恋、女同性恋或双性恋逐渐意识到自己的性取向的过程，并且在这个过程中，选择去以这种全新的身份适应他们的个人生活及社交活动。在朋辈咨询中心，来电者或者来访者最关心的问题就是经历这个过程的困惑，部分因为“出柜”不是一件瞬间发生的事，而是一个漫长的过程，并且对生活的影响越来越大。

“出柜”对人们的影响是多维度的，包括认知上、情感上，以及行为上的，并且经常阶段性地进行。这些阶段分为：“向自己坦露身份”和“向别人坦露身份”（比如家人、室友或者同事）。有时，来电者或来访者会直接询问有关“出柜”的问题。更多时候，来访者会含蓄地陈述，这听起来会十分模糊。下面列举一些可能会发生在来访者和咨询师之间的例子：

> 来访者（男）：你好，我想以男朋友的身份和室友交往，并且整个夏天都在思考这件事，就是不知道该怎么开始。
>
> 咨询师（对来访者有帮助的回答）：噢，我认为这已经是一个很大的进步了。
>
> 或者：你想让室友知道哪些有关于你的事情呢？
>
> 咨询师（对来访者没有帮助的回答）：可能他已经怀疑你是同性恋。
>
> 或者：你为什么要告诉他呢？这是有风险的。
>
> 216 来访者（女）：我准备把我女朋友带回家过圣诞节，但是她对于见我的父母这件事表现得十分紧张。
>
> 咨询师（对来访者有帮助的回答）：噢，能告诉我更多的关于你朋友的事情吗？
>
> 或者：嗯，你也有一点紧张吗？
>
> 或者：为什么她会紧张？你能再说多一些吗？
>
> 或者：哦，你的父母是怎么想的？
>
> 咨询师（对来访者没有帮助的回答）：她为什么会感到紧张？是因为你和她之间的关系比较奇怪呢，还是其他什么原因？
>
> 或者：你需要做的，可能仅仅就是打消她的疑虑，因为你的父母是很好的，不要担心！

被“出柜”所困扰的青少年，早年时期经历了许多障碍，他们会在以后的成长中被这些障碍困扰，包括处理青春期生理上的变化、显露出对性的感受、朋友之间的压力、渴望独立于父母、工作需求，或是学术期望。男同性恋、女同性恋和双性恋的年轻人在一定的时间段里，通常会意识到自己的“与众不同”，此时，大部分青少年发现很难开口讨论自己的感受。男孩会在 13 岁或者更年轻的时候意识到被同性吸引，而真正采取行动会在 15 岁左右。对于女孩们相应的年龄会略微迟一些：通常在 14 岁到 16 岁之间，而真正采取行动会是 20 岁左右（Troiden，1989，pp. 54-55）。所以大学朋辈咨询师会遇到一些学生，他们因为自己的性取向而感到孤独、有隔离感。他们可能会感到愧对家人、羞愧于他们的秘密，以及沮丧——严重时可能会导致自杀行为。

另外，非白人种族的年轻人（比如，非洲裔美国人、拉美裔美国人、亚太裔美国人）发现他们能从家庭中获得认可和帮助，从而在种族中获得安全感。但是大部分男同性恋和女同性恋的孩 217
子出生在异性恋的家庭中，是非白人种族的“少数派”，这会让同性恋的孩子们感觉自己在家庭里的时候最孤独。

> 人们对儿童中性取向的社会教化以及对同性恋的否认，使得同性倾向在儿童时期被隐藏起来，不容易被人发现。在这种情况下，同性恋的经历不同于其他少数群体的经历。尽管对其他少数群体来说，不同的经历

> 也许是消极的，并且不可避免地存在于成长的过程当中。然而对于同性恋者来说，几乎不存在不同的经历。因此，同性恋者也许有一种得不到认可的感受，这是不同于少数群体的。例如，因为同性恋者大量隐性存在着，他们的感受也就得不到认可。（de-Montefores，1986，p. 88）

怎样对一个隐性群体保持敏感并且否认这个群体是隐性的？最好的建议往往就是最简单的：永远不对别人的性取向做出臆断猜想。（在20世纪70年代，有句话叫“你怎么敢认为我是异性恋者”）当然，我们今天能在大学校园里看到，一些同性恋学生能够很自然地显示自己的同性恋身份。一些人穿着个性的服装，T恤上印有任何有关同性恋的东西，如紫色三角形等。但是也有同样多的同性恋者不愿意公开身份，并且在一生中都保持低调。

双性恋

心理学家现在相信我们每个人天生就带有双性恋的成分，并且由于一些生理上、环境上未知的原因，我们当中的一些人成了异性恋，一些人成了同性恋。许多后来在成年生活中自我认定为异性恋的人，也有同性恋或被同性吸引的经历。一些年轻人，尤其是高中生和大学生，在“出
柜”的过渡期间，认为自己是双性恋。还有一些 218
人他们终生都维持着双性恋的身份，同时与两种性别的人产生强烈的情感，并且发生性关系。

异性恋咨询师—同性恋来访者……同性恋咨询师—同性恋来访者

当一个同性恋来访者寻求朋辈咨询时，他们其实需要一种特殊的帮助：被人认同、接纳和肯定，这些是他们认为自己无法从朋友和家人那里得到的。但即使如此，来访者也很可能把朋辈咨询师当作权威人物——一个主流文化的代表，有潜在不认同的观念。来访者很可能把咨询师假定为异性恋，除非是在专门的同性恋朋辈咨询中心，或者是咨询师很自然地表露出自己的同性恋身份。

咨询中，咨询师面临的挑战是要传递一种对同性恋完全的、非批判式的接纳认可，以及认真倾听来访者的陈述。即使是善意的，我们一般容易错误地把自己的态度、恐惧或者信念强加给来访者。例如，一个非同性恋的咨询师，想让一个同性恋来访者重拾信心，也许会低估来访者在“出柜”时面临的来自家庭和朋友的反对。有些时候，咨询师无意识的对同性恋的恐惧、不舒服，会使得自己难以倾听来访者的问题，而来访者恰好害怕这种恐惧。所以朋辈咨询师需要由专业咨询师带领的督导组来讨论类似的情境，并使得他们能逐渐理解、调整自己的这种无意识的反应行为。

同样，当来访者处在“出柜”的最初阶段时，往往非常需要一个同性或者双性的朋辈咨询师。朋辈咨询师不要对来访者实施压力，在他们揭露自我时，要小心谨慎，直到来访者确实做好了准备。一个人第一次袒露自己的性取向时，对于这个人的情感和个人生活非常重要。因此你要非常小心并且尊重他们。同时由专业咨询师带领
的督导组能帮助那些正在挣扎于“出柜”的同性 219
恋或者双性恋朋辈咨询师解决问题。

想要完成一个成功的朋辈咨询，精神健康专

家需要对朋辈咨询师进行持续的培训和督导，因为持续地接受培训和督导会保证朋辈咨询师对来访者表现出关心，并且给予咨询师精神上的支持。同时咨询师要讨论何时把来访者转介给专家，包括“已经鉴定为同性恋的专家”和“待鉴定为同性恋的专家”。

“标签” 理论

“标签”（label）是无法避免的。一些人喜欢，一些人回避，还有一些人害怕。另外，标签就像新英格兰的天气一样易变。对于一些同性恋或双性恋来说，标签就像梯子上的横档一样，可以指引着他们走出困惑和羞愧从而变得自信和自豪。当他们感觉被眼前的世界孤立和拒绝的时候，标签能帮助这些年轻的男人和女人感到自己是某个群体中的一员。

你需要认识标签在心理学上的意义，它是身份形成的过程中一个至关重要的部分；需要从它不断变化的含义中去理解；当你不能很好地理解时，需要委婉地询问来访者，让他们进行更多的解释。例如，下面三个本科生对我这样描述他们自己：

> 去年我是异性取向的……直到今年秋天我还是异性取向的，但我对此表示怀疑。
>
> 我被其他男生所吸引，但我不是同性恋……我不太确定我究竟是不是同性恋。
>
> 我是一个女同性恋，大多数时候我是一个扮演男性角色的女同性恋。

艾滋病的影响

220 疾病控制中心第一次对艾滋病（AIDS）的描述是在 1981 年。艾滋病对一些人的生命已经造成了毁灭性的影响，这些人包括艾滋病患者（PWA），以及那些已被检测出人类免疫缺陷病毒（HIV）是阳性但是至今还没有症状的人。朋辈咨询师可能会发现第一次面对一个生命正在受到疾病和死亡威胁的来访者。艾滋病促使你关注社会中的两大禁区——性和死亡，并且促使你去理解他们之间的联系。

HIV 携带者需要发泄他们的愤怒、内疚和羞愧（“这是我活该有的”）。在处理潜在的社会排斥时，他们也需要从家庭和社会中获得支持。如今一些城市提供“伙伴计划”（buddy program），该项目特别支持 HIV 携带者。艾滋病的致命性和特殊性，要求咨询师要进行与艾滋病相关的培训，包括从医学、心理和精神等多方面对生与死进行理解，了解一些预见性的悲伤反应，以及当面对另一个人死亡时，人们对于虚无的看法。

朋辈咨询师有可能会碰到以下情形：

- “疑病症患者”① ——那些对艾滋病充满恐惧的人，这些人可能有过或根本没有过不安全的性交。
- 来访者的问题可能涉及一些你所不熟悉的特殊的性行为（这说明当讨论性行为时，宁愿用描述性的语言也不要含蓄地概括）。
- 对关于 HIV 抗体检测的风险要素和其他问题的评估。（谁应该被检测？谁不应该被检测？检测结果由谁决定？）。

① 指那些身体本身很健康，但是总担心得病，所以时常服用一些药物防病的人。——译者注

一些实用的建议

221 朋辈咨询师如何敏锐地察觉你的来访者是男同性恋、女同性恋或者双性恋（在不考虑自己性取向的前提下）呢？这里有一些建议，包括：关注所处地区里的同性恋社区，那里提供了一些有用的信息，并且可以帮助你成为一个可以更好共情的倾听者。（如果你愿意，你还可以和另一个朋辈咨询师一起讨论，相互支持，共同面对这些挑战。）

一些具体的方法有：

● 在当地的书店浏览一些有关男同性恋、女同性恋和双性恋的书。利用图书馆借或买一些关于男同性恋主题的书籍。阅读并和你的朋友讨论。

● 寻找并且购买一些当地的男同性恋报纸或者听一些关于同性恋主题的音乐会或看相关的电影。

● 如果知道某个人是男同性恋、女同性恋或者双性恋，可以试图和他们聊一些关于他们的学校、青春期以及家庭的话题。

● 买一些关于男同性恋、女同性恋或者双性恋关系的书籍放在你的朋辈咨询办公室。如果所在的地区有关于男同性恋的电话簿，可以找来一本，这样可以了解，并且可以向来访者及时推荐合适的健康门诊、男同性恋宗教团体、匿名的HIV检测地点和娱乐组织等。

● 从“同性恋者亲友会”（Parents and Friends of Lesbians and Gays，PFLAG）那里获得信息，PFLAG是一个帮助同性恋和他们的家庭的全国性组织，他们会制作一些小册子，并且经营其他一些支持同性恋的组织。

最后，记住你不一定要是同性恋或者双性恋才会成为一个好的咨询师。共情并主动倾听才是关键所在。

第8章

高校朋辈咨询的发展历程

文森特·J·丹德烈亚

223 1961年颁布的《社区精神健康议案》是一个强有力的全国性法案，它推动了这样一个观念：社区精神健康中心应当依靠地方社区所拥有的健康管理及社会公益服务功能，在特定人口区域提供各种各样的服务。20世纪60年代早期，社区活动和社区精神健康计划的发展促进了“地方非专业人士”和“准专业人士”的职业发展。许多这样的计划也致力于为体力工作者和低收入人群解决由于精神健康治疗手段的不断更新带来的问题。于是，人们开始普遍认为地方非专业人士可以很好地成为专业工作者和城镇社区居民之间的一座桥梁。同时，60年代末经济机会局（Office of Economics Opportunity）的积极活动也推动了居民区健康中心和先行计划的发展。

但供需不平衡便随之出现了：人们对咨询服务的需求量不断增加，接受过专业训练的人员数量却相对不足，以至于无法及时提供必要的帮助。

1971年，在医学领域，Smith和他的同事在 224
所谓的“医学专家”（Medex）计划的发展过程中所做的两个项目值得关注。在他的项目中，个体首先接受高强度的训练，然后要与农村地区的一般从业者一起工作。他们同时也建议相关机构设立精神科准专业人员岗位，并对其进行培训（这些人被称为“Pinels”：协助精神科医生，为他们所在的应急机构工作）。杜克大学的医生援助计划在当时也发展迅速。

精神疾病和健康联合委员会（Joint Commission on Mental Illness and Health）所写的一封推荐信十分有趣：

> 应该允许受过正规培训、有实践经验和可验证性工作能力的非医学精神健康工作者从事一般的短期心理治疗，即运用客观的、宽容的、非指引性的倾听技巧，正确地帮助

他人走出困境的治疗。

人们进行了很多实验来验证如下假设：一个没有特殊资质的人经过培训后可以在限定的条件下为他人提供心理治疗。Rioch 等人（1963）做了一个重要研究。研究过程中，80 个 40 岁已婚妇女和她们的孩子在一个针对教学疗法的实践项目中接受培训。就像治疗师一样，他们在各类机构中从事有益的工作，给病人提供有益的服务。这个研究的重要性在于提出了这样一个问题：在精神健康领域，是否有必要并且有足够的专业空间来开辟新的方向。不久之后，Kubie 建议开设一个新的专业，即医学心理学博士学位（Rioch et al.，1963）。

在 1961 年立法授权之后，一个思想导向就
225 是在公众群体和公共机构多样化的背景下，如何扩大咨询的有益性，以及如何发展精神科医生的专业技能来适应新兴的精神健康系统咨询的行为准则（Caplan & Killilea，1976）。

据统计，从 20 世纪 60 年代中期开始，在咨询活动的各类角色中，成功使用准专业人员的频率不断提高。许多评价性研究证明了在社区和反贫穷计划、精神病医院和门诊诊所，以及中小学和高校中，准专业咨询师发挥着有效作用。

Brown（1976）指出，专业人士对于准专业咨询人员的活动主要有以下两个回应：首先指出了经过甄选的准专业咨询人员所做出的突出贡献，并且强调了在咨询过程的方方面面中他们发挥的独特优势；另一方面，警告了降低专业标准可能带来的实践上和法律上的风险，并且建议“准专业咨询人员的职责应被限制在日常事务之内，以使得专业人士不用进行文书工作和其他琐碎的任务”。也有颇具影响力的权威人士联合起来，反对任何可能导致这些人员取代专业咨询师在咨询中所起作用的方式（Brown，1976）。

在大量研究中，越来越多的结果都证明，雇用准专业咨询人员是具有积极意义的。因此美国人事指导协会（American Personnel and Guidance Association）对于准专业咨询人员的角色采取了一种更加积极的态度。至此，在心理学文献中，运用非专业人士进行心理咨询开始有了一个合理且系统的研究历史。通过来访者的评价我们可以看出，接受过最低程度培训的非专业咨询师一般来说做得不比专业人士差。

虽然人们对非专业人员项目有过一些简单的描述，但是几乎没有人做过针对实际的研究。Brown 通过对过去 15 年文献的回顾总结了许多关于有效应用准专业咨询师的报告。但他认为当时发表的多数研究报告都存在着设计上的缺陷， 226
并指出不到 25%的报告中包含实验组和对照组的比较，或者进行了事前评估和事后评估，或者应用了主观而非客观的评断标准。他又指出其中只有很少的研究尝试过在匹配试验条件和控制条件的时候分离自变量，也很少有研究收集过后续数据来检测霍桑效应（Hawthorne effect）。

尽管存在这些不足，Brown 还是认为现有研究的数量和多样性都为准专业咨询人员咨询的有效性提供了强有力的证据支持。Carkhuff 等人（1969），以及 Brown 等人（1974）分别在学术背景下论证了准专业咨询人员在具体咨询目标的项目中的有效性。

Brown 引用 Carkhuff 和 Truax 的研究成果得出了以下结论：(1) 冗长的专业培训不是治疗师进行有效工作必备的前提条件；(2) 有着无私的热情、对人体贴、共情的理解力和真诚等特质的人可以较为快速地掌握治疗技巧；(3) 接受过一定量培训的准专业咨询人员可以像专业人士一样有效地在相对短的时间内帮助积极的来访者获得改善（Brown，1974）。

1974 年，Ivey 和他的同事在《微格咨询》（*Micro-Counseling*）中发表了他关于谈话技巧的文章，这标志着谈话技巧的创新。随后，Ivey 等人通过筛选开发出了若干个可以提供特定技巧培训的模式，其核心包括角色扮演、影像反馈和对不同技巧的分离学习。

这时，在文献中已能看到大量关于培训项目和评价机制的文章了。在一期《人事指导期刊》（*Personnel and Guidance Journal*）的特刊中，特邀编辑 Delworth 对准专业咨询人员做了如下定义：

> 准专业咨询人员现在变得同专业人士一 227
> 样难以界定。在这期特刊中我们将准专业咨询人员界定为，经过筛选和培训，承担专业人士职责，发挥专业人士功能的人。他们在自身所从事的领域中并没有接受过相关教育或者获得过专业认证，但他们的工作（诸如

> 咨询、团体活动等）对于机构的职能来说至关重要。他们通常都会得到报酬，但当达到上述界定的其他标准时也可能参与志愿项目。

《人事指导期刊》的这期特刊试图通过给出一个切实可行的咨询项目或公共事业的概览，以及讨论培训的相关问题来精确地描述技术发展的水平（Delworth，1974）。

到了20世纪70年代后期，准专业咨询人员的概念逐渐被朋辈咨询师所代替。我们可以从文献中看到这一概念是从当地非专业人士到准专业咨询人员再到朋辈咨询师这样演变过来的。根据文献的记录，准专业咨询人员的概念在社区活动和社区精神健康项目、律师助理、性侵犯和自杀热线组织等领域一直被沿用至今。朋辈咨询的概念产生于20世纪70年代末期。1983年，丹德烈亚（D'Andrea）和萨洛维（Salovey）在综述文献的时候记录了超过5 000份涉及朋辈咨询的理论、培训和项目的文章和书籍。

他们将朋辈咨询定义为“学生运用关于个体发展以及精神健康的知识，采取主动倾听以及问题解决的技巧来给其他学生提供建议和咨询的活动”。并且进一步补充道，朋辈咨询的基本假定是“当给予学生机会的时候，他们通常都有能力解决自身日常生活的问题”，“朋辈咨询师通过帮助学生理清情绪和想法，探索多种可供选择的办
228 法和替代方案来帮助他们找出自己解决问题的途径”（D'Andrea & Salovey，1983）。Giddan和Austin（1982）同样也报告了大量大学校园中的朋辈咨询和自助小组，也记录了文献中超过5 000份的相关文章和书籍。

早在20世纪60年代末期，研究者们就十分关注专业人士对于朋辈咨询师和准专业咨询人员的看法。一些专家建议专业人士应该转而去建立针对准专业咨询人员的必要管理机制来确保其提供的服务的有效性。另一些则建议“专业人士应该对准专业咨询人员保持一个温和的态度，并且也应该认识到他们自己不可避免地会受到嫉妒和不安情绪的影响”（Rioch，1963）。Gruver（1971）提道：

> 不成熟的准专业咨询人员即使在没有恶意的情况下也可能很容易地就将自己的困难假想成是来访者所面临的困难，使得来访者反而还要负担准专业咨询人员的个人问题，或者在来访者身上“玩弄”心理疗法，从双方关系中获利——这些都可能对来访者的利益造成严重损害。

对于那些与朋辈咨询项目有所关联、与精神健康专业有一定联系并且需要担负责任的专业人士来说，以上这些告诫的内容一直以来都是他们所担心的。

据此，Brown（1974）引用了Carkhuff（1969）预想的用来筛选准专业咨询人员的方式：“尽量筛选出能够表现出共情、热情和体贴的人。而专业人士的筛选相对则更注重个体的智力指标，主要体现为GPA和GRE成绩。”Carkhuff认为，这种方法主要的不同之处在于“准专业咨询项目选出的是心理上健康的人，而 229
专业项目则强调对智力因素的筛选，所以选出的人不一定拥有有效处理人际关系的能力”（Carkhuff，1969）。

人们普遍注意到，在诸如性侵犯、自杀咨询、虐待儿童和虐待妇女等特殊领域中，朋辈咨询师自身通常有过类似的遭遇。这使得问题变得更加复杂，同时也强调了培训项目的一个必备目标：朋辈咨询师要对自身有所了解。这是培训的前提，也是培训的过程之一，其重要性丝毫不亚于获得并应用助人技巧。（培训的问题随后将在本章进行讨论。）

我们必须牢记，在咨询技巧方面许多基础理论和朋辈咨询师培训方法的发展来自咨询心理学的传统，更确切地说，来源于卡尔·罗杰斯的理论和实践。心理动力模型比较强调早期经历对防御机制和人格结构发展的影响。所以罗杰斯的核心思想可能与学生发展模型的概念更加一致。

对于大学咨询来说，我们可以用甜甜圈来作一个比喻。学生朋辈咨询师可以窥其全貌，而接受过心理动力学培训的人可能只会关注于那个圆孔。学生发展理论认为，每个个体多数时候都是健康的。该理论更关注的是高校中的学习环境如何在整体上提供给学生一个学习机会，让其了解和领会价值观差异和相互依赖的重要性。比如，关注集体住宿的情况和学生在社会活动中的相互

影响。

心理动力模型，尤其是埃里克森的模型和自我心理学模型，关注的是日益增加的自主性和与他人建立良好关系的发展型的任务，特别是那些
230 正在经历分离和个性化且正在进入成人工作环境的个体。或者，就像 Lyons（1983）所写的那样：

> 让学生知道要对自己的事情承担责任很重要。大多数学生明白他们自己可以独立于家庭和青少年组织等。事实上，如果他们不上大学的话，也可以变得独立（也许比上大学更加独立），但光独立是不够的。建立相互依赖，即建立社会和人际关系网，并且学会与朋友和同龄人相互帮助、相互支持才是对他们真正的挑战。朋辈咨询项目恰恰给他们提供了学习、实践和领会这种相互间依赖的机会。

他又说道：

> 学生所学到的东西在大学毕业之后可以应用到生活之中；参与帮扶小组的经历很可能使他们能对自身所居住和工作的社区的需求有更加清晰的认识。

作为一个教育家和研究大学生群体价值的专家，Lyons 的这些论述很好地描述了实践中的学生发展情况。

在一些机构中，接受过心理动力学培训的临床医师在咨询和精神健康服务中占主导地位。他们在筛选、培训和督导为其他学生提供咨询的学生时，可能会觉得很陌生。而当他们作为临床医师和指导老师给学生项目提供意见时或是给有志于帮助他人的学生树立榜样时，一些接受过社会精神病学或者社会心理学培训以及系统咨询培训的精神科医生和心理学家则会较为得心应手。

事实上，朋辈咨询是在教育领域中逐渐盛行起来的。朋辈咨询师提供的帮助适合宿舍咨询、个体咨询、学业建议、宿舍建议和职业规划等各个方面的服务，几乎囊括了高校教育任务的方方面面。所以朋辈咨询师并不太类似于准专业咨询
231 人员，而更多的是作为学生在特定的群体中为他人解决发展问题。朋辈咨询给他们提供了一个服务他人、提高能力，并且可以建立相互依赖关系（如上文 Lyons 所提到的一样）的机会。

也许高校的朋辈咨询项目就是这时候从合作诊所、社区诊所以及职能特定化的健康中心和社会生活危机处理中心的运行模式中分离出来的。虽然各类中心的工作人员通常与他们所服务的人也处于同等地位，但他们更多地会被人们当成与律师、医生、护士及其他专业危机处理人员并肩协作的准专业咨询人员，而非朋辈咨询师。

当许多学生小组带着对朋辈咨询培训的兴趣进入斯坦福咨询中心的时候……他们已经熟悉咨询中心充满活力的氛围，以及对宿舍管理员精心筛选、定位、培训的流程。当然，机构会在宿舍管理员和提供咨询服务的专业人员之间搭建互动桥梁，并促成各种不同的交流合作、教学项目。朋辈咨询师的培训和督导计划总是与咨询中心的功能和任务相一致的。

12 年前，如何建立专业人士与准专业咨询人员之间联系的问题备受争论，就像 Danish 和 Brock（1974）所写：

> 随着咨询工作的日益发展，研究大量关注于咨询产生的问题上：他们应该被称作什么，应该给予他们多少自主空间，他们的任务是什么以及如何处理他们与专业人员之间的关系。

这几年，《社区精神健康议案》的通过带来 232
的结果之一可能就是大量知识和经验的积累。当然在社会心理学、咨询心理学和社会精神病学领域，那些准则是人们早已熟知的。即使如此，你还是应该小心谨慎地来处理这个问题。因此，你可能还是会很担心那些与咨询的学生共事的专业人士。当各种关于如何与朋辈咨询师建立联系的问题不再成为人们关注的焦点的时候，你应将重点转向如何培训这些人以及他们需要什么样的技能才能出色地完成自己的工作。

在斯坦福，现有的三种培训模式是：Carkhuff 模式、Ivey 模式和 Kagan 模式。Carkhuff（1969）发现已经建立的帮助关系中存在一系列特征，而这些特征是他从罗杰斯提出的一些先决条件中总结出来的。罗杰斯提出的条件包括必要且充分的共情、无条件的积极关注以及真诚。Carkhuff 计划进程的核心就是教会人们在那些特定的条件下做出反应。

Ivey（1974）按照具体回应的分类定义了言

语行为，增加了非言语关注行为这一维度，发展出了一套叫做“微格咨询”的模式作为培训的方式。其关注的是单个技巧的依次教授，运用大量的视频资料和给受训者的反馈来达到这一目的。

Kagan（1972）提出了一种不同的咨询技巧的培训方式。他也运用视频反馈模式，并将这种模式扩展到“人际关系过程回忆”。他较少教授单个的技巧，而更多地关注如何让受训者认识到帮助关系中双方对彼此带来的影响，进而让受训者理解双方的交互作用。这两种模式也都能使受训者认识自己、锻炼自己，并同时获得有关助人技巧的知识和应用的经验。

233 教育的基本原则是指这样一种技巧的学习，即一种基于以下假设的模式：拥有关于这种技巧的知识是不够的，并有效的学习要包括获得对这种技巧概念上各个方面的理解，同时预见到其他人能有效使用这个模式，并有机会去将这个技巧用于实践，所以致力于这项方法的应用十分有意义。

从一份 1984 年对 200 所高校的咨询中心的调查来看，57 所高校报告没有用到什么特殊的模式；43 所报告其使用了微格咨询、来访者中心、折中模式和 Kagan 模式；很小一部分使用了一种基于学生发展、认知行为途径以及人际交流过程的回忆模式。似乎大部分高校都是采用既定的模式来培训朋辈咨询师的（Salovey & D'Andrea，1984）。

在这样的培训中人们可以学到其他的什么东西呢？早期，暗示技巧在斯坦福被认为是项目考虑之外的发展主题。前面提过的 Lyons 的文章确实能帮助学生树立学生服务的教育社会价值观。在个人的层面上来看，我们可以认识到以下一些问题。

利他主义。利他主义指的是一种健康的关于防御和应对技巧的方法。这通常是服务的基本主题。

群聚性。一群人聚在一起是为了一个共同持有的目的，这对个人是有积极意义的，因为通过队员的数量它带来了精神上的支持，体现了对同伴的尊重并给予了力量。通过群聚性，支持、信心增强、个体偏离感减少、信息共享、集体行动等好处都显现出来了。

增强自我界定感。根据报告，那些参与到这个项目中来的学生大都已经有很清晰的自我感知能力并感觉到自尊心增强。通过开放和自我表露机制、团队支持以及在小组中得到的个人价值感，许多学生都感到这样的经历在他们以朋辈咨询师的身份接受培训或参加工作时，对于他们从 234
少年到成年的过渡期间的自我认同的塑造和增强十分重要。

测试能力。由于社会长期为成人服务，所以年轻人并没有获得太多的承担“有意义的角色”的经历。年轻人与成年人角色之间的一个很大的差异在于是否应对他人承担责任；成人被寄予应承担责任的希冀，而年轻人大体上来说则不会。朋辈咨询的经历对于教学、咨询、精神健康、医药以及其他被界定为需要对另一个人负责的职业做了一次能力的测试。

社交技巧的学习和宽泛的人际能力。有些学生希望提高自己与他人交往的技巧，他们把这种与咨询相关的培训看成人生中非常重要的“亲密性培训”的形式；对其他人来说，它则可能是对其工作角色有用的社交技巧的学习。通过培训和互动，学生希望能更好地理解个人心理（或许包括他们自己的）、群体过程，以及促进交流和互动的方法。在复杂的社会里，很多成人经济角色是处在团体、组织和机构里的。综上，处理人际关系的能力作为一种手段来说显得尤为重要。

向他人学习适应各种环境的人际交往技巧。这些技巧包括认知上的、心灵内部的方法和行为，用于处理个人的外界环境境况、感受以及成熟状态。这种应对技巧的学习在朋辈关系和人际关系中广泛存在。向其他人学习是通过观察、认同、感知、范例和指导练习等来进行的。在朋辈咨询培训中，这个一般的过程会相对有所加强（Dorosin，1977）。

这对在校园精神健康中心工作的人来说是一个绝佳的机会；学生与咨询中心的互动有助于促进一般人格发展，也可以提供培养个人能力的机会。另外，这类活动还具有活跃校园社交环境的 235
支持功能，同时也有助于受训学生的个人发展，因为通常他们还要给其他学生提供服务。

1984 年，萨洛维和丹德烈亚进行了一项关于记录美国和加拿大高校朋辈咨询活动的研究。他们特别关注朋辈咨询师的角色、面临的典型问题、所接受的培训以及依照规定能做什么和不能做什么，如工资问题和朋辈咨询师是否能够接受到专业的督导。

他们对 200 所高校的咨询服务的咨询师进行问卷调查，回收了 156 份。其中 122 所高校表明其各自校园中有组织形式各不相同的朋辈咨询活动。其中大多数都有学生宿舍中的咨询和建议、学业指导、学业问题解决、针对身份特殊的学生的服务、针对女生的服务、就业指导服务、自杀和危机干预、一般心理咨询、避孕和流产咨询、同性恋咨询、针对被强暴和家暴的女生的咨询、新生适应、征兵登记、酗酒嗑药的咨询以及健康咨询。

据报告统计，各高校朋辈咨询师最少 2 个，最多的达到 450 个，平均每所有 107 个。如果数据可靠，那么这个调查就可以反映出全美有近 12 000个在职的朋辈咨询师。在一般的高校里，每一学年大约有 1/4 的学生会利用朋辈咨询师这项资源，并且差不多 100 个学生中就有 3 个是朋辈咨询师。

朋辈咨询师所共同面临的问题包括学习上的困难，处理与朋友、恋人关系的困难，工作焦
236 虑，以及经费短缺。与父母之间的矛盾也是常见问题。其他一些不太常见的问题包括酗酒和滥用药物、宿舍关系不好、饮食不规律、宗教和价值观冲突、能力和自尊问题、角色冲突、自立问题、焦虑和压力以及学习方法方面的问题等。我们注意到，在过去的十年里，学生自己组织成立的针对药物滥用的自助组织并不多见。

虽然朋辈咨询师也会有情绪低落的时候，但他们一般不会有更严重或者更敏感的问题（例如想自杀或性功能障碍等）。

在这个研究中，我们也要关注培训的特点和持续时间。培训项目在不同的领域里是不同的，从不到 10 个小时的工作坊到 10 个小时以上的长时间授课。在相关机构中的培训为朋辈咨询师今后提供服务做了充足的准备。

据调查，专业咨询中心的职员和来自其他特殊校园机构的工作人员都曾经接受过这类培训。所用的模式我们之前已经提到过了——一般而言，就是由 Ivey、Carkhuff 和 Kagan 发展起来的基于技巧培训的那几种模式。但是，这项调查揭示只有 36%的朋辈咨询师在工作之前接受了实质上的培训。同时，几乎没有任何研究来评估这些培训模式是否有效。

至于资金支持方面，项目资金来源广泛但大多是校内资源，比如联邦津贴、科研经费、院长办公室资金、学生会资金以及健康服务和咨询服务的基金。其中，只有两个项目是营利性的。

考虑到美国各高校风格不同，组织结构也各不相同，有的学生住校而有的走读，各个计划在结构、资金来源、培训、资源和提供的服务方面也存在不同。研究者总是想着如何去统一各高校 237
中的结构形式。然而，似乎高校都没有开发出自己的方法，而只是借用现成的方法。也就是说，他们具体的措施和方法都类似，只是安排的结构不同。这无可厚非，因为面积大、学生多的学校开设的项目当然不会和小型走读学校的项目相同。

但是从这些项目和那些开展得很好的项目中还可以总结出什么来呢？下面是一些从文献和同样的调查中汇总出来的意见和建议。

1. 在管理方面，好的项目都是大学中相对自主的。例如，他们都是这样的学生组织：通过学习课程修得学分，有老师和指导教授培训，并且接受咨询中心工作人员的培训和督导。

2. 好的项目可以提供与朋辈咨询小组的任务相一致的倾听技巧和问题解决技巧方面的培训。

3. 好的项目各自都有清晰的角色和明确的服务对象。

4. 好的项目都能保持项目、政策和实践的连续性，也能囊括不同学历、不同专业、不同兴趣的学生。这些项目通常还组织学生参与拓展活动。

5. 好的项目与其他致力于朋辈咨询和帮助学
生的小组在培训、交流、募集资金或相互转介等 238
方面均保持着联系。

6. 好的项目能与作为咨询中心和精神健康中心的培训者、老师和顾问的工作人员保持有很好的工作和被督导关系。（参见下文展示框，“笔记”。）

更进一步说，似乎朋辈咨询师并没有被当作“准专业咨询人员”对待。但也有一些朋辈咨询师在学业咨询和就业指导中会和专业人士一同工作。

有明确的角色定位和清晰的服务对象是很重要的；那些完全志愿和只依赖于个人劝道或仅仅认为他们“不同于”专业人士的项目开展起来似乎比较困难。整个项目需要通过学业课程来对朋辈咨询师进行培训并对整个项目进行评估使得整个流程更加规范，同时给学生提供了实践的机会。通常学生们都是在学校某部门、专职人员资助的小组或者自治组织里工作的。

朋辈项目通过这种方式刚好与学生发展传统相契合。在这个模式中，扮演朋辈咨询角色的学生并不是初级职员，也不是那些被预算不足的行政人员拉来滥竽充数的人。机构的教育计划使得学生避免了被剥削或被利用。

进一步来说，对朋辈咨询服务的一个积极的、发展的模式定位，使得督导和拓展服务、与学术部门的联合项目以及对于满足学生或学生团
239 体的特定需求的职责更加合理规范。这些特定需求都是经过危机评估的。

Harman 和 Baron（1982）提出的学生聚焦模式认为在危机干预、治疗和发展这三大层面的服务机构中应该配置朋辈咨询师。常规的或不必预约的朋辈咨询师被视为在这三个层面上的支持服务网络中的一线资源，而重点也放在了对这个模式干预的发展等级和危机与咨询的功能上。

他们提出了一个在危机干预、治疗和发展三个方面促进咨询发展的策略。

1. 在学生环境方面：通过专题研讨会、展示、学术培训、研讨班、传媒等。

2. 在行政人员、教师、朋辈咨询师方面：通过提供培训和交流活动、研讨会展示。

3. 在社会系统方面：通过研究、磋商研讨、委员会工作和环境设计，目的是支持和帮助学生减少发展系统中的阻碍，同时广泛地扩大学生成长过程中能获得的支持（Harman & Baron，1982）。

行政人员、学生负责人、朋辈咨询师和其他与学生相关的人员在每个层面上的干预都会起到积极的作用。

朋辈咨询起源于 20 世纪 60 年代和经常反对知识分子的 70 年代之间，一开始只是一种准专业咨询人员的形式。许多经过授权的自助团体随后认识到社会需求（在强奸、虐待儿童、酗酒、滥用药物、饮食不规律等领域）随着时代的发展不断涌现。

朋辈咨询一部分属于高校的教学任务，所以它部分地从咨询人员的活动中分离了出来。由于 240
这种救助式服务机构的学生发展模式变得合法化，所以它能提供给学生、老师和行政人员一个机会使他们能够聚在一起，合作探索如何使教育与个人发展联系得更加紧密。

笔记

比较这些调查结果与 Delworth（1974）的建议是很有意思的。Delworth 曾发现那些成功的校园项 241
目具有如下特征：

1. 对有行政支持的、有资源的和有利于学校以及学生的项目需求做出评定。

2. 制定学生工作的清晰具体的目标和获取充足的资金、充分的援助计划和组织。

3. 以公开的募集流程和明确的资质条件等为标准对学生进行筛选。

4. 专业人士的筛选：培训朋辈咨询师的专业人士必须可靠并且对他们身为老师的角色感兴趣，能根据特定模式全面施展技巧。

5. 培训：我们比较提倡既有核心内容又有特殊内容的培训。这和前面的建议是相互映照的。人们普遍认为，一般的技巧是必需的，但应对特殊任务的特殊技巧也必不可少。

6. 评估：这个部分十分重要，它为项目提供了目标信息反馈，同时也给来自高校各部门的资金的正当使用提供了相应的可靠的数据。

事实上，虽然项目描述（每个学校各不相同）看似都合乎逻辑，但是培训者在完成别人设计的项目时往往会遇到困难。因此，培训者自身也需要接受培训，并且培训项目的实施也必须与特定高校的实际境况衔接良好——这极其重要。

第9章

宿舍辅导员

艾莉丝·舒普顿、马修·沃尔夫、
简·P·鲍斯温克尔

243 在许多大学校园里，很大一部分朋辈咨询师是那些在宿舍楼和其他的学生住所工作的宿舍辅导员。遗憾的是，他们很少接受过朋辈咨询技巧的培训。因此，本章的第一部分将探讨学生宿舍里的常见问题，并给宿舍辅导员提供一个解决这些问题的框架性指导；第二部分则着重讨论什么时候转介，以及如何转介。

宿舍辅导员和朋辈咨询①

宿舍辅导员的职责之一就是辅导他人。对于辅导的定义，我们大体上可以理解为：使用现有的资源去帮助他人，或者是使用其他可以使用的
244 资源来指导他人以达到预期目标。这个过程包括给他人提供相关信息、给出建议、基于可利用资源帮助他人做出取舍，以及引导他人寻找可能解决的办法的途径等等。

成功的咨询主要在于咨询师自己和来访者周围有哪些可以利用的资源。因此在许多情况下，对官方机构、学术方面和周围人群的了解，有助于朋辈咨询的进行，进而帮助咨询师和来访者认清问题，也有助于咨询师帮助来访者找出可供选择的方案，并找出在解决问题时可能需要的资源。

尽管宿舍辅导员通常不是受过培训的咨询师，但他们在帮助有困难的学生上起到极大的作

① 这一部分选自斯坦福大学宿舍职工手册《宿舍辅导员在咨询中的角色》。它是由艾莉丝·舒普顿和斯坦福大学咨询和心理服务中心的职员撰写的。马修·沃尔夫和文森特·丹德烈亚曾撰写过更早的版本，如今则被收录在斯坦福大学里的一本叫做《你该如何应对》（*How To Be There When You're There*）的书里。

用。由于住在一起，宿舍辅导员会更了解学生们的个人情况，而且住校的学生也觉得跟宿舍辅导员交谈比较自在。

表现出关心

要在宿舍里成为对学生有益的咨询师，宿舍辅导员应该平易近人，并且可以很容易就联系到他/她。宿舍辅导员应该经常出现在大家的住处，出现在吃饭时间，保证有足够的时间在自己的房间里待命（最好这时候房门是敞开的）。宿舍辅导员房间的安排和摆设，以及日常与学生的交流，都可能影响到来访者前来谈话的可能性。

宿舍辅导员在平易近人的同时，也要表现出对他人的关心。如果在吃饭的时候，宿舍辅导员坐在一个平时朋友不多的学生旁边，表达对他的关心，给他一个倾诉的机会，这会为日后的相互接触奠定基础。

宿舍辅导员要时刻留意学生们的感受。不仅在发现问题和帮助他人应对问题时能起到很大作用，同时也能分享他们的喜悦和成功。当他们表现得不错，或为寝室生活做出了贡献，又或者做了有益的事情时，可以让他们知道你对此也有所关注，并且要称赞他们。

宿舍辅导员还必须时刻关注学生们的情绪，尤其是当他们感到不安和有压力的时候。由于宿舍辅导员住在宿舍，所以能够很轻易地注意到学
245 生们生活规律上的变化。通常来说，那些作息不规律或者在其他方面对自己漠不关心的学生就是需要帮助的人。当你留意到某个学生的习惯或外表发生改变的时候，应该及时向高级宿舍辅导员（Senior Resident Advisor）[1] 汇报，也要找那位学生谈心。就像在下面的事例中，当室友或其他学生报告说某人现在很沮丧、很焦虑时，宿舍辅导员就应该赶紧跟那位学生好好交谈一下。

某个周五晚上，一个学生跑来找我，说看见有一个女生在院子里猛饮伏特加，并且这个学生被她赶走了，所以他就跑来找我，但我并不认识这个女生。

我走到院子里，然后坐在那女生旁边。我问她想不想说说话，她说不用，因为根本没有人会在意。我握着她的手，告诉她我在乎她，也正因此我才会过来陪她。她感激我对她的关心，并说想明天找时间和我聊聊她遇到的问题。但她并没有进屋。

然后我便去她的寝室，找她的一个关系较好的朋友出来帮忙劝她回屋睡觉。第二天我去看了看她。她十分感激我对她的关心，并且告诉我她在处理人际关系上遇到了一些困难。这就是她郁闷的原因。

我处理得还算妥帖：首先，我让她感觉到我在言行上很关心和在意她；其次，我找到了她身边能够帮助她的人来哄她回屋睡觉；再次，我并没有强迫她接受我的帮助；最后，我承诺继续帮助她处理问题，且没有食言，最终赢得了她的信任。

当宿舍辅导员关注到学生的感受时，他们会 246
对此十分感激。因此，宿舍辅导员对学生的关心对一个面临困境的学生来说是十分有帮助的。

快到感恩节的时候，我们宿舍楼的一个女生由于她母亲的忌日的临近而感到十分难过。我跟她聊了聊，推荐她去做专业的心理咨询，并给了她许多关于感恩节该怎么过的建议。她愉快地度过了感恩节，之后我们也不止一次地聊了聊她的家庭问题。由于身边有一个对她感同身受且守口如瓶的人，她似乎很受益，我们也成了好友。

通常情况下，与宿舍辅导员之间的交流能促进学生同他人之间的交流。

这个学期我接触了宿舍楼里的两个男生。他们一直以来都“很有男子气概”，从来不向他人倾诉自己的任何问题或者说起头脑中任何的想法。通过长期共处和几次促膝长谈，他们开始对我倾吐心声。我觉得挺

[1] 对于大学宿舍的高级管理人员的头衔有多种解释。我们把负责维持宿舍秩序和保证学生住宿质量的人称为“高级宿舍辅导员”。

> 好，因为这对他们应该会有所帮助。到了最后几个星期，其中一个已经能与宿舍里的其他人倾诉了。看到他能以这种以前从来没有过的方式跟其他人交流，我备受鼓舞。

一些宿舍辅导员发现，在宿舍以外的其他地方跟学生交流，有助于进一步解决当事人的问题。

> 我们楼里的一个女生感到自己对环境不太适应、缺乏安全感、想家并且孤独。可她的室友却恰恰相反（这使得她感觉更糟）。一天凌晨三点左右，她在我房间歇斯底里地放声痛哭。之后我带她出去吃了午饭……我
> 们进行了一次推心置腹的交谈。在事情过 247
> 后，她得出了这样一个结论：她对自己的期望太高且不切实际；如果她少花一点时间学习而增加一些放松时间，可能就会过得比较开心。虽然她的做法并不具有推广意义，但结局很好——她待在家里放松的时间更多了，甚至获得了4.0的成绩！我认为带她去校外交谈是明智的。因为这既保障了我们的隐私，又将她带离了使她产生焦虑的物理空间，还让她找到了合适的目标。其实，我所要做的就是真心诚意地倾听，并支持她。这是一个值得纪念的经历。

学生的问题是什么？

有的学生很清楚地知道自己的困扰，所以来找你帮忙。这些困扰可能包括：怀疑自己怀孕了，微积分的期中考试不及格，由于家人生病而感到不安，因为屋子里的音响太吵而跟室友吵架，因分手而不知道今后该如何相处，休学一段时间等。

每年新生住处的宿舍辅导员都会报告说，许多新生认为自己没资格被这所学校录取，因为其他人看起来都很聪明、健壮、有才干、有魅力。因此他们会不知不觉地感到自己在新群体中处于垫底的位置，但他们在高中的时候又是毕业致辞的学生代表，或是班长，或是年鉴的编辑。他们的自尊心受到打击，并且担忧自己能否完成大学学业。这些情形在新生中十分常见。

综合能力较强的学生则担心将来毕业后的前途。大多数情况下，除了对就业和毕业的担心之外，学生们还可能会经历脱离父母自己独立的焦虑。友情和爱情、孤独和被排挤都是心理咨询所关注的问题。

248 但有的时候，人们并不清楚究竟是什么在困扰他们。他们会产生一般的焦虑、抑郁或者倦怠的感觉。就像宿舍辅导员所描述的，这种“无缘无故的抑郁”可能表现为没有胃口、厌学或者对宿舍楼的活动没有兴趣。宿舍辅导员可以鼓励那些看起来有些抑郁的学生说出他们的感受。当学生们因为没有原因的抑郁而感到痛苦时，你不应该纠缠于为他们，或擅自寻找他们抑郁的原因，这一点很重要。其实，你能够通过倾听和表现关心来帮抑郁的学生释放他们的负面情绪，这是帮他们找出困扰原因的第一步。引起学生抑郁的主要原因包括：想家、父母的离异或去世、压制已久的愤怒，以及没有解决的认知上的问题。

宿舍辅导员应该熟悉宿舍中最常见的问题。当然，就像宿舍辅导员指出的那样，每个人的问题都是不同的。

> 我尽量不把任何与学生间的单独交流定义为专门针对室友问题、情绪问题所做的咨询。我也尽量不将各个问题进行分类。因此，我才不会把一个学生当作“另一个想家的新生”来对待；我倾听的技巧日趋成熟，这有助于我找出各个问题不同的关键性细节。即使如此，我还是花了很多工夫对学生学习上的需要/目标/期望进行咨询；帮助他们解决许多类型的男/女生的交流问题；指出个人的偏好和长处；调和室友间冲突；维持学生家庭生活和校园生活间的有效平衡。最重要的是，我希望让人们能够了解承认失利和困惑并不是一种错误，更不意味着失败……我们只是凡人而已。

问题出在谁身上？

249 一般学生向宿舍辅导员求助都是想换寝室。他们抱怨室友邋遢；抗议室友在宿舍里进行性行为。他们认为这种人不体谅别人，是自私的。他们通常想让宿舍辅导员去劝诫他们的室友并且对他们的行为做出调整——打扫屋子，不在寝室娱乐，或在晚上十点后关掉音响等。你可能需要去询问谁有这种困扰，设法找出问题到底出在谁身上，也要帮助前来投诉的学生找出他们投诉的根源——是他室友，还是他自己？

当宿舍辅导员问道："你有跟你室友提起过这件事吗？"回答一般是否定的。那个学生害怕他的室友会生气或讨厌他。人们通常需要他人的帮助来让自己变得果决。你可以鼓励他们去跟他们的室友谈谈他们对这些行为的感受。你还可以帮他们演戏，好让他们能更好地向室友说出自己的不满。

鼓励学生描述其室友可能给出的最糟糕的反应是非常有帮助的。下面是一种有效的方法。

1. 让这个学生扮演他室友的角色（或是任何他们想面对的人）。你则扮演这个学生的角色，然后模拟冲突。

2. 调换角色，即这个学生扮演他/她自己，而你则扮演室友的角色。

这种模拟能够帮助学生减轻在真实生活中遇到的焦虑，帮助他们自己去解决眼下的问题，并在将来处理问题的时候能够更加自信。

有时候，即使没有你，室友间的冲突也可能得到解决。

250 一个学生跑来谈论关于她室友的事情，她说她室友总是把男朋友带回寝室。自己则总是愤怒地离开寝室，因为在寝室里无法安心学习也无法好好休息。而我对这个情况的看法是这两个女生事实上都很善良而且都非常喜欢对方，问题的产生仅仅是由于没有协调好男友与自己的室友。

我也必须让这位学生相信她有使用自己房间的权利。她不想介入她室友与其男友的关系。我想让她明白，其实她所做的事情对问题的解决并没有帮助，她的室友并不知道她感到不快，甚至愤怒。我建议那个女生去跟她的室友好好谈谈，因为我觉得这个问题会变得越来越严重。

我对结果的估计是这样的：(1) 这个学生意识到她自己是这屋子里的一员，她有责任也有权利来改变这种状况。(2) 她的室友也开始注意别人的感受，而且深入交流使得她们两个变得更加亲密，更加喜欢对方。(3) 她们有了一个满意的居住环境，没有任何不好的感觉。我没猜错，她的室友最初果然不知道这个女生很不满，也并不是故意要独占房间。(4) 我认为这件事里这个女生不用特地避开这个矛盾，她的感受也很重要。(5) 问题变得复杂之前就得到了解决。

当你处理宿舍分歧时，总是会扮演一个两边都不得罪的中间人。一般情况下，你不能偏袒任何一方。相反，你还得鼓励这两个人，帮助她们相互理解，让她们在问题上达成折中的解决方案。有时候宿舍辅导员会遇到这样一种困难，就是他们要解决室友间或者其他寝室冲突，他们必须保证自己不遗漏任何一个与问题有关的人对这件事的看法。他们不能简单地就只听取其中一个 251
人的版本。比如在换寝室的问题上，不能只征求想要交换寝室的那两个人的意见，而忽略了另外两个人（他们各自原本的室友）。

如果处理室友矛盾或是其他问题的尝试不成功，你可以向高级宿舍辅导员求助。实际上，即使问题已经解决，让高级宿舍辅导员了解一下具体情况，也是有好处的。

宿舍楼里的一个女生 M 跟她的室友相处得不是很好。她无法跟室友交流，更无法表达自己的困扰。她想让我告诉她的室友当她在宿舍的时候不要跟男朋友一起睡，当 M 要睡觉的时候关掉灯，等等。她大多数的抱怨听起来似乎都合情理，但是我告诉她我只能适当地调和她和她室友，鼓励她们进行一些交流。但她必须自己去面对这些困难并尽力去解决它们。

她试着跟她的室友交谈，但室友却火冒三丈，并且恶言相向。这种情况不断发生。我曾试着跟她那个室友交谈，但不是被忽视

> 就是被辱骂。我告诉了高级宿舍辅导员，她答应去跟那个人谈谈。我给她们约了个聊天的时间，之后，M便换了寝室。
>
> 尽管结果似乎很糟糕，但是我们都学到了许多。自己不可能总是能独自控制住整个局面，而室友们也发现为了防止误解，在情况恶化前找其他人交流是多么的重要。

无论宿舍辅导员和高级宿舍辅导员的谈判技巧多么娴熟，矛盾都不可能那么容易地被化解。就像在刚刚的例子中，当事人之一可能不想配合你来解决问题。有时候，问题可能根本就没有一个“答案”。你不可能给一个因为父母去世而十分难过的人提供“补救措施”。但是，在类似这样的情况下，你也没有必要感到无助。通过注意他们的感受，表达你的关心，主动陪伴，你也可以帮 252
助这些无助的人们。良好的倾听是表达支持和关心的重要方式之一。你也可以建议他们去一些校内的组织或者办事处找那些经过培训的、专门处理学生问题的专业人士求助。

倾听和转介技巧

作为宿舍辅导员这样一个角色，你需要两种基本技巧：

倾听技巧。有效的倾听意味着你能帮学生表达出他们的想法和感受。不要给个人建议，也不要对他们的问题承担责任。你可以帮助学生理清问题的线索，找到合适的处理方式。

转介技巧。你应该清楚自己可以把特定的问题转介给哪些合适的校园组织、个人，而且，你还得了解如何有效地进行转介。你可以协助学生按照求助流程上所讲的寻求帮助，必要的时候，也可以帮学生和适宜的服务机构安排一次会谈。

大多数人都已经能做到很好地倾听，能表现出在留意他人的讲述，并能给出积极的回应，也能够选择在适当的时候才表达自己的建议和看法。即使你可能已经掌握下述的倾听技巧，回顾一下也会有所帮助。

253 在阅读的时候，请记住你并不是在传授机械的、矫揉造作的方法。反之，要相信，与自己风格相适应，并且自然流露的技巧才能使得心理咨询的过程更加自然、有效。

识别可供选择的解决方案

你可以使用开放式问题来帮助人们识别和评估可以解决困难的方案。

> 你已经尝试过什么方法了？
> 它是怎么起作用的？
> 你希望事情如何发展？

通过询问关于应对策略的问题，你可以帮助他们在解决问题的能力上建立自信。

你总想为他们想出解决问题的办法，尽管你可能认为自己想出来的方法很好，但还是应该考虑给出建议的时机是否合适，方法是否恰当，或者应该指引他们求助于其他资源。无论你的建议多么恰当，多多少少会使对方认为他们无法处理他们的问题。你所需要做的是让他们承担起对他们问题的责任，以及让他们相信他们自己就可以找到解决途径。因此，在提出建议之前，你需要知道他已经试过什么方法，以及这些应对策略起到的效果如何。通过评价这些方法成功或失败的原因，学生们通常能够进一步找到更有效的解决方案。

在他们描述完他们用过的办法以及产生的效果之后，你可能会认为此时给出建议会比较合适。如果是这样的话，你可以用柔和的语调说：“好吧，我有一个主意，但不知道可不可行。”或者说：“我建议你可以去找某人谈谈。”如果他们答应的话，那么可以帮助他们预想一下他们应该怎样按照这些建议行动，或者如何取得这些资源。你可以帮助他们制定一个“游戏计划”，使 254
得他们自己能够去改善当下的境况。

如果学生们对他们自己的主意或是你的建议都很犹豫，你可以说：“你看起来有些担心。是什么让你感觉不放心？”找出害怕的原因后，他们真正行动的时候就不会有那么大的顾虑了。

不要掺杂个人价值观

学生们所考虑的一些解决问题的方式会不可避免地跟你的价值观有所冲突。比如你可能赞成堕胎，也可能反对；你可能是同性恋权利的支持者，也可能是反对者；你也可能有强烈的、明确的宗教信仰。但是身为宿舍辅导员，你所做的是帮助学生们理清他们自己的看法、信仰和价值观。你要尽量清楚地意识到个人道德观念会影响到双方间的沟通。尽管如此，你还是要忠于自己的感觉。

例如，当你坚持认为通过堕胎来解决意外怀孕并不合适的时候，你可以说："我想让你知道，我自己的想法和教育背景在处理你的问题时对我影响很大，但我可以介绍另一个人给你，他可以跟你谈谈你下一步的打算。我所能做的就是帮助你弄清楚自己所有的选择，要怎么做完全由你自己决定。"

有时候人们会很直白地问你，如果是你的话，你会怎么处理这个问题。如果可以的话，你就把问题抛回去，好让对方自己决定适宜的处理方式（比如这么回答："如果是我，我会在做出决定之前考虑我所有的选择。你想到了什么可以考虑的方法?"）。你想做什么对于对方来说并不重要，他们自己决定最佳策略才是关键。

创造自己的方法

好的倾听者显得很放松、很开放，他们的咨询风格也比较自然。他们都有自己的方式。了解一些可能的反应和应对技巧有助于你选择最适合
255 自己的处理方式。但是要把自己的技巧与个性特
征和当时的情境相匹配。只有当使用过一段时间或一定次数后，你才会熟练使用这些技巧，或者感到不那么陌生。因此，你需要在不同的情境中尝试这些技巧，然后找出最适合、感到用得很顺手的技巧。采用自己与他人相处时的风格，个性化整合这些技巧和技术，将会使朋辈咨询变得有效果。

练习

关于学习如何使用资源以及与同事合作来使用资源，将在后文中说明，我们希望通过阅读和讨论这些片段可以有助于达到以下目标：

1. 设想你会遇到的各种各样的问题，将来遇到问题时就不会措手不及。

2. 在基于他人经验的备选方案中，找机会讨论这些方案是如何解决问题的。

3. 通过讨论和问题解决小组以及同事之间的反馈交流，学会一些有用的应对问题的解决方法。

4. 保持社区成员和宿舍辅导员之间的良好交流。

5. 尽可能与一些学生服务机构保持交流，如系主任办公室、健康服务中心、心理咨询和服务中心等等。

如何应用

本章出现的问题很有可能是日常生活中的常见问题。指导老师可以组织一些关于这些问题的讨论，寻找一些可用到的资源，然后找到解决这
些特别问题的方法。找到现有支持资源最好的方 256
法就是去处理一个特定问题，然后探讨如何处理这个问题。许多人都是事到临头才开始学习一些必要知识。我们希望宿舍辅导员可以在小组讨论中讨论这些事件。对于要在宿舍中解决的真正的生活问题来说，这些讨论可以起到预先演练的作用。通过这种方式，你可以让学生接触到更多的资源和知识。

我们鼓励创造性地教授学生如何应对这些事件，如何在角色扮演中进行表现。角色扮演的方法比起单纯的讨论会更有效果，例如扮演学生或者宿舍辅导员。你还可以使用其他通过模拟真实生活场景的方法来积累经验。宿舍辅导员可以分享有用的信息和有效的方法，讨论涉及解决平常问题的各个方面。

我们为每一事件提供了背景信息，包括事件中学生角色的性格特征、问题发生时的情形，以及在解决问题时涉及的重要方面。在讨论中，你可能会问到下面的问题：

- 问题出现的重要原因是什么？问题的要点是什么？（确保考虑到个人行为在宿舍楼中的影响。）
- 怎么样的应对方式才是有积极意义的应对方式，为什么？
- 有什么合适的学生服务可以提供给需要的学生？
- 如何判断你的帮助是有效果的？

在事件发生之后，我们提供了宿舍辅导员在
每个事件中实际上是怎样做的作为参考。在讨论 257
之后（知道了有些问题不是轻易能够找到结论的），看看宿舍辅导员的实际做法是否有积极的

作用。

情境再现和应对方式

1. 在一所男女混校的学校，你是大一新生的学生宿舍楼的女性宿舍辅导员。在秋季学期的某天，一个大一男生来到你的房间，想和你聊聊。他说他高中时在“性相关的方面”很有经验，但现在似乎找不到女朋友。他多少带点傲慢的语气，说道他要找回“以前的感觉”以及他说他已经“注意”你一段时间了，然后他说你是最合适的人选。

你应该说什么？你有什么感觉？对于你所说的，他会有什么反应？为什么？

女宿舍辅导员回应那个男生说，听到这些，她挺高兴的，但她觉得作为一名学校的工作人员，和学生谈恋爱不合适，并且还有很多其他方面的原因限制他们在一起。由于这涉及他的自尊，所以他感觉自己像是被抛弃了。在接下来一年里，他们俩都觉得很尴尬。最后，这名男生找到了一名搭档来“满足他的需求”。

2. 在大一新生的宿舍楼里，你是一名男性宿舍辅导员，你逐渐发现同个楼层的男生T和宿舍楼里的其他学生相处得不是太好。虽然他自己也隐隐约约地感觉到有些不对劲，但他没有意识到他的习惯和行为举止已经冒犯到了宿舍楼里的人。他没有什么很要好的朋友，人们都躲着他，因为他经常在社交场合有怪异的行为。你和其他学生不是很喜欢他，但是他似乎丝毫也没有注意到这些他人身上表现出来的不友好信号。

在不直接刺激他的前提下，你怎么和他谈谈他的这个问题？你怎样帮助他改善人际关系，即使他自己没有意识到这种必要性？当你和他谈别人对他的看法时，你有怎样的感觉？

宿舍辅导员聚在一起，讨论关于T的事情，相互征集建议。一名工作人员开始接近这位T学生，和他闲聊，问他在学校做些什么，有什么感觉和想法等。谈话的重点慢慢地转移到孤独的感觉和想法中。宿舍辅导员帮助T直面他的不快乐或是孤独，并建议T去朋辈咨询中心，学习一下如何和他人建立良好关系。但是T还是不太愿意寻求帮助。在接下来的一年里，他的问题依然没有得到解决。

3. 你是一名女性宿舍辅导员，住在高年级学
生的混合宿舍楼里，你住的楼层整层都是女生。258
你了解到两名舍友在闹矛盾。舍友A早些时候告诉你“我的舍友不太正常，她太安静了”。A有男朋友但在学习方面存在问题，在冬季学期开学时又一次和你说这件事。两个人冲突逐渐升级。当你下一次听到关于她俩的事情时，舍友A在医务室里说她拒绝回到她们寝室，除非B离开。同时，B在饮食方面也遇到了问题。她似乎变得失落，不想吃东西，越来越瘦；另一方面，你很快发现没人愿意和A同住一个房间。

你准备如何介入这件事？你应该和谁谈谈？谁可以帮助你采取行动？

宿舍辅导员咨询了其他工作人员，他们决定开一个楼层会议。在漫长的讨论中，宿舍辅导员们讨论了许多关于情绪方面的话题。后来，宿舍辅导员让几名舍友去做工作，他们还建议A去找心理医生。最后，A决定暂时离开学校。B同样向专业医生寻求帮助，也决定离开学校。

4. 你在一栋男女混住的宿舍楼里工作。你很快就知道，一名大三学生，曾经有段时间卖过毒品。越来越多的陌生人开始来那间寝室想要购买毒品。那名学生开始后悔曾经卖过这些毒品，你没有直接和他谈过这件事，但你从其他曾经买过毒品的学生那里了解到他的状况。你准备怎么做？

宿舍辅导员找到了那个贩卖毒品的学生，跟他谈了谈他这种行为可能带来的后果，包括违法、对毒品使用者的潜在伤害，以及寝室可能会出现小偷等。

5. 你是一名女性宿舍辅导员，住在一个全是大一新生的学生公寓。新生们都尊重你，常常和你谈他们在适应大学学习和生活上的困难以及因为不够优秀而带来的压力。一位学生在谈话中和你说过几次关于她的那种不适应感，尤其是与男生接触的时候。基于这个原因，她正在考虑离开这所学校。你怎么解决这个问题？在这种情形中，她需要些什么？

宿舍辅导员尝试让她相信自己的能力，让她明白自己不可能十全十美，同时让她清楚即使是优等生也不是完美的，而且他们自己同样有时候也会有这样的感觉。

6. 一位新生找到你，和你说他因为学业不佳

而收到一张留校察看通知书，所以现在很担忧并且很难过。他正考虑休学，因为他对自己的学习缺乏自信。他很害怕自己因为不及格而被退学。在此之前，你已经注意到他有睡觉不规律的习惯，并且他的同学告诉你，他学习上的习惯很不好。你怎么帮助他留在学校？

宿舍辅导员按以下的步骤来帮助那名学生：

a. 说明白留校察看的意思（成绩不佳要留校察看，不是一个很严重的问题），向他说明他可以选择做些什么，最后指出他并不是唯一一位需要留校察看的学生。

b. 向他建议选择些相对比较简单的课程以提高学分绩点。

c. 建议他去学习帮助中心寻求帮助以提高学习效率。

259 7. 作为一名女性宿舍辅导员，你不断地听到有人抱怨，宿舍辅导员和学生们在一些影响不好的聚会上有不雅的行为。你也听到一名同事不断地想和其他学生谈恋爱，但均以失败告终。这些都让你认为宿舍辅导员和学生之间建立良好的关系十分困难。在某个场合，一个大一女生和你说一位和你住同一栋楼的男性宿舍辅导员正在新生中寻找“完美的爱情”。他不断地更换他认为不适合的女朋友，在找到一位“完美的”女朋友后，那位男生就停止了与其他学生间的联系。你怎么帮助那些被他抛弃过的女生？你如何去解决他的行为问题？

宿舍辅导员就这个问题和高级宿舍辅导员进行了讨论。他们决定找那些被抛弃的女生谈话，让她们明白整个事情的来龙去脉。除此之外，女宿舍辅导员和高级宿舍辅导员都和那名男宿舍辅导员谈了他们的看法，告诉他作为一名宿舍辅导员他的做法没有尽到工作责任。

8. 舍友J在星期六凌晨两点敲开了你的门，然后告诉你他非常担心K。K在服用精神致幻剂，且现在问题似乎有点严重。J告诉你K以前也有过很低落的时候，但是没有这次这么严重。你打算怎么处理这个问题？

宿舍辅导员与舍友K进行了谈话，并尽量避免评论K滥用药物的行为。双方最后决定去朋辈咨询中心，求助一位朋辈咨询师。几个小时后，K平静了下来，然后在医务室过了一夜。宿舍辅导员第二天探访了K，K决定找专业咨询师来帮助解决其他一些个人问题。

9. 你和其他工作人员开始慢慢地注意到某位男性宿舍辅导员对他的工作不是很尽责。他经常不在宿舍楼里；你甚至开始怀疑他有时在利用学生。现在外面有传闻说他在宿舍楼之外的人际交往中也存在问题。你怎么与其他宿舍辅导员面对这种不当或者不称职行为的问题？

两名宿舍辅导员讨论了这个问题后，决定向经验更丰富的高级宿舍辅导员请教，三人召开工作会议（出现问题的宿舍辅导员没有参加）讨论了这个问题。最了解那名宿舍辅导员的Y向他表示了其他宿舍辅导员对他的看法。Y和他一起找到高级宿舍辅导员探讨，最后那名宿舍辅导员承认他确实有个人的困难，在学期末离开了宿舍工作组。

10. 秋季学期第一天，你接到从医务室里打来的一个电话。一名护士告诉你，一个住在你隔壁叫L的男生昨天夜里被发现喝醉酒，现在正在医务室里休息。护士让你去探望他，并且抽空陪他。在接下来的几个星期里，你探访过L几次，并且逐渐意识到，对他来说，酗酒是一个很严重的问题。你打算怎么做？

在整学年中，宿舍辅导员通过和L一起吃饭，给予L更多的关心，慢慢建立起良好的关系。宿舍辅导员并没有通过找他谈话而获得L的信任。L最后承认自己有酗酒问题。宿舍辅导员发现他大多数朋友都喜欢酗酒，于是向他介绍了一些不怎么喝酒的新朋友。L也开始交一些新朋 260
友，到学期末，他改变了许多，也不经常喝酒了。

11. 在你管辖的住宿区域，有一名叫做Q的大二女生，她的行为逐渐变得古怪：有时会突然发笑，有时又会飞快地跑过走廊，撞向墙壁，然后尖叫。到了秋季学期的第三个星期，Q的舍友说她已经不去上课了。Q不断地来你的房间找你交谈，一谈就是好几个小时。她坚持认为人们总在盯着她看。她说就是因为大家在课堂上老是盯着她看，所以她不再去上课。在发现她有血友病的症状后，你建议她去健康中心。去了两次以后，她就再也不肯去了。她说关于她的事情医生知道得太多了。一天晚上，你回到公寓楼，发现她已经吞掉了一整瓶的阿司匹林，并且由于阿司匹林的副作用正在胃出血，生命岌岌可危。你应该怎么应急处理？你应该给谁打电话？

宿舍辅导员已经就Q的行为问题和高级宿舍辅导员以及Q的舍友交流了几次。以胃出血的症状来看，吃下一整瓶阿司匹林是自杀表现。宿舍辅导员及时提醒了Q要小心使用药物，也确保了这次事件没有对楼层的其他人造成太大影响。最后学生处处长以及健康中心的药品部和心理部都参与了进来。那名宿舍辅导员很后悔自己没有及时让这名女生去寻找专业帮助或者联系父母。

12. 你是一名住在大一新生男生宿舍楼中的宿舍辅导员。有两名学生，都是黑人，他们之间的相处因为不同的生活方式而产生了问题。他们每次单独来找你的时候，都会抱怨另一个人的行为，所以你对他们之间的矛盾十分了解。他们经常因为一些小问题而争吵，很快地他们就要求换宿舍。但是，按照新生宿舍管理规定，交换寝室只能是不得已而为之。另外，种族间的紧张关系也存在于这个宿舍楼中。所以，你鼓励他们试着用不同方式进行交流。除了你让他们和谐相处的建议之外，采取其他措施看起来势在必行。你要怎么做？

那名宿舍辅导员最后不得不让两个人中的一个换寝室。在此之前，由于宿舍楼里复杂、多变的状况，他请教了高级宿舍辅导员、负责学生工
261 作的老师和他的同事等。尽管如此，换一个寝室还是需要花费大量的时间和精力并且涉及和新学生的接触。

13. 你是一名大一混合宿舍楼的男宿舍辅导员。有一个男生S，有时会表现得很不成熟，而且因为他“追求”女生十分主动而名声在外。宿舍楼的其他同学都嘲笑他。慢慢地，S变得越来越孤单，并被宿舍楼的其他同学所排斥。你能做什么？

宿舍辅导员找到S，聊了聊S的境况。在此次和后来的谈话中，宿舍辅导员了解到，不只有S因为找不到女朋友而不开心，许多新生已经决定继续追求女生。从“竞争”中败下来后，许多男生把恋爱失败的愤怒藏在心里。一些男生和S有着一样的感觉，只是没有表现得那么明显。在几次交谈后，S变得放松，在宿舍也更加积极乐观了。

14. 一位大二女生W，来到你的房间告诉你她很严肃地考虑着要不要辍学。在你们的交谈中，你发现她感觉自己脱离群体，感觉自己并不真正属于这个学校。她无法选择专业，在最近的测验中，也只拿了平庸的分数，甚至开始不明白为什么要上大学。更糟糕的是，她开始对社会感到不满，只交很少的朋友，也和宿舍楼的同学相处得不好。你应该怎么做？

通过几次交谈后，宿舍辅导员了解到W的父母给了她巨大的压力。父母希望她留校学习，但她希望请几天假。为了帮助她度过这个困境，宿舍辅导员建议W去咨询中心寻求帮助。W最后决定请几天假出去打工。回来后她对自己今后的追求有了更加清晰的认识。

15. 一名男性大一新生在一天晚上很惊慌地来到你的寝室。他说他明天有个很重要的考试，但他实在太紧张了以至于不能静下心来学习。在交谈中，你发现他以前也有过这方面的问题，有好几次在考场中，即使他之前准备很充分，脑子还是一片空白。在过去的几个星期里，他说他的学习习惯变得一塌糊涂。不到最后一刻，他都不能开始认真学习，而只是在考试之前，努力地死记硬背。今晚你应该怎么帮他？你对他以后的情况有什么建议？

宿舍辅导员建议学生回去睡觉，不用管考试了。不过之后要去向老师解释他遇到的困难以及不去考试的原因，然后让老师给一个补考的机会。宿舍辅导员同样也建议他去附近的学习帮助中心，掌握一些更好的学习技巧和习惯。学习中心同时建议他去咨询中心帮助自己减少考试焦虑。

16. L的舍友告诉你说他觉得L是个同性恋，
并且和L住在一起很别扭。几天后，L找到你和 262
你说他担心自己性取向有问题。你应该怎么回应这两个学生？对于L的问题，你会把他转介给其他人处理吗？[①]

17. 你注意到一个叫做C的女生，她和你同

① 为了鼓励大家进行讨论，我们并没有给出情境16至20的实际应对方法。

住在一层楼。她老是宅在寝室里不出去，甚至吃饭、上课也不去。C 的舍友告诉你，C 似乎心烦意乱而且沉默寡言，也不愿意和别人说烦恼的原因。因此 C 的舍友最后甚至要求换寝室。你应该怎么帮助她？

18. 在学生中，你开始觉察到会发生不同种族间的冲突。在休息室中，他们只跟肤色相同的人待在一起。一位白人学生抱怨说他再也不能忍受他的两个黑人舍友，因为他从他们身上感到了一些无形的压力。你怎样处理这种情况？谁可以帮助你？

19. 一名大一女生告诉你，她觉得自己可能怀孕了，但她不知道这到底是怎么发生的。你该怎么回应？

20. 一名大四学生告诉你他收到了 15 所他申请过的医学院的拒绝信，他现在对他的未来很迷茫。你怎么帮他处理这件事？

保持自身的状态 266

为了更好地帮助同寝室或宿舍楼的学生，你同样需要照顾好自己。要花一些时间和朋友一起，并且要在承担宿舍辅导员职责和自己生活之间找到平衡点。你可以和同事、高级宿舍辅导员以及朋友谈谈对工作的想法和感受。只有注意到自己的需求，才会更好地将自己作为一个处理学生问题的宿舍辅导员看待。

心理治疗的转介过程①

267 宿舍辅导员在大学校园里提供心理健康服务的活动中发挥了重要作用。学生们每天都能见到你，所以你也就能够在他们的问题恶化之前看出些许端倪。除了你自己可以去中心做朋辈咨询外，还可以给学生们提供校园中的心理服务机构或精神健康专家的信息。以下这部分内容是关于怎样处理这种转介过程的。

许多有严重情绪问题的学生都不太情愿向专业的心理咨询师寻求帮助，他们不认为自己的问题可以得到解决，抗拒心理治疗，又或者觉得去进行心理治疗是件丢脸的事情。直到危机状况发生，很多人的问题还是没有得到处理，甚至他们自己都还没有认识到。宿舍辅导员有着双重角色，他们一方面是和学生天天见面的同龄人，另一方面是校园中与专业帮扶机构保持联系的咨询师。这给了你一个不同寻常的机会，来帮助那些有问题又不愿找专业心理治疗师的学生。你应该在宿舍楼里提供朋辈咨询的服务，同时也应该在必要时建议他们去寻求其他更好的帮助。

朋辈咨询师这一角色在本质上具有双重性。一方面，你与宿舍楼中的学生具有同等地位；另一方面，你是咨询师（学校“官方”人员），是学生们经常要接触到的人。这种双重性是把双刃剑，因为你每天和学生接触，你很可能被牵扯到他们的问题当中。你还要清晰地认识到自己和每周督导你的专业人士之间水平上的差距。并且你还必须对自己某一时刻的角色有着 268
明确的认识。

然而，这种双重角色具有一种本质上的弹性，使你可以以一种特殊身份来提供心理服务。因为和学生们走得很近，你就可以在问题变得难以解决之前，很快地发现端倪。看到一个学生长时间情绪低落，你自然而然地就会去关注。他的同学或者室友也会告诉你他们的担心。有时，你不知不觉地就会和一个只是过来找创可贴的学生聊起他最近失恋的事了。

① 本节内容选自简·P·鲍斯温克尔（1986）所著文章《高校宿舍辅导员与心理治疗》。本节内容在该书中出版得到了 Haworth 出版公司旗下的《高校学生心理学杂志》(*Journal of College Student Psychology*) 的授权。

一个优秀的宿舍辅导员要与他人保持良好的关系，这样学生才会放心地找你谈话。为了和学生建立友好关系，你需要花很多时间和他们相处，特别是在刚开学的时候。在双重角色中，你与他们的关系至少要能保证交谈可以顺利进行；当然必要时提供的帮助也要十分“专业”。那种一味只想解决“真正问题”的宿舍辅导员很可能会失败，更不用说那些对此毫无兴趣却仍要做朋辈咨询的人。你必须灵活运用你角色上的弹性。

你可能自己就有能力处理许多问题。然而，在许多案例中，你也可能会感觉某些问题就你现有的水平在有限的时间内无法解决。更常见的情况是，你会突然发现自己处在一种尴尬的境地——别人让你解决问题，可实际上你还无法胜任，应该利用这些案例培养自己把学生转介给专业心理治疗师的技巧。

成功转介的艺术

当你已经认识到一个问题的严重性，并且认为需要他人帮助的时候，把学生转介给专业人士
269 通常是很有难度的。情况紧急时更是如此。宿舍辅导员很有可能要接受大量的个案。其中专业人士对那些不存在即时危机的个案很有帮助。但是在很多情况下，学生们通常都不愿寻求帮助。

你如果在早期就投入时间和精力与学生建立互动关系，这是很有好处的。成功转介就需要基本的信任。在早期，你可能感到某个学生需要专业的帮助。但你应该意识到，转介在后期才能实现。你不得不花费几周的时间了解那位学生，并和其建立治疗关系。这有助于建立最初的信任和对问题的了解，这些信息在心理治疗中至关重要。这个过程不应该影响到你和那名学生作为同龄人的关系。如果每次和你的接触都是很严肃的咨询场景，那么那位本就很动摇的学生很有可能再也不会找你了。

通过咨询建立了一个足够信任的关系后，你可以先尝试提出转介。当第一次谈到这个想法时，你通常可以了解那名学生对心理治疗的看法以及他是否愿意试着去解决当前的这个问题。最初关于转介的建议不要太直接，应该指出治疗可带来的种种好处，但也要避免把转介说得过于必要。

由于心理治疗对大多数学生来说是件很没面子的事情，所以你可能不得不去强调心理治疗对于一个人的自我发展来说，是一件很实用的“小事情”。许多学生会觉得你“对于去看心理医生过于执著”。在转介的时候你一定要提供关于治疗足够的信息，并且真实地评价治疗的好处。大多数情况下，当你提起心理治疗，别人就会联想
270 到这样的画面：一个说着德语，满脸络腮胡子的男人把来访者按在沙发上，然后开始讨论一些芝麻小事。假如学生不对心理治疗那么恐惧的话，就可以告诉他们去心理医生那里是为了自我改善。假如你自己曾经做过治疗，就可以说说自身的经历。但不要说“我是这样的感觉，你也一样会有这样的感觉”。若学生不愿接受转介，就慢慢向其灌输这个观念。

除了觉得看心理医生没面子以外，学生可能还会觉得你在拒绝他，尤其当学生十分看重彼此之间关系的时候。因此，你要把专业帮助解释成一种附加的帮助资源，同时还要强调现在的这种咨询与被咨询关系完全可以维持下去。

在学校，很多学生都很渴望获得最好的帮助。他们把心理服务看作有利于自我发展的额外资源。然而，在大多数案例中，你不得不去处理学生们对“寻求帮助”这个概念的强烈抵触。当遇到解决不了的问题时，宿舍辅导员们通常要考虑转介。在建议转介时，很重要的一点是要强调更好的咨询和更有经验的咨询师会带来更好的咨询效果。你绝对不能使学生认为：“我的宿舍辅导员都帮不了我，我真的太糟糕了。”在建议转介时，抵触往往是第一反应，你需要付出更多的努力来增强学生对心理治疗的信心。

在一些个案中，你可能很容易察觉到转介和心理治疗中的一些困难。有些学生会表现出对自己行为的不负责。酗酒的学生一般都是这样。做事不计后果的学生不会有为自己的生命或行为负责的想法。所以问题的本质也可能成为转介的另 271
一个障碍。

你需要对这种专业服务十分熟悉。在向别人推荐之前，最好你我们自己体验过这些专业服务

或者至少去参观过，最好能认识在那里工作的人。推荐的时候应该尽量详细，有时候还需要事先联系治疗中心，看看哪个心理治疗师有空。你可以了解治疗师和学生的时间表，这样可以更好地帮助学生预约治疗师。虽然预约很重要，但有时不可能按正常的程序按部就班地进行。同时，假如你得知一些专业治疗师的性格特点或工作方式并且能记住这些信息，那么在向学生详细说明的时候将会很有用。

性别是咨询师和来访者关系中最明显的中介变量。一般看来，男的找男的咨询，女的找女的咨询，效果会比较好。但是情况也不是完全如此。要做预约的时候，你自己应该清楚问题的细节、来访者的性格特点和可以提供治疗的治疗师。例如，一名女生在和年纪大的男生相处时有困难，可能是因为她和他父亲之间的关系存在问题。如果是一个女治疗师给她做治疗，那么长期效果不一定会好。但若把她转介给一个年龄较大的男治疗师的话，由于性别和年龄的关系，她很可能会想起自己的父亲。这种做法虽然大胆但可能收效显著。尤其在最初的治疗中，心理治疗师和来访者的关系很难建立。所以你应该随时准备好提供额外的帮助来支持学生把治疗继续做下去。如果成功的话，这次大胆的转介就是一个很好的处理基本问题的范本。若一名男生与女生相处有困难，那么可能找一位女治疗师会更好。另一方面，假如治疗时间有限，转介又不顺利的
272 话，那么稳妥的转介方案或许更加可行。有时你会有这样一个感觉，在向学生推荐心理治疗师，并且和他们一起讨论的时候，会突然觉得某个治疗师就是要找的那个人。

当你确定一位心理治疗师，认为他对这个学生会比较有帮助时，应该立刻查询那位治疗师的时间安排表。然后你可以向那个学生提供心理治疗师的详细信息和时间安排。然后再向学生提供治疗师的名字和电话号码，并说明预约流程就足够了。假如学生的需求很紧迫，那么要告知心理治疗中心短期内会有学生打电话过去预约。

尽管向学生推荐治疗师的目的是让他自己决定是否需要专业的帮助，但在某些案例中，额外的帮助也很必要。在一些特殊情况下，或许需要你亲自去帮学生预约，或者和学生一起去预约。不过这些当然都需要征得他们的同意。假如他们不需要的话，也不要勉强。

在把学生转介给心理治疗师后，你还应该注意那些学生是否成功预约以及是否继续在做心理治疗、进行得如何。学生经常会说很糟糕。这时，你就要去弄清楚到底是治疗师和学生根本就相处不来，还是有其他原因。假如是前者，也许就应该换一位治疗师。有时候，学生要经过好几个治疗师才能找到最合适的。你可能还要去解决他们低落的情绪和对治疗更加强烈的抵触情绪。

很多时候，学生刚做了一次或两次心理治疗，感觉没有解决任何问题，就会很失落。假如你详细解释过治疗可能会是一个漫长的过程，一两次不会解决任何问题，也许可以在某种程度上避免这种失落感。

假如不是很确定转介后为什么没有用，你可以考虑建议学生至少再去一次，而不是告诉他们
不要再去了。有时候需要更进一步地处理上述问 273
题（觉得没面子、头几次效果不显著以及其他形式的抵触）。注意不要太过于强调转介这个概念，因为这有可能会使学生不再和你联系以逃避这个让人头疼甚至痛苦的过程。假如你很热心地去帮助他人，你就可能会不断强调转介的必要性，这只会使学生更加抵触。这种谈话的结果就是学生越来越抵触“寻求帮助”。此时你就要先放一放，耐心是很重要的。同时也可以强调一下自己作为朋辈咨询师可以提供的帮助。

以上介绍的转介在实际中是一个很漫长的过程。尽管一些学生可以接受寻求心理医生的帮助这种观念，但是在一些学生中你还是可能花费大量的时间来识别问题，并处理抵触情绪。尽管你无时无刻不与学生们在一起，但假如整个转介过程很缓慢，而眼下的问题又很严重，人与人之间的情感距离可能就会成为一个严重的问题。小心谨慎地平衡你的角色，不要让他人感到你是他们最后的和仅有的救命稻草。

保密原则

宿舍辅导员应该向心理治疗师请教一些关于怎样和学生相处的技巧。在得到学生的允许后，进一步与心理治疗师交流可能会很有效。不过角色的双重性可能也会成为问题所在。除了危及生命的情况外，心理治疗师一般是不能告诉你有关学生的治疗情况的。这可能会降低你的热情，因
274 为你在担心学生心理治疗的进展，却又很难保证专业的心理治疗师采取了适当的措施（包括危及生命的情境下联系你）。当然，你可以有自己的观察，通过和学生交流以揣摩治疗的进展。

即使是在寻求帮助处理危及生命的情境的时候，朋辈咨询师也有义务尽可能为来访者保密。然而，你可能需要与专业的心理治疗师交流来访者转介的问题。如果想要学生和治疗师进行进一步的交流，你就应该先获得来访者的允许。在转介的过程中，和治疗师交流可能会变成另一种资源而不会导致不信任。因此，来访者应该理解这种交流，并且予以同意。你应该告知来访者这种交流是单向的，并且你会最大限度地替他保密。

在不危及生命的情境下，治疗师从每天和学生相处的宿舍辅导员身上得到反馈是很有帮助的。在这个过程中，宿舍辅导员反馈的信息相对会很准确（同样，最大限度的保密也必不可少）。一般来说，你可以通过观察学生的言行来获得反馈信息。因为这些行为都是公开的，所以向治疗师描述就不会太有问题。但即使学生们明白你与治疗师的交流对他们很有帮助，这种交流也要适当。这种交流也不应该以牺牲你与学生之间的朋辈咨询关系为代价。

假如交流得很好，那么将会对心理治疗的进程大有帮助。在某些个案中，与学生日常相处在一起可能会产生某些预想不到的紧急情况，这使你和治疗师之间产生了某种形式的合作。例如：

> 我一个月前成功转介给心理治疗师一个学生。事情经过大概是这样的：有一天，他突然变得异常低落，我很担心。当我和他谈的时候，发现他的一个朋友经历了与他在心 275
> 理治疗时情况类似的问题。在我处理了他的负面感受后，我问他今晚要不要和他的治疗师谈谈，他拒绝了。由于我不确定该怎么办，在征求他的同意后，就自己去找他的治疗师交流。治疗师和我在电话里谈了谈，最后达成一致，我们俩都要和那名学生进行谈话。

在这个例子中，宿舍辅导员和专业治疗师的交流在为学生提供的帮助中，显得至关重要。虽然学生的状况开始比较糟糕，但最终还是避免了严重问题的发生。另外，这种协调的应对方式对心理治疗的进程很有帮助。作为朋辈，当紧急状况发生时，你可能就在旁边。但作为治疗师，你可以帮助他并联系必要的资源，更好地提供转介后的服务。

虽然在状况不是很危急的情形中，宿舍辅导员和治疗师也可以进行交流，但紧急情况下就另当别论了。宿舍辅导员和治疗师之间有责任就危及生命的情况进行沟通。在这些例子中，不可避免要提供一些细节，而这些细节也至关重要。在这些情况中，果断地寻求帮助也是很重要的。

通常，你应该意识到当学生开始去见心理治疗师时并不意味着转介过程的结束。在转介已经开始，而且进展不错的时候，你可以以朋辈的身份去适时地观察整个过程。你时时都会有机会去观察心理治疗的进展。当学生愿意和你讨论治疗的进程时（而不被你所强迫），你可以以非专业的身份提供其他帮助。由于涉及治疗，学生可能会需要你的支持来处理抵触情绪，以及情绪不稳 276
定的状况。尤其在学生犹豫要不要去做治疗的时候，他们很有可能会找你谈而不是找治疗师。这时你就可以帮助他们处理他们的不安，并同时鼓励他们去找治疗师谈谈。

结论

在转介的进程中，你应该学会基本的人际交流和咨询技巧，这样才会得到较好的效果。还应该对校园里心理咨询服务中心的相关信息非常了解。你和学生们的关系具有天然的双重性。这种

双重性有时会带来麻烦，但更多时候，对于成功的转介来说是一种优势。假如能成功地在朋辈和咨询师两个角色中找到平衡点的话，你就能在转介过程中发挥至关重要的作用。

因为和学生每天相处在一起，所以你可以在问题变得严重之前看出端倪。假如以你的能力尚且无法处理这些问题，那么你可以向学生推荐专业的服务。角色的双重性使你在处理学生问题时更加灵活，同时也使你可以更积极地参与到转介的过程当中。这个过程是漫长且困难重重的。但你可以通过提供信息、处理抵触情绪和出现的问题，以及在治疗开始后给予帮助等方式去影响整个过程。因此，角色的双重性将会是一个很大的优势。

第 4 部分

具体议题

引言

为了能提供一些有用的材料使朋辈咨询师在更多方面得到培训，这个新增加的部分包括了一些特殊的，并且实际常见的情况。第一版出版后，性侵犯、HIV 检测等议题对朋辈咨询师来说是新的挑战。现如今，艾滋病影响了美国 1/5 的大学生，并且已经引起约会和性经历根本上的改变。

所以接下来的两章将着重讨论这些情况。其中第 10 章主要是关于学校里朋友或熟人之间的性侵犯，也称约会强奸。随着越来越多的学生报告有此类事件发生，这类事件和学生间的联系也越来越紧密。令人沮丧的是，当下的数据显示 15%～40%的女学生曾经遭遇过约会强奸或是被熟人性侵犯。研究同样指出，同性间的性侵犯事件比率大体与女学生被性侵犯的比率一致。这一章详细介绍了性侵犯的背景知识和现有的数据，给教师、朋辈咨询师和其他在性教育、性预防或性咨询机构工作的学生提供了切实可行的建议和理论支持。另外，约会强奸和药物滥用，尤其是与酒精滥用之间的关系也是需要重点说明的。

第 11 章讲的是与 HIV 相关的朋辈咨询。这一章是从 HIV 咨询案例中，特意为学生收集的珍贵资料。出于学生个人的需要、校园调查和学生紧急事件的考虑，这个项目对那些不愿意去医生那里做检测的学生提供了匿名的选择，因此只是公开他们对于 HIV 的恐惧。这一章还提供了可以应用于这个项目中的一些特殊的、实际的方法。

第 10 章

约会强奸[1]

琼·奥戈尔曼·休伊斯、
贝尔尼斯·雷斯尼克·桑德勒

279 当听见“强奸”这个词的时候，你会想到什么？如果只是想到在漆黑的夜晚，一个陌生人突然从草丛中跳出来然后袭击一个人，那么那只是其中的一部分。因为大部分时候受害者不是被陌生人强奸，而是被那些认识的人、曾经一起出去过的人，甚至那些被称为“朋友”的人强奸。这种现象被叫做熟人强奸（acquaintance rape），或者约会强奸（date rape）。

熟人强奸是指和认识的人之间发生的强迫的非情愿的性行为。这是对受害者的身体和信任的侵犯。熟人强奸是暴力行为，它可以发生在和受害者只见过或约会过几次的人之间，甚至是已经和他/她订婚的人之间。其中的压力可能来源于
280 言语上的语调和威胁，也可能来自身体上的或是武器上的威胁。专家估计，大约 90%的强奸事件没有报告，而在报告出来的这些强奸案例中，大约 60%的受害者认识施暴者。[2] 受害者当中 15～25 岁的女性居多（McDermott，1979）。

1985 年，肯特州立大学教授 Mart Koss 代表女性杂志调查了 32 所高校大约 7 000 名学生，调查发现 1/8 的女性曾经被强奸。1/12 的男性承认试图或成功通过武力胁迫女性与其发生性关系，也就是承认曾经强奸或者试图强奸女性。但实际上，他们并不承认自己是强奸犯。类似地，只有 57%的女性认为她们经历的事件是强奸，另外 43%的女性不承认自己被强奸过（Sweet，1985）。

事实上，无论场合大小、私密或公开、市区

[1] 重印这部分经过了出版商的允许。对于女性的教育程度和地位这一项目，1987 年的版权归美国高校联盟所有，1991 年的版权归女性政策研究中心所有。

尽管这个资料旨在帮助预防约会强奸事件的发生或者减轻他们的影响，但它只是作为一个辅助。约会强奸并不是总能避免的，而且它事后的影响因人而异，我们不可能预见每一种后果。因此，我们不能保证我们的建议适用于每一个类似的情境。美国高校联盟和女性政策研究中心将不会对由于这一章中提供的资料所引发的伤害事件负责。

[2] 国家预防和控制强奸中心的一项研究显示，92%的青少年受害者报告自己认识施暴者。刊登于 1984 年 4 月 9 日的《纽约时报》。

或城郊，约会强奸都会发生。不幸的是，它不可能完全被避免。但是，你对它了解得越多，就可以更好地避免处于极有可能发生此类事件的情境中。你可以察觉到一些早期的危险信号并且学会如何应付它们。大多数的男性不是强奸犯，但有些是。我们希望描述什么是需要小心的情况，为什么强奸会发生以及如果此类事件发生在认识的朋友之间该如何去做。要多思考、多探讨熟人强奸或是在危险的情况下，如何去应对可以降低被强奸的几率。

因为大部分的强奸案例中施暴者是男性，所以在接下来的章节中假定施暴者是男性，受害者是女性。我们轮换使用熟人强奸和约会强奸这两个词语。

281 **鲍伯和帕蒂：学习约会的噩梦**

鲍伯的描述：

帕蒂和我在一起上统计课。她经常坐得离我很近而且对我很友好。我很喜欢她，也觉得她很喜欢我。上周四我想看看她是不是真的喜欢我。下课以后，我邀请她到我住的地方一起复习准备期中考试。她很快就同意了，我觉得这是一个很好的暗示。那天晚上所有的事似乎都进展得很顺利。我们学了一会儿就休息。这期间，我变得很兴奋，开始亲吻她。我感觉到她也很喜欢这种感觉。我们开始互相抚摸对方，感觉很好。突然间，她把我推开喊停。我知道她不想让我觉得她是一个随便的、很轻浮的女生。很多女生觉得她们第一次都应该拒绝。我知道只要我告诉她我们将度过一个很愉快的夜晚，并且到了早上的时候还会很珍惜她，一切就没问题了。所以，我就忽略了她的抵抗，最后她停止了挣扎。我以为她很喜欢，但是之后她就显得很生气并对我很冷淡。天知道她怎么了！

帕蒂的描述：

我和鲍伯是在统计课上认识的。他人很好，我们的统计学得都不错，所以期中考试临近的时候，我很欣然地答应了和他一起学习。但是，我万万没想到这不仅仅是一个学习约会那么简单。那天晚上刚开始所有事都很好。我们在很短的时间内解决了很多问题，所以他提出要休息一会儿的时候我也觉得很合理。突然间，他举止变得亲密起来，并且开始亲吻我。我很喜欢和他接吻，但是后来他开始抚摸我直到我的腰下面。我推开他并试图阻止他，但是他不听我的。过了一会儿，我停止挣扎，他伤害（强奸）了我，我很害怕。他比我高大强壮得多。我不相信这发生在我身上。我不知道该怎么做。实际上他强迫我和他发生性关系。回过头来想，我可以大声尖叫或者除了和他讲道理之外采取一些其他的行动，但是这一切来得太突然了。我不敢相信它曾经发生了。我到现在还是不愿意相信它发生过。

约会强奸经常是如何发生的?

282 约会强奸一般发生在男女独处的情况下。如果一个女生去一个男性的房间或公寓，甚至是单独坐他的车，就处于危险的状况。约会强奸也可以在其他人离得比较近的时候发生，比如说，强奸事件可以发生在楼上的卧室里，而同时间 50 个人在楼下参加聚会。

有时候，酒精和药物是使约会强奸发生的主要原因。许多受害者在事后都报告说自己服了过多的药物以至于意识不到发生了什么，等到她们意识到的时候，一切为时已晚。很多时候，一个女生昏睡过去然后醒来发现自己和一个男的发生了性关系。另外一类情况是，受害者没有喝酒或者喝得很少，但是和她在一起的男生喝了一些酒，并且他在性方面变得很有攻击性。

信息传达上的误解是造成约会强奸的另外一个重要因素。女性友好的态度会被男性解释成可以发生性关系的暗示。女性拒绝也可能被理解成也许可以被接受，甚至强烈的反对也会被漠视，因为男性会觉得拒绝有的时候就是同意。一些男性觉得女性的挣扎会让他们在性方面变得更兴奋。如果女性反抗得很温柔，男性就会觉得他只是在“说服”她，并没有强迫她和他发生性关系。（就算女性反抗得很强烈，男性也同样有可能这么想。）有的时候女性自己也不清楚自己想要什么或者随着事情的发展自己到底如何决定。如果她在亲密过程中的某个阶段突然改变主意，决定不发生下一步，男性就会觉得自己被欺骗和拒绝，会变得生气。他可能认为之前女性对于接吻和爱抚的享受是进一步对发生性关系的接受。这种情况下，他会觉得自己被玩弄了，不论女性这时候是否愿意，都应该得到些弥补。结果往往就是强奸事件的发生。

尽管熟人强奸经常是自然发生的，但许多是 283
几天前或几个小时之前就计划好的，有时候，甚至在有可能受到反抗的情况下，男性仍提前计划和一位女性发生性关系。这类男性大部分有过类似强迫他人发生性关系的经历并且成功逃脱。他们的目标经常是一些看起来没有攻击性的、不是很受别人欢迎的、甚至是那些会因为和他们出去而感到很荣幸的女性。不用说，这些男性不认为自己是强奸惯犯，他们只是觉得出去玩得很尽兴。

约会强奸的原因

一般来说，没有导致约会强奸的直接原因。但是这其中会牵扯到 3 个因素：社会化、理解错误和不断更新的性规范。发生约会强奸的一个主要的原因就是缺乏对女性权利和意愿的尊重。

传统男性和女性的角色是社会上普遍存在的问题。男性从小就被教育有攻击性，他们会参加有攻击性的团队运动，被鼓励变得更有竞争性，不要轻言放弃，要不断尝试。他们不认为有强烈的性欲是不好的，而是将他们在性方面的体验和满意程度作为男子气概的一个标志。这种环境下，男性被培养成为有竞争性的、争取自己想要的性爱对象的人。相反，女性在进行社会化教育的时候被引导成为更为被动的、依赖性强的、化解矛盾的、避免冲突的、温柔的人。文化不鼓励她们进行性方面的体验，古语有言：好女孩是检点的。这种双重的标准下，男性有了性欲就可以表达出来，而女性只有在坠入爱河中无法自拔时才可以有性关系。

异性在沟通方面存在问题，尤其是性方面。在第一次有性行为的时候，有些女生的拒绝就意味着不反感甚至同意，所以男性一直以来就会被
告知可以通过努力让拒绝变为接受。所以，有的 284
时候很难让男生了解一些拒绝是真正的拒绝。另一方面，因为担心被人觉得很随便和轻浮，女性一般不想太快地就同意发生性关系。这中间的误会很多：女性觉得她只是表示很友好的时候，她的约会对象可能已经理解成可以发生性关系。此外，对于女性被动服从的刻板印象使性侵犯变得更加可能。

过去的十几年间，性规范变得越来越宽松。随着避孕药的普及，许多人在更年轻的时候就有了性行为，其中包括很多大学的男生女生。所以，许多大学男生认为和一个人出去约会过几次就可以发生性关系。有的时候女生也有同样的想法，但有的时候不是。有些男生认为如果他们在约会的时候付了钱，他就有“权利”和女生发生性关系。有些人则相信如果一个女生已经有过性经历，她就愿意和任何人发生性关系，当然包括他们自己。

然而，熟人强奸不仅仅是一时冲动下的犯罪行为，或是理解错误的结果。相反，此类事件发生的原因通常是想表现出力量和愤怒。有些男生在性方面表现得很有侵略性，是因为他们内心其

实缺乏安全感。强迫别人发生性关系会让他们觉得自己很强势，因为受害者会看起来比较弱势。强奸是对于女性的暴力袭击。它直指男女关系的核心，关系着他们如何对待彼此，如何尊重对方的意愿。尊重别人的人不会强迫他人去做违背他人意愿的事。

引诱与强奸

约会强奸中一个重要的问题就是区分引诱和强奸的不同：男性会认为他们仅仅是引诱女性，而女性往往认为她已经被强奸。只需要记住一个很明显的区分：引诱的过程没有强迫、暗示或其他过程。引诱是女性被哄骗同意发生性关系的过程，其中最关键的是要得到女性的同意。熟人强奸往往是引诱失败以后，尽管未经女方允许或遭到反抗，男性仍然直接强迫进行性行为的结果。

避免约会强奸

285 女性不可能总是避免约会强奸的发生，但是可以采取一些措施使被强奸的几率达到最小。

- **思考自己对于性的认识。**许多女性根深蒂固的想法是认为她们在进行性活动的时候可以很理性，或者觉得自己可以控制事态发展，可以随时喊停。这类想法的问题是让别人有了更多控制自己的机会。
- **设置性方面的限制。**记住：这是你自己的身体，任何人没有权利强迫你去做自己不想做的事。如果不想被亲吻或抚摸，可以说：“把你的手从我身上拿开”、“不要碰我”、“如果你不尊重我的想法，我就走”。在亲密接触中喊停并不意味着你有什么问题或者你不是个正常的女人。

286
- **如果女生想和异性发生性关系，要趁早决定。**越早和对方交流在性方面的想法，他越能接受并听取女方的决定。
- **不要给对方模糊信息，要清晰。**同意就是同意，拒绝就是拒绝。（坚定而自信的表达能力可以通过培训和练习提高。）
- **对于其他新出现的无意识信息要警觉。男性可能会错误地解读女性的行为。**很多时候男性和女性在发生性关系之前会通过一些非言语的信息来表达意愿，这些信息有可能和言语信息相冲突，从而发生性侵犯。注意姿势、穿着、语调和眼神接触，它们所传递的信息有可能与女方的期望不符。
- **要坚定且有力量，不要担心会不礼貌。**通常情况下，男性会把被动理解为接受，他们通常会忽略友好或者温柔的抵抗。要坚定地拒绝，比如：“不要这样，我并不享受”、“你的行为并没有让我们之间变得更好”。如果女性没有表达对前戏或者挑逗的厌恶，男性会认为那是一种暗示，让他继续。男性可不会读心术，不能正确地了解女性的想法。
- **在约会的时候要独立和谨慎。**在约会期间，不要太被动。可以自己决定约会的地点，找一个合适的地点见面（不一定要去自己或对方的房间）。约会的时候，支付自己的那一部分账单，或者去一些不用花钱的地方。
- **不要只是为了逃避事件的揭发或即将发生的不愉快去做自己不想做的事。**女性认为自己应该有礼貌。所以为了表现得优雅，女性往往不愿意大叫或逃跑甚至不愿意躲避侵犯。不要仅仅只 287
是想表现得礼貌而没有躲避危险的情境，从而被强奸。如果你很担心他的感情受到伤害，一定要记住，是他在忽略你的感受而不是你在伤害他。注意到对于女性的刻板印象有可能会影响到你的行为。那些诸如“女性不应该强烈地表达自己的想法”或者“表达愤怒是不淑女的行为”的想法会让女性更加容易被伤害。
- **留心那些会让你感到不舒服的情况并且采取一些行动改变这种情况。**女性通常不愿意认为当前的情况有潜在的危险，或是表现得过度敏感，这常常会让她们不会维护自己的安全。比如，不要在男性远远多于女性的聚会中待到很晚。不要因为害怕失礼而留到很晚。在女性比较少的时候，场面很容易失控。

- **如果事情开始失去控制，要大声地叫喊表示反抗，然后离开并且寻求他人帮助。**不要等待别人解救或者自动等待情况好转。一旦感觉不舒服，就快速离开。
- **相信你的直觉。**如果你觉得受到了威胁（事实往往如此），在这种情况下要试图采取一些措施。如果你感觉很糟，并且担心对方的举止开始超过尺度，一定要马上面对他并且尽快脱离危险的情境。
- **熟人强奸通常与酒精和药物有关。**酒精和药物会使你（和约会的对象）丧失能较好地做出负责任的决定的能力。如果喝了酒，要照顾好自己。要自己回家，不要让别人“照顾”喝醉的你。

288 - **不要妥协于“你要是爱我就会给我你的全部”之类的言辞。**如果他爱，他会尊重你的想法，等你准备好了再说。
- **如果你对新约会的对象并不十分了解，可以和其他的朋友结伴出去玩。**如果是两个人出去，约会地点可以安排在公共的场合并且你可以自己回家。
- **要有你自己回家的交通方式（出租车也包括在内）。**至少在最初约会的几次，自己回家可以表达独立性，不易被伤害。
- **避免出现在那些易受伤害的场合。**这在一段感情的开始阶段十分重要。约会的地点要定在有其他人在的场合，并且是你自己感到舒服和安全的。这可以有机会更好地了解你的约会对象并且决定是否要和他继续交往。
- **当你邀请对方到自己家里或者被邀请去他家里时，要小心。**这类地方是最容易发生熟人强奸的。
- **考虑你的金钱观和权力观。**思考一下，如果他在约会中付了钱，是否会影响你对他的态度？如果答案是肯定的，那就在约会中支付自己的那一部分或者进行一些不需要钱的活动。
- **和比你年长很多的人约会的时候要想好利弊。**尽管他们会更老练而且在物质方面给你提供得更多，但这也同时意味着他可能有更丰富的性经验，并且会更早地要求与你发生性关系。
- **和你有相同价值观的人交往。**如果你和那些两性观更自由的人一起出去，你也会被认为和他们拥有一样的两性观。

请记住……

以下这些是可以做到的：保持警惕，而又不心怀恐惧；对自己的行为负责而又不成为故作正经的人；要求他人不侵犯你的空间和隐私而又不使他们失落。

——《当说“不”还不够时：大学校园里的约会强奸》（*When “No” Is Not Enough：Date Rape on the College Campus*，Auburn University，AL）

危险信号 289

一个看上去很和蔼正直的男性可能会变成一个约会强奸犯。然而，有一些男性会比他人更倾向于进行性侵犯。警惕这些人：

1. 那些不愿听你说话、忽略你所说的话的人，与他人讨论你或假装没有听到你说的话的人。这样的男性很少尊重女性并且更可能把女性表示出的“不”理解成“征服我”。
2. 那些忽略你私人空间的男性。
3. 那些在私人或公共场合对女性表现出敌意或攻击性的男性。敌意很容易就能变成敌对性的攻击。这些男性在女性说“不”的时候很容易产生敌意。

4. 那些会做自己喜欢的事情，却不考虑你是否同样喜欢做那些事情的男性。如果一个男性在细节小事上都这样——例如，如果在做什么或去哪里这些事上都是他做决定，而从没有询问过你的意见——那么他也可能决定你是否与他进行性行为。

5. 那些因你拒绝了他们的前戏而试图使你觉得愧疚或焦虑的男性。

6. 那些表现出过分的嫉妒心和占有欲的 292
男性。

7. 那些对女性持有错误的或不现实的认识的男性（比如说，“女性天生就是服务男性的”）。那些男性不会认真对待你对性的拒绝。

8. 那些已经喝得烂醉如泥的男性。醉酒使他们在被拒绝时时常进行性攻击、暴怒或暴力。

真正的男性不会进行性侵犯

真正的男性有不伤害他人的责任心。

● 他从不用强暴的方式对待女性，即使：

女方挑逗了他；

女方穿着性感，或试图引诱他；

女方说“不”但他认为所要表达的意思是“是”；

他曾经与女方有过性关系；

他已经为女方付了晚餐费或给了她很昂贵的礼物；

他认为女方喜欢被强迫或希望被说服进行性行为；

女方正处于由于酒精或药物所导致的神志不清的状态下。

● 强奸是一种暴力性犯罪。它主要是由于男性的控制欲和支配欲而不是性欲所引起的。它是违法的。

● 如果男性收到一个女性传来的含有双层含义的信息，就需要澄清她的真实意图。如果男性发现和他在一起的女人不确定她是否要发生性行为或她明确说了“不”，这时一定要马上停止并靠后。建议两人探讨一下这个问题。

● 不要假设你了解伴侣的想法：请检验你的假设是否准确。

● 对那些不确定是否要发生性行为的女性保持谨慎和敏感。如果男方对她们施压，那么有可能是在强暴她们。

● 不要假设熟人之间想要相同程度的亲密。她或许对性接触感兴趣，而不是性交。或许会有一些双方都同意的性活动。

● 了解自己的性欲，问问自己是否真的理解她的欲望。不要让欲望控制了行动。

● 尽早地把有关性的真实想法告诉自己的伴侣。

● 如果你对你伴侣的需求有任何疑问，停下来，细心询问你的伴侣，澄清她的真实想法。

● 男性的欲望可能不受控制，但行为在控制范围内。性兴奋并不能使你的强暴行为变得合理。

● 不要假设她对爱的渴望等同于她对性交的渴望。

● 男性如果没有过性经验或没有“得手”并不意味着不是一个真正的男人。没有性经验也是可以的。

● 一个拒绝性需求的女性并不意味着她不接受你这个人。她只是在那时表达了不接受这个特定行为的决定。

● 没有人希望被强奸。无论一个女人怎样做，她也不希望她的身体被以她不喜欢的方式使用。

●“不”意味着拒绝。如果不听从女性说的“不”，那么男方可能会认为她的意思是“是”，并强奸她。

● 对一个身体或精神上不能对自己负责的人（例如喝醉），与之发生性行为属于强奸。如果一个女人喝多了并失去神智，或她自己不能控制自己，那么这时候与她发生性行为就是强奸。

● 喝醉并不是强奸别人的辩护借口，这是不受法律保护的。不论男性当时是否清醒，都要为自己的行为负责。

● 要知道一个男人的体型和力量会威慑到一个女人。许多受害者说她们因为惧怕男人的体型和力量而不敢反抗挣扎或者回击。

注：男性也可能成为强奸的受害者，同女性一样，他们同样拥有寻求咨询和采取法律行动的权利。

如果有人试图强迫你进行性交时你应该怎么办?

● 保持冷静与思考。弄清楚你的选择是什么，你的拒绝会有何种程度的危险。

● 坚决地说“不”。不要微笑；不要表现得友好或礼貌。

● 说一些类似“停下，这是强奸”的话。这可能使强奸犯感到震惊而停下。

● 评估所处的情境，寻找你可以逃离的办法。

● 看周围是否有其他的人。

● 寻找逃离路径。如果你能找到一种使他分心的办法，你就有可能逃走。

● 如果可能的话，迅速行动。你在所处情境中待的时间越长，你的选择就越少。

● 问问自己如果反抗是否会安全。这是一个
293 关键性的问题。那些从一开始就反抗、尖叫或击打的女性，比那些试图取悦或说服罪犯让她们离开的女性更可能成功避免袭击。然而，反抗取决于一个重要问题：他是否有武器。

● 如果那个男人没有武器，那么你有很多种选择，包括：

（1）进行生理上的回击——猛击他的喉结，用你的手指戳他的眼睛，用灯或其他东西击打他，或踢他。

（2）与他打斗以便你能够逃离，虽然对于大多数女性来说，把一个男性打倒是非常困难的。反抗会使之打消念头或使他确信继续的话会带来很多麻烦。但反抗只能在安全的时候进行。如果反抗会带来危险，那么立即停止反抗。

（3）逃跑。在一个危险的环境中逃跑没有什么可耻的。

（4）说你需要洗个澡，然后趁机离开。

（5）大喊“着火啦”，如果你大喊“救命啊”，会有一些人不想被卷入别人的麻烦之中。“着火啦”更能引起关注和回应。

（6）使用被动抵抗（假装昏倒、呕吐）。

（7）使用恐吓（说谎，说你的男性同居者正在回来的路上，告诉他你有疱疹或性病）。

（8）试图告诉他不要成为强奸犯——试图唤醒他的人性，以及庄重感。

（9）使他具有自信，这样他就会放松警惕，你就有可能逃跑。

（10）试图让他以看待其他个体的眼光来看待。让他知道他的行为对你造成的后果。告诉他，他正在伤害你。

● 如果那个男人有武器，那么：

（1）尝试说服他们不要成为强奸犯。

（2）尝试被动抵抗。

在那个男人手中持有武器的情况下，你的选 294
择明显有限。在这种情况下，如果你决定回击，你就是拿自己的性命在做赌注了。如果他分心，

逃跑是有可能的，但只有在你非常确定自己能够逃跑的时候才能这么做。

如果被强奸了，你该怎么做？

1. 去朋友家。此时不适合独自一人。至少你需要情感上的支持。如果你没有任何人家可以去，那么打电话给能够与你交流的人，不论现在时间有多晚。

2. 医务方面的意识。首先，不要洗澡或清洁自己。尽可能快地去医院或学校的健康中心进行检查并治疗可能感染的性病。你可能受了内伤。如果你决定起诉，在强奸发生后，越快取证，证据就越有价值。

3. 将事件报告给警察或学校，无论你是否决定要起诉。（报告强奸案不等于决定起诉。你可以之后再做出决定。）让别人陪同你去。你可以第二天去，但越早越好。强奸犯很少只强暴一名女性受害者；罪犯逃离法网后会继续作案。如果你控告他们入狱，你就拯救了那些接下来可能的受害者。

4. 如果那个男人是一个学生，考虑是否向警察或大学相关部门控告他（参见下面的“法律应用”）。如果你决定要控告，尽管警察、法官和学校比以前更具有同情心，但是把事件定罪为熟人强奸的概率仍然很低。一些州现在有一些强奸保
295 护法律，所以以前的一些性行为现在不能够以强奸罪被起诉。

5. 寻求帮助和支持，如咨询。至少，拨打强奸或危机热线。许多大学和居委会有这样的热线。学校的咨询中心、学生健康中心，或当地的性侵犯防治中心也可能提供帮助。你受到了创伤并且需要关于问题和心灵上的帮助，那些寻求咨询的女性比那些没有寻求咨询的女性能更快地从那些经历中走出来，受到更少的负面影响。

6. 给强奸犯写一封信。对于那些认识骚扰者的受害者，有一种特殊的信件①，可以用来停止这些人的骚扰行为。这样的信包括三个部分：

（1）第一部分是对所发生的事情，从写信者的视角进行事实的、没有评价性的描述。（人们通常倾向于同意事实，但不同意对它的解读。）尽量详尽地描述，包括时间、地点和事件。

（2）第二部分描述对第一部分描述的事件的感受，例如羞愧、痛苦、不信任、生气、害怕和反感，例如说“我感觉屈辱”或“我感觉我被不当地利用了”。

（3）第三部分包括写信者希望接下来发生什么。

这封信由有标记确认投递的邮箱来发送。副 296
本不发送给任何其他人。

一封简单的信，可以是任意长度：

> 亲爱的约翰，11月23日我们去看电影，之后你邀请我去你家看你的垒球奖杯。当你亲吻我的时候，我觉得享受。但之后你开始脱去我的衣服，我要求你停下，你却没有停下。然后你强迫我与你发生性行为。我信任你，你却背叛了我。你忽视了我的抗议并且利用了我。我很心烦，以至于不能去上第二天的课。我痛哭并且失眠。我觉得你使人感到恶心。我不想再与你相处，甚至不想与你说话，我希望你再也不要对任何人做这种事情。

写一封信，会给受害者这样的感觉：能够对当时的情境做一些有意义的事。它同样能够给那个男人一个关于他的所作所为在别人眼中是怎样被看待的新观念。

7. 不要责怪自己。许多人认为，男性应该要求性行为，而是否准许则是女性的责任。这样，女性可能觉得没有清晰地拒绝或是首先相信了这

① 该部分内容基于 M. P. Rowe（1981年，5—6月）的《解决性侵犯问题》一文，载于《哈佛商业回顾》（*Harvard Business Review*），后由 B. R. 桑德勒补充修改为《致性侵犯者的一封信：另一种解决问题的途径》，这是由美国高校联盟主持的关于女性地位与教育的项目。

个男人是她的错误。一些人也会责怪受害者。一些男性会认为你一定是做了什么“引发”强奸案发生的事情；一些女性会认为你没有判断力或有着很不好的名声，所以这是你自己的错误。这些情况只是因为人们在试图让自己远离这件事。如果你发现你因为已发生的这件事而受到责备，去咨询中心、强奸危机防控中心，或拨打热线求助是非常有帮助的。你需要别人使你安心，使你确认你不应该被责怪，是这个强奸犯应该被指责。即使你的身体对强奸犯表现出性兴奋，这不意味着你“享受”这种过程或说明这是你的错误。即 297
使你相信你太天真，没有警惕甚至是愚蠢的，这也不是你的错误。是强奸犯而不是你的行为引起了强奸案的发生。

强奸的影响

不同人对压力和创伤的反应不同。然而，大多数的强奸受害者在被强奸后会经历类似的创伤综合征的各个阶段。综合征包括三个部分：创伤、否认、决断。

创伤

● 害怕独处。这可能在强奸案发生后的很短一段时间特别强烈，但也有可能持续很长一段时间。

● 害怕男性。一些女性可能害怕男性，并对所有男性有愤怒感。咨询能够有效地防止这种情况变成一个长期的问题。特别是，强奸案的受害者会怀疑她们对伴侣的选择，不断考虑怎样保证约会安全以及她们能否相信自己和别人。

● 性障碍。对于一些人，这种问题会持续很长时间，因为现在的性行为仍会带来很多负面的感受。咨询同样能够帮助她们克服这些问题。

● 抑郁。这种感觉可能会持续很长一段时间。一般来说，一个受害者越能够同他人谈论她的情况，她就越容易从抑郁中走出来。

● 害怕报复。这是一种合理的恐惧，尤其是起诉成功的时候。然而，这种报复本身就是违法的，并能够引起其他控告。任何报复性的恐吓都应该被报告给相关的机构和/或警察。如果这还不够，应该联系一个律师来取得禁令以及找到更多的选择。

298 ● 多疑。在强奸案发生很长一段时间后，当受害者再次约会时，这种感觉可能依然很明显。受害者会怀疑那种事情是否会再次发生。

● 过度关注家人/朋友的反应。如果受害者确定家人或朋友不能够给自己带来帮助或会有不好的回应时，她没有必要把这件事告诉他们。然而，家人和密友可能会提供比受害者的预期更大的帮助。

● 生理上的问题。这些问题包括性病以及焦虑反应，比如说胃疼、头痛、背部问题、失眠或食欲减退。

● 生气、无助、内疚、痛苦、为难或焦虑。这些是典型的反应，并能随着时间逐渐消失。无论如何，记住无论发生什么，无论它是怎样发生的，强奸是强奸犯的错误，不是受害者的过错。

否认

（这是强奸创伤综合征的一个阶段）不想谈论这件事。有一种想要继续生活，假装痛苦经历不存在的感觉。这可能会持续几个月。

决断

● 处理恐惧和感受。主要方式是与别人谈论这个问题。对方应该是受害者的朋友、神职人员、热线或咨询师。

● 重新获得对生活的掌控感。通常会出现在受害者处理好她的恐惧和感受之后。在这个阶段，她已经准备好将经历抛在脑后，开始继续她的生活；她已经准备好再次掌控生活了。

家人和朋友：怎样提供帮助

在强奸发生后，受害者可能会烦躁，甚至是歇斯底里，或者他们可能麻木并且看起来冷淡。这些受害者需要：

- 获得医学救助。
- 感到安全。强奸对一个人来说是一种暴力创伤。尤其是在强奸发生后的最初阶段，对于受害者来说，独处是非常困难的。
- 受到信任。尤其是在约会强奸发生的时候，需要使受害者相信发生的事情事实上是一起强奸案。
- 认识到这不是她的错误。许多强奸受害者感到内疚并且感觉这个案件的发生在一定程度上有她们的错误。
- 掌控她们的生活。当一个人被强奸后，她感觉自己对发生的事情完全没有控制的能力。一种从这种感觉恢复的方法是逐渐给她一种能够控制事情的感觉，且事无巨细。

你能够提供的帮助

- 倾听，而不要做出评判。这不是充当检察官或要她证实这件事的时候。你要接受她对事情的描述并支持她。如果你感觉这在一定程度上是她的错误，应该单独处理自己的感受。许多针对强奸的咨询服务可以对那些受害者的家人和朋友提供帮助。
- 提供庇护所。如果可能的话，在她的房间陪着她，或至少让她花一晚上的时间在你的房间。这时候，她不应该独处。
- 随需随到。她可能在任何时间需要与人交谈，尤其是在事情发生后不久可能需要很多时间。她可能没有很多能够交流的人或是她可能过度依赖某个人。尽量在那时候陪着她，鼓励她拨打热线或寻求咨询帮助。
- 给予舒适感。她受到了不好的对待，需要护理。
- 让她知道她不该被指责。这一点非常重要。许多强奸案受害者会自责。需要让她认识到：是强奸犯而不是她该受到指责。
- 表现出耐心和理解。每个人都需要时间从强奸案中恢复过来，不要给一个受害者强制规定恢复时间。
- 鼓励受害者。例如，建议她拨打热线，去医院或健康中心，并且/或呼叫警察。如果她不打算控告，尊重她的选择。
- 不要过度保护。鼓励她做出自己的决定。她需要感觉自己可以控制自己的生活，如果你为她做了所有的事情，这就变得不太可能了。
- 接受她处理强奸案的解决方式，即使你不同意她的选择。她自己做出决定并受到尊重比强加给她的、旁观者认为“正确”的决定更重要。
- 把你的感受放到一边，之后处理自己的感受。尽管受害者知道他人对她的事情抱有同样的沮丧感时会感到很受支持，但如果在她情绪很糟的时候，还要同时处理你自己的情绪——比如愤怒，这对她是有害的。如果你有很强烈的情绪，就向其他朋友倾诉或拨打热线倾诉。

法律应用

301 被熟人强奸的女性与被陌生人强奸的女性具有同样的选择权利。她们能够对强奸她们的罪犯进行刑事和/或民事控告。一般来说，约会强奸案很难控告。约会强奸很少会使用到枪或者刀，所以女性很难证实她们被强迫了。而且这时男性的说法总是会和女性相反。男性一方的代理律师可能会说女性“想要”（与被告）发生性行为，做了之后，却进一步考虑，决定要控告强奸。女性要证明她不想发生性行为，反抗了，然后被力量制服。

不幸的是，约会强奸犯很少只强奸一次。如果女性打算继续控告，她就有可能阻止强奸犯继续伤害其他人。同样，控告帮助受害者重新获得对生活的掌控感；她们会采取一些积极的措施。斯坦福大学发放的一个小册子《抵制强奸》(*Working Against Rape*) 描述了这种进退两难的情况：

> 一方面，决心控告的决定是非常困难但至关重要的。随着更多的女性在法庭上处理强奸案，强奸案的受关注度增加了。通过控告，女性呼吁罪犯遭受严厉惩罚。法律进程可能帮助其他的女性远离遭受强奸……定罪率上升……在最近的几年中，一些女性提出控告来表达她们面对恐吓不是被动的。当女性回击时，无论是字面的反抗还是通过法庭的起诉，男性就不再那么容易继续强奸了。提出控告的女性可以以任何理由，在任何时间，撤销控告。
>
> 另一方面，一些女性决定不进行控告是因为她们不想自己的私人生活和被强奸的经历被公之于众。一些女性的愤怒和行动被那些需要花费在法庭上的时间和精力所限制，同时，控告也会受到经费和教育上的阻碍。女性一般认为男性和女性的种族和阶级的不平等决定了他们在法庭中会受到怎样的对 302
> 待。一些女性不想把强奸犯送入监狱作为她们对强奸案的回应。一些人不想控告是因为她们害怕报复，即使一些强奸犯只是恐吓她们，如果她们报案，他就会再找上门来。然而重复强奸是很少发生的。
>
> 在某些情况下受害者的律师会建议不进行起诉。被丈夫或男友强奸的女性很难胜诉，即使在被强奸时她只是搭了他们的便车，或是处于酒精或药物的作用下。

除提出刑事指控以外，女性仍然有其他控诉强奸她的男性的方式。民事诉讼需要更少的证据，即使她没有填写刑事诉讼表，或是如果在刑事诉讼中失败，在一定程度上弥补损失仍然是可能的。部分受害者向一些机构或互助会（如果强奸案发生在互助会的职能范围内）填写了诉讼表。如果罪犯是个未成年人，那么受害者可以控告他的父母。一个女性可能要与有着丰富经验的律师探讨这些选择。同样，约会强奸是很难控告的，女性可能会花费大量的律师费却最终败诉。

另外，在一些高校，控告一个违反了相关机构条例的大学生是可能的。女性可以选择只在相关机构进行控诉，而不用考虑她所做的与刑事和民事控告之间的关系。在一些例子中，强奸犯被强令休学。

菲尔和辛迪：同样的经历，不同的观点

菲尔的描述：

我仍然不理解发生了什么。辛迪和我已经约会两个月了并且我们还没有睡在一起，我很清楚我被她吸引并且期望同她发生性行为。我们被邀请参加一个舞会，她穿着性感的低胸礼服展示自己的魅力，我想这可能是她说明她已经准备好了的方式。在舞会上我们喝了些啤酒，这使得她感到困倦而有欲望。当她说她想躺下，让我紧紧抱着她的时候，我还会怎样想呢？当然我认为她想发生性行为。但是，在我开始解她衣服的时候，她有一点抱怨，但我认为她其实想要被说服。许多女性对被

提出要求感到很有兴趣，并且希望男性为性行为负责。我不知道。我们做了，感觉很好。从舞会上，我送她回家，认为所有事情都很好。但自那之后她拒绝和我说话或陪我一同出去。我认为她真的爱我。到底发生了什么事？

辛迪的描述：

我至死也不能忘记那个晚上发生的事情。菲尔和我已经约会了一段时间，他一直表现得像一个绅士。并且，我们已经亲吻过了，他从没给我任何不信任他的理由。那个舞会，我穿着向同居的朋友借来的华丽的礼服。它比我平时穿的衣服更华丽一些，但我觉得它非常妩媚。在舞会上我喝了点酒，这使我感觉很累，所以我想要躺下来。或许我不应该建议我们躺在一起，但如果我自己到楼上，而把菲尔留在楼下是非常奇怪的。接下来我知道的事情就是他趴在我的身上，强迫我和他发生性行为。这太难受了。我不想叫出来，把自己弄得很难堪，因为其他的人都在旁边的房间，我试图让他停下来，但是我可能太累了而反抗没有作用。不用说，我再也不要见到菲尔了。他看起来是个不错的男孩。到底发生了什么事？

结论

304 所有的强奸都会带来心灵伤害，但有一种情况会更特殊，就是女性被她认识和之前喜欢和信任的人强奸。然而只有一小部分男性会进行约会强奸，这些男性造成的伤害程度却要比一般性陌生强奸大得多。随着女性更了解什么是约会强奸以及它是怎样发生的，她们可能会减少这种事情发生的概率。强奸不是私人问题而是公共问题。熟人强奸不能被认为只是一个特定男人和一个特定女人之间的个人问题。这是关系到所有男性和所有女性的问题，因为这是男性和女性之间的相互关系的基本问题。高校有必要施行强奸保护程序，这不仅仅是为了保护女性，同样也是帮助男性认识和理解强奸，并因此使大学校园成为对于每一个人都安全的环境。

致谢

作者希望感谢那些已经制作关于约会强奸的小册子的高校，在这个章节中，作者从中吸取了很多想法，其中最有帮助的有：

Date Rape：*Crossed Signal on a Saturday Night*，Plymouth State College，NH.

When "No!" Is Not Enough，Auburn University，Al.

From Rape Awareness Comes Rape Prevention，Siena Heights College，MI.

Sex and Rape，*TV Style*，*and Resource Against Sexual Assault*，University of California-Santa Cruz.

Resources Against Sexual Assault，University of California-Santa Francisco.

Date Rape Reality，Western Michigan University.

作者同样希望感谢马里兰大学警察大学社区警官 Corporal Cathy Atwell，感谢她对这一章节的指导。

第 11 章

HIV 朋辈咨询

王乔安、
莎琳·C·佩雷拉

307 随着艾滋病病毒（HIV）传播速度加快，大学校园中的匿名 HIV 检测迅速得到普及。许多大学生都高估了自己抵御 HIV 的能力。这是受到以下几个因素影响的结果：人们通常都把注意力集中在高危人群与高危行为上；人们有这样的不安全假设，即认为绝大多数被 HIV 感染的人都知道自己感染了，并且会把这个消息告诉自己的性伴侣；人们通常觉得自己所处的环境是“健康”、“干净”的。然而，大多数学生都不知道，一些研究表明每 250 个美国人中就有一个人感染 HIV（源自卫生署署长 1992 年的报告）。由于在大学生中存在多种多样的避孕方法，以及利用酒精和其他药物来体验性爱的现象，所以大学里很需要及时、方便的 HIV 检测。在进行 HIV 检测时，学生们一般会选择匿名的方式进行，或要求对结果进行保密，目的是为了避免与认识的医生，或者和一个非同龄人讨论个人隐私信息。所以，在大学校园中保留匿名的 HIV 检测形式极其重要，这种形式提高了学生对自己的 HIV 状况的了解程度，使 HIV 检测在大学生中得到普及。

让朋辈咨询师参与 HIV 检测的过程会使氛 308
围更加和谐，因为学生通常认为朋辈咨询师对他们来说没有威胁。朋辈咨询能够提供一对一的交谈，在交谈中，朋辈咨询师可以集中精力来述说个人的危险行为，并且讨论出适当的策略来减小危险。朋辈咨询师的年龄和社会角色与来访者相似，这使得在咨询过程中通常可以引出更多的交谈。这样，来访者会更加容易透露私人信息和感受。同时，综合的培训使朋辈咨询师能够胜任自己的工作，以私密的、专业的方式处理这类敏感问题。

通过提供一个非评判的、支持性的环境，匿名的 HIV 检测试图消除高危学生害怕接受检测的心理障碍。相比来自权威的意见（比如父母或健康专家的建议），学生更容易受到朋辈的影响，并因此而改变自己的行为。一个有朋辈咨询师陪伴的 HIV 检测符合学生希望匿名检测的特殊需求。同时，这样的形式也可以用来鼓励所有学生进行检测，从而减少危险行为，提高性爱健康和责任感。

朋辈咨询师的角色和责任

在HIV检测中朋辈咨询师的作用是向来访者介绍相关的知识，并建立一个非正式的、安全的、支持性的、关怀的和专业的环境以帮助他们处理和评价与他们有关的、敏感的个人隐私问题。朋辈咨询师的责任有：

- 对来访者进行关于HIV及HIV抗体检测的教育；
- 以一个专家的角度，在HIV知识教育和风险评估的咨询中给来访者提供帮助；
- 提供一个非评判的专业环境，充分支持来访者；
309 ● 帮助学生评估他们正在面对的风险程度；
- 通过探索潜在的选择或能感知到的阻碍，让学生勇敢地面对自己，从而降低他们的风险；
- 给予支持并提供相关信息，从而使那些积极的学生更加容易进入到早期干预程序。

大学生对HIV和艾滋病的认识并不相同。因此，负责HIV检测的朋辈咨询师在做咨询之初需要先花费时间去完成这样一个重要的任务，就是评估每个来访者对HIV的理解水平，并告知有关HIV的传播、预防和检测的知识。咨询师应该澄清来访者关于HIV或相关问题的错误认识。下面的小测试通常能够增加人们对HIV和艾滋病的关注。

测试对HIV的认识

判断正误：

1. 如果你先在没有安全防范的情况下和某人发生性关系，而后再使用避孕套来对抗HIV或者其他性传播疾病，后面采取的措施就没有多大意义了。

2. 喝醉了的人依然可以正确使用避孕套，因为人们只有在浓度很高的酒精作用下，才会在使用避孕套时出现错误。

3. 如果仔细观察一个人的生理状况，那么大多数人都能够识别出被HIV感染的人。

4. 早期的干预——对感染HIV或其他性传播疾病的人进行及时、积极、健康的干预程序——对那个人的疾病进展可以起到积极有益的作用。

310 5. HIV通过攻击身体里的白细胞和红细胞危害健康。

6. HIV不能通过口交的方式进行传播。

7. 与别人进行深吻会将我置于感染HIV的危险处境。

8. 当我不是同性恋并且非常了解我朋友的为人和习惯时，我不用担心在这种情况下使用注射器注射药物可能被HIV感染。

9. 人们在被HIV感染后，一般还能够存活六个月。

10. 如果两个人都感染了HIV，那么他们两个在没有保护的情况下进行性交和有保护情况下进行性交是没有区别的。

11. 润滑剂能够非常有效地提高避孕套的作用。

答案：

1. 错误。即使你曾经多次在没有保护的情况下和被HIV感染过的人进行性交，你依然有可能不被感染。HIV的感染并不是在每次不加保护的性交之后都可能会发生的。在双方都进行过HIV检测，并且在确诊之前，即使使用避孕套时出现过多次失误，或者多次忘记使用，坚持使用避孕套依然是非常重要的。

2. 错误。有研究表明，饮酒能够大大降低一个人正确使用避孕套的可能。喝酒之后，一个人很可能会撕坏避孕套，以错误的方式佩戴避孕套，或者以错误的方式将避孕套取下。在酒精的影响之下，学生的判断力会受到损害，通常情况下会失去判断情形安全性的能力。对于那些将药物或酒精 311
与性生活混在一起的人，不采取措施保护自己是很危险的。

3. 错误。许多人感染 HIV 后还能活 5 到 12 年，到后期才会出现一系列消瘦性症状，或再度感染（卡波氏肉瘤、骨盘炎或者卡氏肺囊虫肺炎）。携带阳性 HIV 的人看起来像其他人一样健康并且充满活力，直到他们的身体开始严重感染。

4. 正确。早期的干预——包括疾病预防的药物治疗（诸如 AZT、DDI，以及其他药物）或者全面替代治疗——也许可以延迟阳性 HIV 对身体的攻击。其他的新型治疗方法也可以延长一些患有与 HIV 有关的疾病的人的生命，或改善他们的生活。

5. 错误。HIV 进入身体并在 T 淋巴细胞（一种白细胞的两级隶属组织）中进行自我复制（其他级别的白细胞构成了 B 淋巴细胞）。HIV 能够在其他细胞比如巨噬细胞中传染，但是不能进行复制。根据疾病控制中心的标准，当一个人的 T4 细胞数目少于 200 时就应该进行艾滋病诊断。

6. 错误。进行口交是非常有风险的行为，因为在这个过程中存在能够传播 HIV 的液体之间的交换。这些液体（按照传播疾病的难易程度）包括：血液、精液、阴道分泌物以及射精前液体（射精前从阴茎射出的小量液体）。当上述的任何一种液体通过他/她口上的伤口或疮口（而不是吞咽上述液体）进入血液后，与感染病人进行口交的人就会染上 HIV。

7. 错误。任何形式的口对口接吻都没有感染 HIV 的风险。唾液并不会传播 HIV。与血液相联 312
系的接触才是真正需要避免的。

8. 错误。HIV 的传播与一个人所属的群体无关。更确切地说，一个人的行为才是真正制造感染 HIV 风险的原因。

9. 正确。人体产生抗体的“空窗时期”能够持续 6 个月。事实上，如果他们感染了 HIV，6 个月以后，所有人都会产生 HIV 抗体。HIV 抗体检测能够侦察出 HIV 抗体，而不是 HIV 本身。抗体检测是首选的检测方法，因为血液中处处都有抗体存在。另一方面，HIV 更容易集中在小部分细胞中。因此，直接检测 HIV 会更加困难。

10. 错误。如果两个 HIV 感染者在没有保护的情况下进行性交是非常危险的，因为这有可能会使他们彼此再次感染更多的 HIV。再次感染会提高人体内 HIV 的浓度，而这会加快人体免疫系统的崩溃，从而使人变得更加虚弱且更快地病倒。

11. 正确。由于人体生理机能的自然变化，无论是女人还是男人都能够一直提供足够量的自然润滑剂。水基润滑剂，比如 K-Y 润滑剂（不是油性的润滑剂，比如鲜奶油、按摩油、植物性白油等），减小避孕套和肛门或者阴道之间的摩擦，能够使性交更加安全。避孕套中一般都含有杀精剂壬苯醇醚-9，有实验显示，这种杀精剂能够杀死接触到的 HIV。然而，由于壬苯醇醚-9 是一种杀精子剂，一些人会产生皮肤过敏的症状。这时候，有过敏反应的人应当停止使用壬苯醇醚-9。 313

感受内心态度

优秀的 HIV 朋辈咨询师不仅仅要向来访者传播有效的知识，同时也要关注来访者的感受和态度。朋辈咨询师要做好准备倾听，并且探讨来访者可能在谈话中提出的严肃的话题、感受或恐惧。此时，你处在一个极不寻常的位置上：你也许是来访者最信赖的人，他们基于信赖和你交流同性恋、处女贞操、手淫以及强奸或者性虐待等话题。在这样的情形下，保持开放并且富有同情心是至关重要的。

通过了解这种特殊人群的来访者以及特殊的

社会心理上和教育上的需求，你能够更加有效地进行个性化咨询，更加有效地理解来访者。例如，在与一个女双性恋来访者进行交谈的过程中，你或许要花费更多的时间来讲述在与性伴侣关系中有可能存在的危险，并且讨论可以用来进行自我保护的避孕套和口用避孕套的使用。咨询师越了解不同类型来访者的特殊需求和利益，就越能够更加成功地理解来访者。另外，你可以向来访者提供一种能够让他/她理解和重视的新知识或策略，这会促进他们对信息和技巧进行整合，从而减少他们由于错误的认识而导致的危险行为的可能性。

优秀的朋辈咨询师能做到开放、不做评判和富有同情心。在进行第一次朋辈咨询之前，你需要了解自己对相关问题的情绪和感受。同时，一个有着适当规划和专业支持的培训也是非常有必要的。如果你知道自己对一些问题的感受，便可以更加容易地在咨询过程中、在讲话或指导中保持谨慎和不加评判的态度。同时，清楚地意识到自己的态度和感受，可以使你更加自由地与来访者谈论和探讨各种想法，并且在与来访者有完全相反的观点时依旧尊
314 重来访者。以下的练习中包含了在实际咨询中可能产生的想法或遇到的话题，在正式进行朋辈咨询前你需要先针对这些想法和话题进行探讨。

种族

要意识到并且承认人们对同性恋、性行为以及避孕法的看法和态度是与他们所受到的教育和文化认同相联系的。

测试一下以下观点中哪些是你同意的：

□ 对与我同种族，或者信仰同一种宗教的人进行 HIV 咨询，会让我感觉更有效率。

□ 对亚太裔美国人进行咨询要比对非洲裔美国人进行咨询更加困难，因为亚太裔美国人在观念上可能更加封闭、保守。

□ 事实上很多拉美裔年轻人（13～25 岁）对待同性恋和安全性交的看法并不一致。

多个性伴侣

要认识到人们也许会透露他们有许多性伴侣，或者选择用性来交换金钱或药物。

测试一下以下观点哪些是你同意的：

□ 与一个每个周末都与不同人上床的人交谈是件非常糟糕的事。

□ 我就是不明白为什么尽管来访者知道其中的风险，还是要去俱乐部找人进行性交。

性取向/对同性恋的恐惧

做好讨论各种性取向、性行为以及性探索的 315
准备。带着尊重他人性取向的态度去倾听人们偏激而坚定的观点。在做咨询的时候，尽量保持开放和中立。

测试一下以下观点哪些是你同意的：

□ 我认为自己不能够理解一个女同性恋者。

□ 讨论一个双性恋者的背景会让我感到不舒服，因为对我来说这是一种陌生的生活方式。

□ 对我来说跟一个明显憎恶同性恋的人谈论艾滋病和以安全性行为为话题，是一件困难而让人沮丧的事情。

□ 需要去和同性恋男性交谈，并且讨论他们特殊的性生活的想法让我感到紧张。

□ 女同性恋者无需担心被感染。她们所作的任何事都是没有危险的。

经验/年龄

在经验、年龄方面感知到的差距会阻碍朋辈咨询的有效进行。

测试一下以下观点哪些是你同意的：

□ 我觉得对一个比我大五岁以上的人进行咨询会相当困难和不舒服，因为我们之间存在年龄的差距。他们很可能有着大量的性经验。

□ 实际上，面对一个曾经用静脉注射的方式注射过药物的人，我没有信心做好朋辈咨询，因为我从来没有使用过静脉注射，并且我也没有听说过任何人使用静脉注射。

性别

在讨论性健康问题（性行为、性传染病、性 316
暴力），或鼓励来访者使用避孕套或者其他安全性措施时，来访者的性别也许会让你感到尴尬。

测试一下以下观点中哪些是你同意的：

□ 男人不会充分地关心与强奸有关的事情，也并不明白这些事情。

□ 跟女性讨论性行为是很困难的，因为她们很容易感到尴尬，所有的事情似乎都会冒犯到她们。

□ 与异性来访者交流会感觉有些尴尬，不能

进行有效沟通。

□ 如果女性担心自己会感染 HIV 或者其他性传染病，她们应该在性行为发生之前主动要求男性采取保护措施。

刚刚测试过的一些观点，也许是你在咨询中可能感到不舒服的观点。你要更多地了解这类观点，以此来了解自己对于某些话题的可接受范围，并且了解你在朋辈咨询中会受哪些可能涉及的话题的影响。

检测前的咨询

对于大多数人来说，接受 HIV 抗体检测会是一次令人恐惧的经历。HIV 检测强迫人们去面对许多他们之前逃避或没有考虑过的问题。因此，在建立一个信任的、安全的、积极的、高度关注的环境方面，朋辈咨询师发挥着非常重要的作用。

建立融洽关系并提供帮助的平台

317 考虑到接受检测对很多人来说可能是一段压力很大、很困惑，并且会产生相当大的焦虑的经历。首先，在向来访者打过招呼以后，朋辈咨询师要向他介绍检测中将会发生的情况以让来访者做好心理准备。其次，咨询师一定要强调所有的谈话都是完全保密的。另外，咨询师应该鼓励来访者提问，并且鼓励他们在咨询过程中的任何时候，如果感觉到不舒服或者紧张，可以大胆讲出来。

简单来说，朋辈咨询师要协助来访者探索一些危险行为，而这些危险行为能够引发其他事件，使得来访者误认为自己已经感染了 HIV。在咨询的过程中，朋辈咨询师要评估来访者的以下信息：

- 来做检测的原因；
- 对 HIV 传播方式的了解；
- 对安全性交的了解；
- 对待安全性交的态度；
- 真实的性行为/性经验；
- 之前跟性伴侣进行安全性交时采取的有效或无效的措施。

在开始讨论人们感染 HIV 风险的时候，“是什么原因让你来做检测”这类问题通常非常有效。如果来访者看起来有些焦虑或者不情愿讨论接受检测的原因，就要再次强调检测的保密性和匿名性。如果来访者给出一个很宽泛的回答，诸如“我来检测是为了换取内心的宁静”或者“我觉得这是一个不错的想法”，那么你可以问一个开放式的问题来引出更多的回答，或者通过给出一个附表（HIV 检测前咨询的问卷）来继续你的 318
咨询。你可以用这个表来指导与 HIV 感染相关的或是更多特殊问题的讨论。

在整个咨询过程中，当你讨论到和感染 HIV 的危险相关的敏感问题时，你必须尊重来访者的感受，通过牢记以下关注技巧来帮助人们放松：

言语方面	非言语方面
使用肯定的语句	用眼神交流
使用关切的语调	保持放松的身体姿态
经常复述	不断点头
使用开放式问题	关注来访者的面部表情
使用来访者自己用过的词语	

评估风险

在整个咨询的过程中，综合使用你的咨询技巧来为来访者提供一个舒适、平等、和谐的环境。这种氛围鼓励人们评估自己感染 HIV 的风险，并且可以更顺利地指导他们制定策略来尽量减少未来的风险行为。具体来说，风险评估包括一系列广泛的行为，如下表所示：

一系列危险行为			
高危险	中等危险	低危险	没有危险
无保护的肛交	使用避孕套的射精肛交	使用避孕套且不射精的肛交	手淫
无保护的阴道性交	使用避孕套的阴道性交	使用避孕套且不射精的阴道性交	按摩、抚摸
无保护的射精口交	无保护的无射精口交	使用避孕套的口交	接吻
无保护的舔舐阴道	使用口用避孕套舔舐阴道		禁欲
共用不干净的注射器	使用漂白剂来清洗注射器并重复使用	使用洁净的注射器，且不与他人共用	
在环境的影响下注射药物			

319 在以下的这些例子中，人们可能处在感染HIV的风险中：

1. 一个23岁的女性，她在实验室从事治疗艾滋病的药物研究。由于她经常操作装有感染了HIV的血液的注射器和药水瓶，她很关心自己是否感染了HIV。

2. 一个人来接受HIV检测。他很担心自己在多年前（1986年）的一次手术中接受的输血，并且想知道自己是否感染了HIV。

320 3. 一个28岁的女研究生性活动频繁，而且在考研之前就尝试过没有保护的性交。以前她从来没有认真考虑过自己会感染HIV，直到她接到自己先前的性伴侣的来信，这位伴侣刚刚检测出HIV抗体呈现阳性。

4. 一个19岁的女孩目前正在跟一个人约会。在大多数情况下，他们能够一直坚持使用避孕套，但有时候他们也会在没有使用安全套的情况下进行性交。她很担心自己的状况，想知道自己是否感染了HIV。

当评估一个人感染HIV的风险时，要考虑所有可能感染HIV的途径来判断一个人是否有传染HIV的可能性。在第一个例子当中，通常的做法是了解这位女性是不是一个性活动活跃者，或者是否有与他人共用药物注射器的经历。如果她仅仅是因为在实验室中的工作而有感染HIV的风险，那么你应该沿着这个方向探讨更多相关的潜在危险因素。（比如她在操作这些液体的时候是否戴了手套？她是否曾经用装有感染了HIV血液的注射器刺破过自己的皮肤？）

在第二个例子当中，你应当让来访者放心，因为从1985年开始，美国所有用于传输的血液都经过了严格的HIV抗体监控。1985年之后通过血液传输而感染HIV的风险是非常小的：经过检测仅有1/225 000的血液有感染HIV的可能性（Dodd，1992）。不过还是应该确认这位来访者是否参加了其他可能使他感染HIV的活动（比如，不加保护的性交、共用注射器）。

在第三个和第四个例子当中，必须具体了解他们有可能感染HIV风险的行为：性交方式、性伴侣是否射精等。咨询师要与这些来访者进行共情，按照“追踪危险行为”的方向探讨、评估他们感染HIV的风险。

了解来访者对制定有效策略的态度

321 通过对有感染HIV风险行为的评估，了解来访者对安全性行为或是能觉察到的降低风险的保护措施的态度。这样的探索能够保证咨询师帮助来访者制定恰当、可行的策略来减少高危行为。

在评估人们对待安全性行为和注射器的使用的态度时，开放式问题是非常有效的。

例子

一个有3年同性恋经历的男学生来接受检测。他很担心自己被HIV感染了，因为他跟性伴侣进行了肛交，而对方拒绝使用避孕套。

咨询师：当你的伴侣不愿意使用避孕套时，你有什么感受？

来访者：我感到非常沮丧、非常生气。我不介意使用避孕套，但是他讨厌使用避孕套——避孕套会破坏当时的感觉与气氛。当我要求他使用避孕套时，他不理会我。然后我们开始接吻，事情一件接一件地发生了，最后，我们进行了肛交。

在这个例子当中，你可以了解到来访者对进行安全性交的愿望。同时也明白了他在和性伴侣协商采取保护措施时表现出的不自信。所以，你要把重点放在与来访者一起探讨处理类似情况时可以运用的策略上。

朋辈咨询师的任务并不是给来访者提供答案，而是帮助来访者制定一些可以用于保护自己或与同伴进行协商的可行方法，而这些方法中很多都是他们没有想到的。另外，你需要帮助他们
322 找到在讨论安全性交时他们认为的最舒适的沟通方式。你可以询问一些典型问题，包括："如果你能在你刚才所描述的情节中做到有力的沟通，你觉得事情会有什么不同"或者"用你自己的话说，你可以怎样要求你的性伴侣使用避孕套"。

朋辈咨询师可以尝试引入假设情境或者如果有条件的话，可以在没有危险的环境中再现这样的情境，从而让来访者能够模拟和不合作的伴侣进行沟通的情境。让来访者调换角色（来访者扮演不合作的伴侣，你扮演来访者的角色）也会很有效。这样能够让来访者更好地理解不合作的伴侣的心态。在来访者与你的模拟中，你们会遇到不同的回答方式。这时，来访者可以把这些经验应用到将来与伴侣可能进行的协商当中。来访者可以学习并创造出新的词语和回答，以此来帮助他们在维护自己立场时更加自信。

为了确保来访者真正理解到了你的意思，你需要模仿来访者自己的语言习惯甚至使用俚语。如果在模仿中使用医学术语，可能会使来访者感到尴尬或不适，从而影响咨询的效果。这样做的目的是为了使来访者在与伴侣进行交流时能够更加自信。

下一个故事讲述的是与高危行为相关的问题。

例子

一个大二的女生来接受检测。原因是：在去年的一次宿舍派对上，她喝了很多，最后在一个舍友的房间里和别人发生了性关系。她甚至不认识那个男生也不了解对方的性经历，而她之前没有和任何人发生过性关系，所以这件事对她来说很难接受。

两个月以后，她得了症状非常类似流感的病，并且这个症状持续了几个星期。她腋下的淋巴结变得相当肿胀。在上个月，她得了一种很不寻常的皮疹并且到现在都没好。

这个例子表明人们会错误地把长期的类似流 323
感的症状和腺体肿胀与 HIV 感染相联系。由于大学生承受着非常大的压力，他们的免疫系统很有可能受到抑制，这让他们变得更加易受感染从而生病或者产生不寻常的皮疹。你可以告诉来访者类似这样的症状也许是身体对极端压力的反应，而不是 HIV 感染所致。

这个例子还说明了无意识支配的性行为通常被人们所忽略，但是在无意识支配下的性行为又是一种普遍存在的现象。咨询师要帮助来访者理清来访者在酒后或者嗑药后发生没有保护的性行为的心路历程。询问来访者的问题包括以下几个："这次经历影响到你对性关系和酒精的看法了吗?"（如果回答是，可以继续问："是怎样影响你的看法的?"）"如果下次你发现自己处在一个类似的情形里，你会怎么做?"

如果人们选择进行可能导致他们感染 HIV 的行为，那么酒精和药物会损害他们保护自己的能力。人们如果在特别兴奋，或者在醉酒状态下，很可能不会意识到去保护自己，或者没有能力保护自己。

如果来访者经常在酒精或药物的影响下参加无保护的性交，那么很有必要帮助他们理清自己的感受和想法，并制定逐步减少危险行为的计划。提前做好计划能帮助人们在有酒精、药物和性活动活跃的环境中保护自己。

可采取的措施有以下几种：

- 一点儿酒都不喝；
- 除非有避孕套，或者医用隔膜，否则绝不进行性行为；
- 习惯性地携带避孕套和润滑剂（与钥匙链 324
相连，或放在钱包里等）；
- 不在酒精、药物等的影响下进行性行为，至少这样尝试一段时间；
- 跟朋友一起去参加派对时，让这些朋友能事先保证你可以安全回家；

- 离开类似的派对或情境；
- 限制饮酒量。

如果来访者在饮酒或者药物使用方面存在很大问题，比如性交前一定会接触酒精或药物，或者发现来访者对酒精或药物上瘾，那么让他们转诊进行治疗也许更合适。

在与来访者完成情境模拟并在讨论出降低感染 HIV 的可能性的策略以后，你应当结束这种风险评估并总结在讨论和情境模拟中已经提到的内容，强调制定出的策略，并回答来访者的问题。最后，应该花点时间来讨论来访者是如何设想等待结果的那段时间的。好的问题有：

> 在等待结果期间，你是否有可以倾诉的朋友或家人？
>
> 在过去，你是如何处理类似压力情境的？
>
> 你是否曾经想过，如果你的检测结果是阳性（感染了 HIV），那么你将会做什么？

如果来访者在讨论到某一话题时表现得过于 325
紧张，那么你可能需要一直探讨这个话题直到他/她看起来不再紧张。在需要时，还可以给来访者一份校园咨询服务的宣传单。

为了增强沟通和问题解决的技巧，你应该向来访者确认以下几点：

- 在与朋友沟通时是否有沟通障碍；
- 对于性行为中采取安全措施或服用春药的看法；
- 来访者不便表达的隐晦态度，比如对待有安全措施下性交的态度（比如说，对买安全套感到不舒服，不喜欢使用它们）。

接下来，朋辈咨询师还应该采取措施使来访者减少风险行为。有可能引起风险的情况有：

- 伴侣曾经频繁使用药物和注射器；
- 伴侣的 HIV 检测结果或者其他传染性的性病的情况；
- 双方的信任关系。

注重宣传教育

给人们传递正确的信息可以帮助他们尽可能少地做出危险行为。因此，教育也是减少对 HIV 误解的一种方法。在做进一步引导之前，首先要对来访者对于 HIV 的认识程度有所了解。初步了解后，朋辈咨询师可以根据他的水平把握咨询的进程。具体问题出现时，HIV 教育能和谈话结合在一起。在谈话中，不要让来访者觉得正在
326 “被训斥”，尽量使咨询在一个轻松和支持性的环境下进行。

日常的教育形式，比如提供帮助和示范，发放教育性的小册子和传单通常非常有效；当来访者把那些小册子带回家时，里面的知识可以帮助他们形成新的观念，比如安全性交的方法等。

当把现有的信息给了来访者后，必须向来访者强调，许多有关 HIV 传播的问题仍然没有被完全研究清楚。例如，一项研究指出用 10%的漂白水溶剂清洗注射器的方法，减少 HIV 传染的效果不如人们的预期那么好（Shapshak et al.，1993）。现在，一般推荐使用 100%的漂白水溶剂来清洗注射器。朋辈咨询师应该鼓励来访者搜集更多信息并帮助他们寻找关于 HIV 和艾滋病的最新信息。

根据标准规章，你应该简略提到主要的教育项目，应该根据每一个来访者的经历来确定谈论每一个话题的深度。这些话题包括：

1. 保密并且匿名的检测；
2. HIV 的传播路径；
3. HIV 抗体检测；
4. 高危行为和高危人群；
5. 在酒精和其他药物影响下的性交；
6. 使用避孕套的安全性交（安全套、口用安全套、塑胶安全套）；
7. 讨论潜在伴侣的 HIV 携带状况；
8. HIV 早期干预方法。

如果你忘记和来访者谈论以上任何一个问题，就应该在进行 HIV 检测后进行的咨询中进行讨论。也可以在检测结果出来后进行的咨询中再提及上述问题，以便了解来访者是否会持续陷入低潮或能在行为上有所改变。

朋辈咨询师要在这些话题的讨论中了解来访 327
者对 HIV 和艾滋病了解的真实情况，向来访者补充他们不知道的常识。你可以用以下问题

开始：

> 你是什么时候才知道 HIV 或者艾滋病的？
> 你知道哪些关于 HIV 的传播途径？
> 你对 HIV 了解多少？

开放式提问能鼓励来访者开口说话，所以刚开始咨询时，你可以问来访者是否需要知道更多关于润滑剂、性传染病、无保护肛交、阴道性交或者口交的相关风险的知识。一些朋辈互助中的基础技术，比如解释和开放式提问可以促进来访者积极参与到谈话中。另外，一些好的问题可以帮助朋辈咨询师了解来访者对 HIV 或相关问题的理解程度，比如："你觉得你能清楚地向你的朋友或者弟弟妹妹解释关于 HIV 和艾滋病的知识吗？"

在 HIV 检测之前的朋辈咨询中，你可以解释或示范正确有效地运用避孕工具的方法。这将会对某些从来没有用过安全套，羞于使用或对使用避孕套感到困扰的人特别有帮助。你还可以给来访者一张关于使用安全套益处的宣传页。然而，有的时候，仅仅一张宣传页是不够的。如果来访者已经足够成熟，可以对性行为负责的话，那他就一定要懂得如何正确地使用避孕套。

朋辈咨询中心还可以直接向来访者提供人造阴茎、安全套、女性安全套或者口用安全套。随着朋辈咨询的经验不断丰富，你会见到那些从来 328
没有见过或者使用过安全套的学生。在这种情况下，具体的示范很重要，甚至可能会因此而挽救一条生命。此外，许多学生对女性安全套或口用安全套非常不熟悉。你必须找一个合适的机会对他们做一个示范，教导她们如何运用这些避孕套。你也必须提及关于避孕套的其他重要信息，例如，经常性地合理使用安全套比避孕药更能有效地防御传染性性病。

如果在示范的时候气氛比较尴尬，可以在示范前重申示范意图，比如，"我想告诉你怎么正确地使用安全套"。当你在使用人造阴茎做示范时，来访者可以同时参考教育性小册子上的内容。如果所在的朋辈咨询项目没有人造阴茎，可以带一只香蕉或者黄瓜以代替，或者可以把手指伸进合适的安全套里做示范。最有效的教育方法是咨询师先示范一遍，然后让来访者实际操作一遍，并做观察和给予适当的反馈。其他有效的方法是询问来访者是否经历过在使用安全套时安全套破裂的情况或者其他异常的情况。咨询师和来访者可以共同发现并解决这些问题。例如，如何解决在使用安全套或者撤回时安全套自动滑出或者破裂的问题。

每个咨询环节间的连续性

因为这个项目包含了两个咨询的环节——HIV 检测前的咨询和检测后的咨询——朋辈咨询师要确保两个环节都完成了。这保证了环节的完整性并且使来访者感到舒服。通过熟悉来访者和他/她的背景，你可以重复之前提到过的话题。在第二个环节，还可以提及在 HIV 检测前进行的咨询中没有提到过的话题。为了让来访者有预期，你必须在检测前的咨询中告诉来访者，除非紧急情况，在检测结果出来后还将有一次咨询。

如果来访者在中途要更换朋辈咨询师，那么后来的朋辈咨询师需要阅读来访者检测前的咨询 329
记录，从而了解这位来访者的风险行为，并确认在最近 6 个月中这个来访者是否在没有保护措施的情况下进行过性交，目的是为之后的检测做准备。为来访者进行检测前咨询的朋辈咨询师必须安抚来访者以避免来访者由于看见一个陌生的面孔而产生忧虑和恐惧。更换的朋辈咨询师应该使来访者在放松的状态下说出自己的特殊处境，以此来更好地整合检测的结果。

与匿名相关的议题

为了真正有利于学生，有必要在校园中建立 HIV 检测和咨询的匿名机制。

向认识的人进行朋辈咨询

当学生向咨询师预约咨询时，他们被告知朋辈咨询师的全名。为了保持匿名，学生如果认识预约的朋辈咨询师可以要求更换。然而，某些来访者对朋辈咨询师的名字有特别印象，只有当他们见面时才发现他们彼此认识。这里有一个例子：

朋辈咨询师：你好！

来访者：哦！你好！我不知道是你做咨询。

朋辈咨询师：是啊，我在每星期三早上做咨询。既然我们互相认识，为了维护匿名性，你就得更换一下朋辈咨询师。我们有一个政策，朋辈咨询师不能为认识的人进行咨询，因为我们会询问一些非常私人的问题，这会影响我们在咨询外的生活。当然，你这次的访问会被完全保密。你想重新预约吗？

来访者：是的，谢谢。

330 从这个例子中可以知道，朋辈咨询师最好不要给他/她认识的人做咨询。这是因为，熟人之间进行咨询会使来访者的匿名性受到侵犯。另外，如果朋辈咨询师向他们认识的人提供咨询，在咨询的环节中，一些问题将会使双方都感到不舒服。来访者可能会在朋辈咨询师面前保持一定的防范性或不诚实地回答问题。这样，朋辈咨询师就不能完整地了解来访者的情况。即使在朋辈咨询师和来访者相互认识的情况下能够使得咨询顺利进行，他们仍然发现他们将在咨询结束后对咨询中所说的信息感到很不舒服。

例 1

一个来访者和朋辈咨询师最好的朋友发生了性关系，而朋辈咨询师并不知道。这时朋辈咨询师会犹豫他/她是否应该和他/她的好朋友谈论这件事。

例 2

一个来访者是给他做咨询的朋辈咨询师最好的朋友。通过咨询，来访者透露他和另一个人欺骗了他的同伴的事实。

这些例子表明，朋辈咨询师可能会听到一些影响他们之间关系的事情——来访者或他们共同的朋友的事情。他们之间的关系将会承受新的压力和面临冲突，但如果那些朋辈咨询师接受那些他们不认识的来访者的预约将会轻松地避免这些问题。

有的时候，来访者可能会是同班同学。咨询师和来访者两人可能互相认识但是有着不同的朋友圈子。在这种情况下，你应该估计自己在给这些人做咨询时的尺度并且询问对方能否接受你给他/她做这样的咨询。

另一个可能性是一个朋友坚持要求你给他/她做咨询。你必须要确认他/她的想法和要求，同时也应该解释这种情况是违反这个项目的规定 331
的。这可能令双方都陷入困难的情境：(1) 朋辈咨询师有可能无意中泄露检测的结果；(2) 一些问题将会在咨询过程中出现。你应该劝导自己的朋友重新预约另一个朋辈咨询师。

以下这个表格总结了所有可能出现的情况，并且提供了解决这些问题的方法提纲。

情境	反应
一个好朋友想让你给他/她咨询。	拒绝咨询； 让他/她重新预约另一个朋辈咨询师。
来访者是熟悉的人。	拒绝咨询； 让他/她预约另一个朋辈咨询师。
来访者是同班同学。	考虑双方的熟悉程度，问他/她是否愿意继续咨询或者选择转介给另一个朋辈咨询师。
来访者是一个陌生人。	提供咨询。

在任何一个地方偶遇曾经的来访者

例如，两个人在课堂上坐在一起：

朋辈咨询师：（思考）嗯……他看起来非常熟悉。哦！他是我上个月咨询过的人。

来访者：（思考）哦，不，我坐在给我做过咨询的朋辈咨询师边上！我希望他不要和我说任何话。

事实上，不管校园有多大，人们总是有机会 332
在不经意间相互见面的。有些时候，你会偶然遇上你已经做过咨询的学生，并且感到很不舒服。在这种情况下，不要提及任何有关私人检测的事情，除非当事人先提起了这个话题。

如果偶然和曾经的来访者聊起了咨询，最好的办法是换个话题聊。如果这个来访者将话题聊到了检测内容，并且表达了他/她们对检测结果的担心，那么你应该倾听，观察他们的感受，然后给他们提供合适的资源，比如心理咨询热线。这是因为，咨询之外的时间不适合一个朋辈咨询师给别人做咨询。这表明以下行为是不合适的：来访者在非预约时间预约朋辈咨询师；朋辈咨询师在非预约时间询问来访者；交换电话号码。

带一个朋友来咨询

朋辈咨询是一种保密的咨询形式。为了在咨询时能够顺利地解决问题，最好能够和来访者进行单独咨询。因为有些敏感的话题将会在检测前的咨询中被提及，如果有朋友坐在旁边，来访者可能不能完全真实地说出自己的一些有潜在 HIV 感染的危险行为。大多数来访者认为，在进行单独咨询时最有安全感，同时，大多数人又会倾向于与朋友一起来取结果。

在一些情况下，HIV 抗体检测的结果只能给被检测的人。在检测之后，经过朋辈咨询师的允许，来访者才可以带朋友一起来做咨询。当检测
结果是阴性的时候，有些来访者会希望带上朋友 333
以分享检测结果带来的喜悦。在邀请朋友一起来时，朋辈咨询师必须确认来访者私人的问题已经完全解决了。

让实习生进来旁听

在培训朋辈咨询师有关 HIV 检测的时候，需要近距离观察实际的朋辈咨询过程。为了确保来访者的隐私，当来访者来时，被培训的朋辈咨询师或者实习生应该坐在另一间房间内并确保处在来访者的视线之外。之后，朋辈咨询师就应该把实习生旁听的事实告诉来访者并获得来访者的同意。朋辈咨询师需要向来访者强调他有权利选择是否愿意实习生旁听并且保证实习生只记录或观察咨询师的表现。最后，朋辈咨询师还需要保证实习生的旁听不会影响到咨询的进行。

如果来访者同意了，朋辈咨询师就应该说出实习生的全名，如果来访者觉得实习生进来也是可以接受的，朋辈咨询师就可以请实习生进来。实习生进来后，他应该向来访者打个招呼，然后坐在不显眼的地方并且安静地观察这次咨询过程。

如果来访者想让实习生参与进来，朋辈咨询师就应该拒绝，因为这将影响咨询的质量。在这种情况下，朋辈咨询师应该出去告诉实习生重新预约下一次观察时间。

紧急情况

检测的结果将引起人们剧烈的情绪反应，紧急情况可能会在朋辈咨询时发生。下面有一个例子。

> 朋辈咨询师：那么，在接下来等待结果的两个星期时间里，你会想些什么呢？
>
> 来访者：我非常害怕。我没有任何人可以倾诉，因为所有的事我都做过，我确信我已经被感染了。我完全不知道我该怎么办，我甚至想到了去死。

在一些情况下，为了保证来访者的健康和安 334
全，朋辈咨询师可能需要打破匿名和保密的原则。所有的朋辈咨询项目应该建立一个为朋辈咨询师设立的紧急情况求助系统。因为校园在危机干预方面有它的特殊性，学生需要参与 HIV 抗体检测的朋辈咨询项目从而有效处理危机。

在上文的例子中，学生暗示了他/她有轻生的想法。朋辈咨询师应该了解他内心深处的真实

意图。可以问来访者："如果你的 HIV 检测结果是阳性的，你觉得你会做些什么？"如果来访者的回答暗示了或表达了自杀的念头，朋辈咨询师就需要向其他朋辈咨询师或专业咨询师请求援助。

朋辈咨询师可以用下述的行为判断来访者是否处于一个潜在的危机中（San Mateo County，1991）。

潜在风险的信号

下面的一些信号能够暗示来访者可能处在危机之中：

- 表达自己将面对不好的结果；
- 失去勇气，感到没有希望或者有自杀的念头；
- 极度生气并有杀人的想法；
- 社会性的孤僻（没有寻求支持的地方或者无力去寻求帮助）。

风险评估

如果你意识到了危机，或者对来访者存在其他顾虑，就必须评估他们伤害自己或者伤害别人的可能性。看看下面的因素：

335 • 有自杀的想法或计划；
- 有伤害别人的想法或计划；
- 有自杀或杀别人的"前科"（例如，"你是否曾经试图或者想过自杀"）；
- 在生活中正在经历失落情绪或近期遇到创伤性事件。

治疗干预

如果你发现任何上述的行为或者评估因素，就要考虑使用以下的干预措施：

- 了解来访者过去处理危机的能力和他如何调整自己的情绪或调整情绪的能力。例如："你是否有遇到困难的时候？那时发生了什么？你是怎么处理这种情况的？"和"你是否曾经试图自杀？"
- 帮助来访者将解决问题的方法具体化。例如："这次咨询结束后你会去哪里？你是否有可以寻求帮助的好朋友？"
- 在朋辈咨询室中对来访者进行鼓励。例如："我明白你现在非常害怕。不过，我向你保证，在这里讨论你的情绪是非常安全的。你能告诉我更多你现在的感受吗？"

检测后的朋辈咨询环节

检测结果出来以后的咨询会比检测前的咨询更令人紧张。朋辈咨询师要敏锐地察觉来访者的紧张情绪。

336 ### 告知阴性的结果

以下是一个具体场景：

朋辈咨询师前往咨询的房间。当他/她刚刚放好一些小册子和安全套时，他/她的来访者比约定时间提前 10 分钟到了。这时，来访者便开始显得很紧张和战战兢兢。

来访者：你好，我来早了。我昨晚很难入睡，早上很早就起床了。我很高兴你已经来了——我们能提前开始吗？

朋辈咨询师：当然，进来吧。（双方同时坐下，接着检测后的咨询开始了。）刚才你提到你昨晚很难入睡，自从你接受检测后，你在其他时候也很难入睡吗？

来访者：是的。我对检测结果感到非常紧张。你能告诉我结果是否理想？

朋辈咨询师：随着得知检测结果的日子越来越接近，你会越来越发现自己陷在紧张难熬的状态下。但现在你在这里了，如果你给我你的卡片和编号，我们可以核对这张实验室纸片是不是你的。（他们对卡片和编号进行核对并获得实验检测的结果。）你的检测结果是阴性的。在我们开始探讨这个结果之前你有什么其他的问题吗？

在问候了来访者和回答了其他问题和疑惑后，你必须核实编号以确认你给的是正确的检测结果。如果来访者忘记了纸条上的编号，在你给出结果之前他/她必须将它带来。有可能出现来访者丢失卡片的情形。这时，来访者就必须重新进行检测并且拿到一个新的编号。这样，只有在
337 确定检测结果与来访者本人匹配时，才能保证来访者拿到了正确的结果。在确认编号和告知检测结果后，要继续评估来访者是否需要一个后续检测（如果 HIV 抗体阳性已经 6 个月，那就要检测他/她是否已经感染）。如果来访者最后一次有可能感染 HIV 的经历发生在进行 HIV 检测 6 个月之前，这个检测结果就是准确的。如果潜在的危险经历在 6 个月内，那么你应该鼓励来访者再重新做一次检测。

朋辈咨询师要让来访者明白在做了有潜在感染风险的行为后要等待 6 个月才能检测出准确的结果。为了判断过去 6 个月的风险程度，你应该问一些特别的问题。以下的情况出现时，可以推荐来访者重做一次检测：

- 和一个 HIV 携带状况未知的陌生人进行了无保护的性交（通过肛门、阴道、口唇）；
- 和一个使用静脉注射药物的人进行了无保护性交；
- 自己是静脉注射吸毒者；
- 和一个 HIV 携带状况未知的人有可能进行了血液交换。

在检测后的咨询期间，务必要询问检测结果对来访者意味着什么。（“检测的结果对你来说意味着什么？”）你也需要和来访者讨论如何防止 HIV 的感染（“有一个 10 点量表考察来访者和性伴侣在进行性交时的安全系数是多少，1 代表无意愿安全性交，10 代表性交时会一直使用合适的保护”）。你可以根据这个来评估来访者对这个结 338
果的想法。如果来访者情绪很低落，咨询师和来访者应该进一步讨论对检测结果的看法。另外，你可以谈论一些在检测之前没有提及的话题和回答来访者任何相关问题。

一个阴性的检测结果会使得来访者情绪放松。然而，有一些人对阴性的检测结果的反应却是冷淡的或者感到不安。在这种情况下，你最不应该做的就是问他们为什么他们会有这样的反应（“你对你的检测结果有什么感觉？”）。他们会对没有受到感染很怀疑：“我做了所有的事情后，我不相信我没有被感染。”你应该允许来访者表达不安的情绪，并且花一些时间来理解他们的感受，然后给来访者推荐校园里或者社区中其他提供心理服务的地方。

由于在一次完整的 HIV 咨询过程中来访者只有两次机会，不要期望来访者能够改变或者停止做一些存在感染 HIV 风险的行为。毕竟你的目的不是去改变来访者的行为：这不是一个现实的目标。你应该帮助人们明确什么时候会有感染 HIV 的风险，并提供给他们防止 HIV 感染的方法。你应该假设检测后他们的结果都是阴性的，给他们一个机会谈谈他们的感受、态度和接下来的计划。在理想情境下，来访者的计划应该能够促使来访者减少风险的行为从而降低感染 HIV 的可能性。

告知阳性的结果

也许对于一个朋辈咨询师来说，告诉来访者一个阳性的结果是一件非常困难的事情。你往往找不到一种轻松的方法来告知来访者他们的检测结果是阳性的。然而，你可以做到的是，给来访者提供一些帮助，比如鼓励他们，表示关注或者给他/她推荐其他咨询的地方。

目前，匿名的 HIV 抗体检测项目在我们所在的大学里（斯坦福大学）仍然非常不成熟，所

以我们缺乏足够的经验，并且对在告知阳性结果
339 后可能发生的问题不是十分了解。然而，朋辈咨询的培训课程还是需要有这方面的指导的。具体包括：

● 额外的培训。在检测咨询时最重要的是，你应该向资深的咨询师请教有关特殊情况发生时的情境和可以采取的措施。（资深的咨询师应该包括校园健康中心的临床心理医生和内科医生或资深健康咨询师。）

● 更换朋辈咨询师。如果检测前的朋辈咨询师是个新手，那他/她就不适合处理阳性结果的咨询。这时，应该让一名更有经验的朋辈咨询师来做检测后的咨询。检测前的朋辈咨询师将来访者的基本情况简短地告知更换后的资深朋辈咨询师。资深朋辈咨询师也可以和其他的咨询师一起讨论该案例。

在任何一个检测后的咨询中，你应该确认来访者的编号纸条和检测的结果纸条是否匹配。在获得编号纸条后，你应该问来访者："在我们讨论检测结果之前，你是否有任何问题？"一定要根据来访者的情况决定什么时候告知他结果。在合适的时机，你应该用直接和平静的音调说："你的检测结果是阳性的。"然后等待来访者的反应。如果来访者带来了他/她的朋友，你应该在合适的时机问来访者是否允许他/她的朋友加入这次咨询。

在检测后的咨询中，如果结果是阳性的，你不应该像处理阴性结果时那样与来访者讨论可能感染到 HIV 的风险行为，而是应该通过以下问题评估来访者对检测结果的反应：

340 *听到这个测验结果后你感觉怎么样？*

你下一步打算怎么做？

你觉得可以利用到哪些药物或心理咨询资源？

我们建议用以下的方式来处理阳性的检测结果。

Ⅰ. 综合检测结果。

A. 了解来访者的想法。

1. 了解来访者对用药物进行的检测结果的理解。

2. 澄清错误观念并且用简单直接的态度回答问题。

B. 探索来访者的情绪。

1. 向来访者说明他/她所体验到的情绪是很正常的。（"我知道这个结果对于你来说很可怕。"）

2. 允许来访者引导咨询过程。提供一个安全、关心的环境鼓励来访者表达。

Ⅱ. 后续的治疗。

A. 准备一张校园健康中心的宣传单，并与来访者讨论之后的选择方案。

B. 向来访者说明可以支持匿名药物治疗的地方或提供支持服务项目的选择。如果可以（如果来访者询问了健康维护组织或者其他健康关怀机构），应该向来访者说明很多心理医生和健康关怀计划都提供保密的关怀和服务。

C. 再次向来访者说明他们不需要立刻采取行动。只要在他们感觉需要时去选择这些支持项目就可以，到时这些项目照样可以提供有效的帮助。

Ⅲ. 给予希望，提供支持和力量。

A. 在来访者渐渐感到失望时持续地鼓励来 341
访者坚持希望。

B. 让来访者不要失去希望，关注相关研究结果（有效的新药）。

C. 让来访者关注自己的生活状态。

D. 鼓励来访者参与上述推荐的服务性机构。

E. 鼓励来访者积极参加健康关怀项目。

确认来访者是否理解检测结果的真实意义，和他/她讨论如何解决感染 HIV 的情况。

在某些案例中，检测后咨询并不完全包括上述提纲中出现的问题。某些来访者会对结果感到震惊而无法在咨询时听进去朋辈咨询师要传达的信息。在这种情况下，你应该给他/她时间，让他/她下次再预约。下一次预约的咨询师可以是你（维护匿名性）或者在保密的前提下预约其他校园健康中心的医生或心理专家（但是不匿名）。

小结

作为一个能够提供有关 HIV 抗体检测的帮助和给予相关资源支持的朋辈咨询师，你要牢牢记住做一次 HIV 抗体检测可能对某些人来说是人生中最可怕、紧张和容易情绪激动的时候。朋辈咨询师在和来访者谈一些深入的私人话题时，应该注意创造一个安全、客观和充满关怀的环境。朋辈咨询要在没有威胁的气氛下进行。这也是锻炼来访者处理问题能力的一个机会（通过教育、假想和角色扮演），从而减少在未来可能发生的不安全和风险行为。

HIV 朋辈咨询的提纲

A. 检测前的朋辈咨询	
内容	**朋辈咨询的议题**
总体介绍	接受可行的、保密的检测
介绍检测过程	回顾检测流程和过程
进行风险评估	让来访者表达他们的想法（“你为什么来这里做检测？”）
向来访者告知安全性交的知识、了解其对性行为态度	判断来访者是否持有拒绝、过度理性、感觉被孤立或高傲的态度
与来访者进一步交流	保持非评判和开放的氛围。能够敏锐地察觉来访者的焦虑感和压力水平。有时，来访者有可能出现语言和心理上的障碍
寻找应对策略	和来访者一同寻找解决问题的策略并对假设的情况进行角色扮演
提供支持	提供其他可以为来访者提供支持和帮助的资源
B. 检测后的咨询（阴性的结果）	
内容	**朋辈咨询的议题**
核对编号条	如果来访者带来了编号条，要先核对编号和检测结果是否匹配，然后开始下一个环节
	如果来访者忘记带编号条，应该让他/她预约下一次再来并督促他一定带上编号条
	如果来访者丢失编号条，应该让来访者准备再次进行血液检测，并预约下一次检测后的咨询
公布检测结果	根据来访者的反应进行下一步
与来访者讨论检测结果	了解来访者对检测结果的理解程度和其他情绪反应
	了解来访者对于在接下来的时间里防止感染到 HIV 的态度
评估重新检测的必要性	了解来访者上一次的风险行为是否在 6 个月以内。如果是的，就要告知来访者重新检测的重要性
C. 检测后的咨询（阳性的结果）	
内容	**朋辈咨询的议题**
核对编号条	如果来访者带来了编号条，要先核对编号和检测结果是否匹配，然后开始下一个环节
	如果来访者忘记带编号条，应该让他/她预约下一次再来并督促他一定带上编号条
	如果来访者丢失编号条，应该让来访者准备再次进行血液检测，并预约下一次检测后的咨询
公布检测结果	根据来访者的反应进行下一步
与来访者讨论检测结果	确认来访者理解医学检测得出的结果的意义，并处理相关情绪
	当来访者表达出情绪时，应该开放和共情地倾听
商榷下一步的计划	询问来访者是否可以寻求到情感支持和药物治疗。向来访者推荐合适的内科医生和社区 HIV 支持小组

HIV 抗体检测前咨询问卷

人口统计学数据

年龄：________ 性别：________

年级（1）（2）（3）（4+）

毕业生/博士后：（ ）

伴侣：（ ）

非学生：（ ）

种族背景：

（ ）非洲裔

（ ）亚太裔

（ ）西班牙/拉美裔

（ ）美国土著人/阿拉斯加人

（ ）白种人

（ ）其他：__________________

信息

你在最近的 12 个月内是否曾经被看成性病传播者？（Y）（N）

你之前做过多少次 HIV 抗体检测？（0）（1）（2）（3）（4）（5+）

上一次得出阴性检测结果的时间：______________________________

上一次得出阳性检测结果的时间：______________________________

请女性回答：

你觉得你怀孕了吗？（Y）（N）

你会采用母乳的方式喂养婴儿吗？（Y）（N）

行为

请选择适合你的所有选项

从未有过（从不）

曾经有过（在 6 个月以前）（>6）

最近有过（在 6 个月之内）（<6）

	从未有过	曾经有过	最近有过
在酒精和其他药品的影响下发生性关系	（ ）	（ ）	（ ）
在使用安全套或者其他避孕工具的情况下进行口交			
主动方	（ ）	（ ）	（ ）
被动方	（ ）	（ ）	（ ）
在不使用安全套或者其他避孕工具的情况下进行口交			
主动方	（ ）	（ ）	（ ）
被动方	（ ）	（ ）	（ ）
在使用安全套的情况下进行肛交			
主动方	（ ）	（ ）	（ ）
被动方	（ ）	（ ）	（ ）
在不使用安全套的情况下进行肛交			
主动方	（ ）	（ ）	（ ）

被动方	(　)	(　)	(　)
在使用安全套的情况下进行性交			
主动方	(　)	(　)	(　)
被动方	(　)	(　)	(　)
在不使用安全套的情况下进行性交			
主动方	(　)	(　)	(　)
被动方	(　)	(　)	(　)
与他人共用注射器	(　)	(　)	(　)
接受来源未知的血库输血	(　)	(　)	(　)
和异性性伴侣进行性交	(　)	(　)	(　)
和同性性伴侣进行性交	(　)	(　)	(　)

问题和建议：

以下内容仅用于办公目的的资料搜集：
编号：
检测前咨询的时间：　　　　　　　　　检测后咨询的时间：
结果：
检测前咨询的朋辈咨询师：
检测后咨询的朋辈咨询师：
检测方式选择：(1) 匿名的 (2) 保密的 (3) 未在此做检测

附 录

附录 A 朋辈咨询培训项目
附录 B 推荐的朋辈咨询课程
附录 C 调查：校园朋辈咨询
附录 D 自杀热线
附录 E 关于男同性恋、女同性恋和双性恋人群的误解
附录 F 发起一个关于 HIV 抗体检测的匿名朋辈咨询项目

附录 A

朋辈咨询培训项目

大卫·多罗辛、文森特·丹德烈亚、
理查德·杰克斯

349 本附录改编自大卫·多罗辛、文森特·丹德烈亚、理查德·杰克斯1997年在美国高校健康协会会议上发表的演讲。附录对建立大学朋辈咨询中心的基本原则、具体培训项目的制定方法以及如何评估培训项目的实施效果等内容进行了介绍。

几年前，一些对朋辈咨询培训感兴趣的学生团体找到我们，想要进一步了解这个项目。这也使我们发现了三个问题：(1) 我们应该在朋辈咨询项目上花费多少时间（通常认为，时间属于一种短缺资源）？也就是说，接受这种培训是不是一种明智的投资，朋辈咨询的培训应该有怎样的标准？(2) 既然朋辈咨询培训面向少数群体的咨询、避孕咨询及药物团体咨询，甚至大学生团体咨询，那么为了使各种不同的团体都能接受朋辈咨询培训，该课程的核心应包含哪些内容？(3) 培训效果如何评估？

在本附录中，我们将回答以下问题：为什么朋辈咨询项目是一项绝佳的投资、课程应该包含 350
哪些内容，以及如何对某个具体项目进行评估。

基本原理

在项目正式开始之前，我们就意识到学生之间相互帮助非常重要。比如，我们选择并确定了固定宿舍管理员并增进宿舍管理员与咨询服务团队的专业人士间的交流，并且于20世纪60年代后期，协助建立了一个由学生自主运行的药物危机中心（Wolf et al.，1968）。

在斯坦福大学，一个名为“桥”（Bridge）的项目首先对朋辈咨询培训产生了兴趣。该项目关注校园内的药物滥用问题，并致力于为学生提供药物的替代品。该项目建立了一个提供危机干预、危机资讯以及咨询服务的中心，其首要宗旨在于为学生提供帮助。

“桥”的第二个宗旨是，为了一个共同的目标而组成一个团队，并在团队中相互支持、提高自信、分享信息和集体行动。

“桥”的第三个宗旨是，使接受朋辈咨询培训的学生能更加清楚地认识自己。多数参加了培训的学生都表示自己通过培训变得更加自信并且对自己的认识更加清晰。在培训中，学生进行关于开放性及自我展示的练习，与其他学生咨询师相互支持，并在团队中扮演有价值的角色。很多人都表示作为一名朋辈咨询师的经历是自己成长过程中的重要经历。

“桥”的第四个宗旨是，为青少年提供有意义的成年角色。当前社会青少年正缺少担任此类角色的机会。有意义的角色涉及对他人的责任，成年人应该对他人负责。但是在一般情况下，人们并不要求青少年对他人负责。而朋辈咨询培训 351
为那些对教师、咨询师、心理学家、医生等职业感兴趣的人提供了一个承担成人角色的机会。

“桥”的第五个宗旨是，提高接受培训的学生的社会及人际交往技巧。对于一些人而言，朋辈咨询的培训是一种很重要的“亲密行为的培训”。朋辈咨询培训还可以培训人们在工作中能运用的社交技巧。通过培训及互动，使朋辈咨询师更好地理解个体心理学和团队形成过程，也有利于促进咨询师间的交流和互动。

“桥”的第六个宗旨是，培养学生的学习能力、适应能力以及处理问题的技巧。White（1947）明确提出了相关的处理问题的技巧，这些技巧涉及个体的认知和心理内部机制，以及处理与外部情境、情绪和成长问题有关的行为。朋辈咨询师通过观察、确认、学习原理、参加培训、遵循例子和培训他人等方法，从别人身上学会这些技巧。大部分人可以在日常生活中学会这些技巧，但在朋辈咨询的培训中你可以更加清晰、系统地掌握相关技巧。

培训课程：如何选择课程内容

由于很多学生团体都对朋辈咨询感兴趣，我们决定从以下两个问题入手，以便系统地回顾朋辈咨询培训项目：什么样的培训项目能够提供最好的内容和最高的潜在价值？什么样的项目有广泛的应用性，即不需要为不同团队制定不同的培训项目？

我们组建了一个由学生及相关工作人员组成的委员会，其中相关工作人员占大部分。该委员会负责检查朋辈咨询培训中的基本原则及机制。委员会成员回顾了朋辈咨询过程的录音，查阅了
352 相关文献资料并且采访了部分人群。随后委员会得到三个结论：（1）很多学生对朋辈咨询感兴趣，表现为希望得到朋辈咨询师的帮助和愿意成为朋辈咨询师去帮助他人。（2）Ivey（1974）的“微格咨询”应该是培训朋辈咨询师的最佳模式。（3）所有朋辈咨询师都需要接受基本技巧的培训；所有特殊领域的朋辈咨询师都需要接受相应领域的专业培训，如健康服务、职业咨询和职业定位中心的咨询师。

朋辈咨询课程中的基本技巧以“微格咨询”技巧为根据：学生在角色扮演中学习相应技巧，并对角色扮演过程进行录像以获得及时的反馈。基本技巧的课程共包括六节课，每节课两个小时。六节课会依次介绍以下的技巧：

1. 基本关注技巧；
2. 开放式提问；
3. 复述；
4. 情感反映；
5. 总结；
6. 对所有技巧的整合。

每节课都先播放一段录像，向学生示范当天所需学习的技巧。然后学生们进行角色扮演练习

并相互观察对方的表现。练习结束后，学生根据练习中遇到的问题进行讨论，明确什么在朋辈咨询中是有效的，什么是无效的（Ivey & Gluckstern，1974）。

评估

我们尝试从以下三个不同的角度评估朋辈咨询项目：培训人员及接受培训的学生对待该培训的态度、培训的效果以及接受培训后学生的实际咨询质量。

培训人员及接受培训的学生对待该培训的态度。在每节课结束时，培训人员和学生都需要填写调查问卷。对问卷结果的分析表明培训人员和学生的评价结果呈正相关。学生反映自己的能力有所提高，与同龄人的人际关系有所改善，而且
353 能更好地学习那些有利于适应生活情境的新技巧。

部分反馈意见与课堂上播放的录像有关，主要是因为录像缺乏多样性。随后，我们调整了录像带内容：丰富角色和涉及主题种类，增加正确和错误的角色扮演模型。培训人员和学生普遍反映修改后的录像效果更好。

培训的效果。为了更正式地评估，我们于1975年春季挑选了三支培训团队，其中包括来自“男同性恋联盟”的6名男性，来自“校园已婚学生住房区”的8名女性，以及8名墨西哥裔大学生。培训开始前，我们将学生和来访者匹配，并对他们的咨询过程进行录像。在培训项目结束时，每对组合再进行一次朋辈咨询，同样对咨询过程进行录像。由专业的培训人员根据录像对学生进行评估，评估的内容包括课堂上所教授的全部技巧，其中培训人员不评估他（她）自己培训的学生。具体评估结果见下图。

从录像中我们发现，在培训后的咨询过程中，学生更频繁地使用开放式提问、复述、情感反映以及总结的技巧；同时他们更少在话题之间进行跳跃，更少使用封闭式提问。通过对录像的分析我们发现，培训之后咨询的质量显著提高。

学生的实际咨询质量。第二项评估在斯坦福大学的就业辅导中心进行。在这个过程中，来访者随机接受朋辈咨询师或专业咨询师的咨询。在正式咨询开始前，学生需要填写一份问卷，问卷包含以下内容：在中心的过往咨询经历、从五个方面阐述自己对朋辈咨询及专业咨
询之间相对价值的态度和看法、两种咨询存在 355
的问题、对接受朋辈咨询或专业咨询服务的偏好。

咨询结束后，来访者需要完成两份问卷。第一份问卷要求来访者对咨询师的行为及活动进行等级评定。第二份问卷与接受咨询前所填写的问卷相同。结果显示，来访者对朋辈咨询师的打分更高，特别是在一般咨询技巧方面的评估。在咨询后，专业咨询师在那些更复杂的情境中的得分比较高，但是在咨询技巧上的得分几乎没有变化。来访者在接受朋辈咨询后，对朋辈咨询师的评分会变高。这个结果可以推广到对其他领域的朋辈咨询师的评估中，例如对个人事务、危机、问题解决等方面的朋辈咨询。

结论

1. 很多学生对朋辈咨询培训感兴趣。

2. 大学及其他各种学校的咨询中心应该鼓励那些对朋辈咨询感兴趣的学生推广和参与朋辈咨询服务，以此支持校内的专业咨询中心。

3. 应该同样关注朋辈咨询服务与专业临床服务的操作和评估。

技巧概观

（基于录像材料统计的一般学员在培训前后的各项技巧使用的变化）

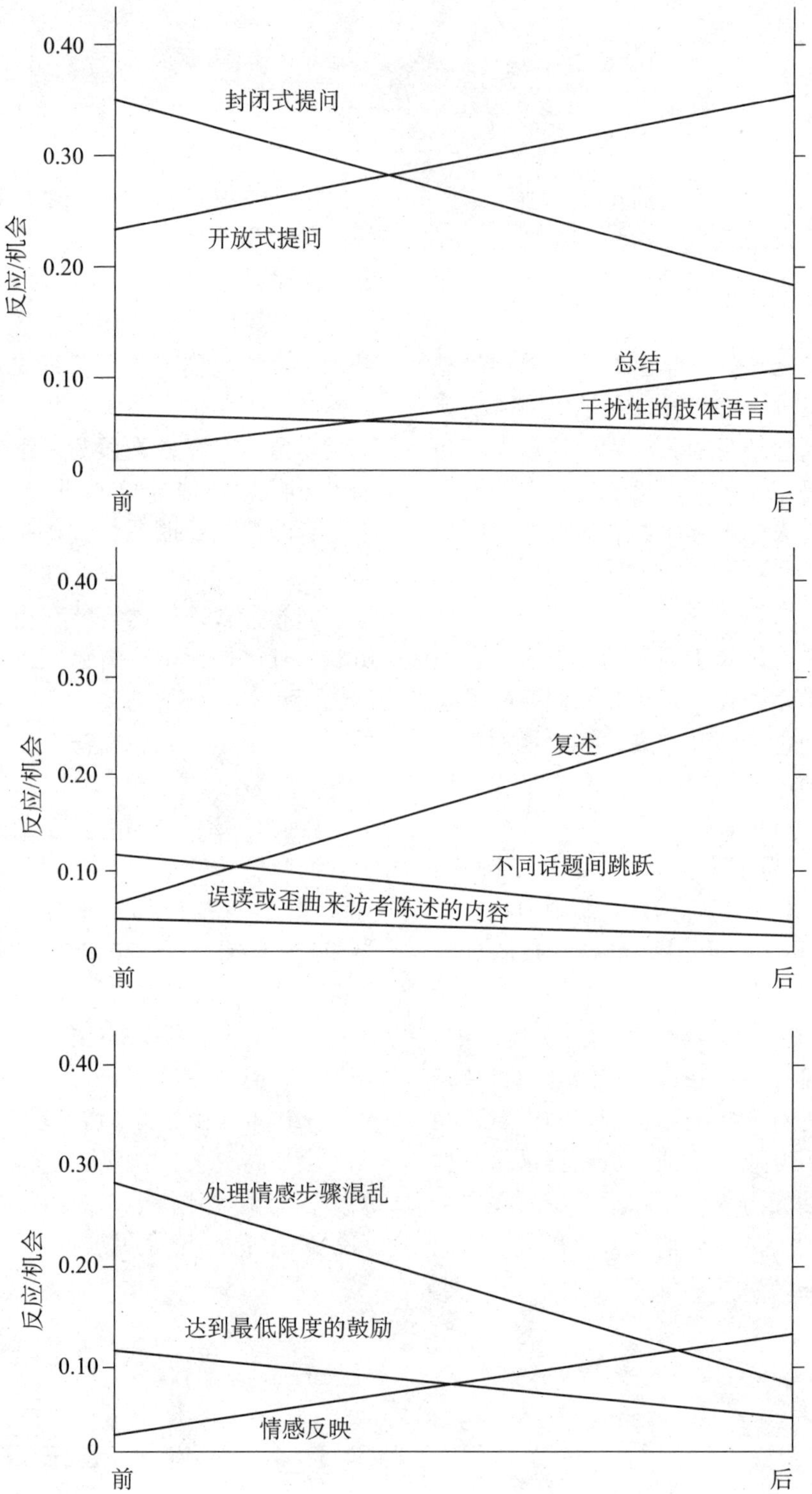

附录 B

推荐的朋辈咨询课程

文森特·丹德烈亚、彼得·萨洛维

357 一个好的朋辈咨询培训项目主要依赖于角色扮演和实践培训，也包括呈现有教育意义的材料以及以小组讨论的形式对其培训。关于倾听与咨询技巧的教学需要缓慢地、踏实地进行，随后的课程可以帮助学生整合这些技巧。仅仅用录像来进行培训是无法达到效果的。

最佳的课程时间安排是每周两节课。第一节课时长 2 小时，内容为介绍本周所要学习的技巧，展示正确和错误的角色扮演，并在时间允许的情况下为学生提供练习技巧的机会。第二节课时长 90 分钟，由一名经验丰富的朋辈咨询师和四五名学生组成小组，对所学内容进行练习、讨论和反馈，使学生更好地理解掌握所学内容。

最好用两次为期十周的课程来教授本书的内容。第一次课程称为“朋辈咨询以及基本关注技巧简介”，以下是教学大纲：

第一周　介绍、非言语关注技巧

第二周　开放式提问

第三周　复述

358 第四周　处理感受

第五周　总结

第六周　整合目前为止所学的全部知识和技巧

第七周　决策及问题解决

第八周　危机解决技巧（包括对性侵犯的咨询）

第九周　抑郁

第十周　自杀

第二次课程称为“高级朋辈咨询课程”，以下是教学大纲：

第一周　回顾倾听的技巧

第二周　综述咨询的技巧、咨询与治疗的不同之处、朋辈咨询师的角色及义务

第三周　契约

第四周　面质

第五周　解释

第六周　对同性恋及双性恋的咨询

第七周　种族视角

第八到十周　朋辈咨询的伦理以及适合于咨询中心（同学们进行咨询的地方）的特殊话题。（例如，热线志愿者应更好地掌握

应对自杀或强奸危机的咨询技巧，负责 HIV 抗体匿名检测项目的朋辈咨询师应掌握 HIV 相关信息，避孕主题的咨询师应掌握避孕的相关信息，职业发展咨询师应掌握指导性信息，宿舍辅导员应掌握校园内资源的相关信息。）

通过学习以上课程，朋辈咨询师将进行这些课程培训，使他们能够通过面谈和热线的方式在校园中为学生提供服务。根据具体项目的不同，可适当对课程内容和授课顺序进行调整。首先明确项目中的朋辈咨询师可能面临什么主题的咨
询，之后相应地确定培训项目内容。例如，如果 359
培养的是提供学业指导的朋辈咨询师，那么仅仅需要一次为期十周的课程，课程内容应该包括五种基本倾听技巧以及与职业信息和计划有关的内容，而不需要涉及自杀、危机干预及抑郁等内容。一般来说，如果咨询项目不包含自杀和危机干预，可以用第二次课程中第八到第十周的内容来替换第一次课程中第八到第十周的内容。

附录 C

调查：校园朋辈咨询[①]

彼得·萨洛维、文森特·丹德烈亚

361 从 1970 年起，人们开始逐渐接受朋辈咨询，特别是在大学校园中。校园朋辈咨询是运用主动倾听和问题解决的技巧，同时结合关于人的发展和精神健康的知识来帮助、建议并为其他学生提供咨询的一种服务……朋辈咨询中最根本的前提是：学生们在给予一定机会时有能力解决其生活中大部分的问题。朋辈咨询师的角色，并不是去为他人解决问题，也不是单纯地为他人提供建议、解释或诊断；而是通过明晰来访者的想法与感受，让他们表达各种见解及选择，从而帮助来访者。

文献表明，准专业人员参与咨询过程已经有较长的历史（Durlak，1979）。一般而言，来访者对接受过最低限度培训的非专业咨询师的评价不低于对专业咨询师的评价。虽然目前学术界已 362 经有一些关于非专业咨询项目的介绍（例如 Giddan & Austin，1982），但是涉及相关项目（如朋辈咨询）的实际运行情况的研究并不多。因此，本研究的目的是为美国和加拿大高校中的朋辈咨询活动提供文献证明。研究要求参与者关注朋辈咨询师，包括咨询师经常会遇到的问题、咨询师接受的培训及其在工作机构中遇到的困难（如经济支持、专业资源等）。

方法

我们从高校咨询中心联盟的负责人名单[②]中随机挑选出 200 名高校咨询中心负责人，并以邮件的形式向他们发送一份三页的问卷及附函。一个月后，通过邮寄的方式回收了 156 份问卷，回

① 本附录内容的引用已得到《美国高校健康》[*Journal of American College Health*，22（1984），262—265] 杂志授权，该部分内容第一次发表在美国高校健康协会（American College Health Association）1983 年 5 月 26 日在圣路易斯的年会上由文森特·丹德烈亚主持的朋辈咨询分会中。.

② 感谢耶鲁大学的大学健康服务精神卫生部门的负责人 Robert L. Arnstein 博士对我们的鼓励及为我们提供相关的列表。

收率为78%。许多咨询机构的反馈信件中还附加了其研究的描述性材料。在156名回应的咨询中心负责人中，122名（78%）负责人对其校内的朋辈咨询项目持肯定态度。随后，我们对这些问卷数据进行了严密的分析。

结果及讨论

朋辈咨询师的角色

表1显示了在大学及学院里朋辈咨询中出现的不同情况。我们将朋辈咨询师的角色分为28种，其中最常见的是宿舍咨询、学业咨询以及学业问题解决。各种心理学专业导向的朋辈咨询仅
363 占1/3。涉及药物及酒精滥用的学生咨询中心已不像过去10年中那样流行了。

表1　　朋辈咨询师的角色

（按照出现频率高到低的顺序排列）

角色	*N*	百分比
宿舍咨询/建议	96	79
学业咨询	76	62
学业上的问题解决	68	56
为少数族裔学生提供服务	58	48
为妇女提供服务	47	39
职业指导服务	43	35
自杀与危机干预	42	34
一般心理咨询	41	34
避孕/流产咨询	31	25
同性恋/双性恋咨询	26	21
强奸/被虐待妇女咨询	21	17
新生定位	15	12
参军登记咨询	12	10
酒精/药物咨询	8	7
健康/幸福感咨询	8	7
促进团队支持	5	4
经济救济咨询	5	4
朋辈神职人员/宗教咨询	4	3
残疾学生咨询	4	3
招生咨询	3	2
法律咨询	3	2
退学访谈	2	2
疱疹/艾滋病/性病咨询	2	2
退伍军人福利建议	2	2
非住校学生帮助	1	1
饮食失调咨询	1	1
学生紧急救护/EMT	1	1
终生学习咨询	1	1

常见问题

表2列出了朋辈咨询师所遇到的常见问题，其中最常见的是学习上的困难。同时，人际关系也十分常见。在朋辈咨询过程中，抑郁较为常见。在通常情况下，其他更加严重或更加敏感的领域，如自杀或性功能失调等问题不会出现在朋辈咨询中。

表2　　朋辈咨询师遇到问题的种类

（按照出现频率高到低的顺序排列）

问题	*M*	S. D.
学习上的困难	2.22	1.56
人际关系	2.82	1.76
亲密关系	3.56	1.62
职业/未来焦虑	3.75	2.20
抑郁	4.42	2.39
与父母相关的问题	5.08	1.84
经济困难	5.60	2.37
性问题	6.57	1.77
自杀	8.29	1.98
其他一些提及但未测量的问题：		
酒精及药物滥用	独立问题	
舍友间的关系问题	焦虑/压力	
饮食失调	学习方法	
宗教冲突	孤独	
能力/自信问题	集体用车（car-pooling）	
角色冲突	时间管理	

注：在表中所测量的问题，以 $M=1$ 为出现频率最高的问题，$M=10$ 为出现频率最低的问题。

朋辈咨询师及来访者的数量

364 如表 3 所示，各所高校中的朋辈咨询师数量在 2 到 450 人不等，平均约为 107 人。这一结果表明，许多大学中存在着一个庞大的朋辈咨询师团体。如果本数据具有代表性，仅仅本研究就能反映出有 12 000 名朋辈咨询师。平均来看，一所大学中接近 1/4 的学生在一学年中会接受一名朋辈咨询师的咨询服务，平均每 3 名朋辈咨询师为 100 名学生服务。朋辈咨询师的利用率相当高——在某些大学内，朋辈咨询师几乎在所有与学生有关的事务中都会发挥一定作用（如当一名
365 学生想确定自己的专业时）；然而，在另外一些学校中，朋辈咨询师似乎仅在紧急状态或在有需求时才发挥作用。

表 3　朋辈咨询在校园内的应用情况

	M	S. D.	分布
在任意时间，你的学校会有多少名朋辈咨询师？	107.2	284.2	2～450
在一个学年中，接受朋辈咨询服务的学生占全体学生的多少百分比？	25.8	25.5	1%～100%
每 100 名学生中有多少名朋辈咨询师？	2.8	3.1	0.1～18

朋辈咨询培训

表 4、5 和 6 总结了朋辈咨询的培训情况。数据表明，无论是在培训模式、培训程序，还是培训师等方面，都没有共性。正如表 4 所示，仅有 36%的朋辈咨询师在之前接受过实质性的培训，实质性培训既可由来自学生健康或咨询中心的专业人士进行，也可由学生工作的特定机构内的专业人士来进行（如就业指导专家可以培训那些即将要在就业计划朋辈咨询中心工作的学生）。

培训模式没有得到一致的认可。超过一半的咨询机构采用折中的模式，或根本就没有一个特定的模式。其中应用最广的是 Ivey 的微格
367 咨询技术以及基本关注技巧，其次是罗杰斯培训程序以及基于 Egan 研究的系统。显然，各种培训模式的效果需要设计研究来评价。这样的研究有利于我们就方案的适用性达成更一致的看法。

表 4　朋辈咨询培训项目

种类	*N*	百分比
短暂的工作坊（<10 小时）	45	37
长时间的课程（>10 小时）	44	37
在职培训	13	11
未接受培训	1	1
不清楚	19	15
合计	122	100

表 5　谁对朋辈咨询师进行培训？

培训者	*N*	百分比
专业咨询中心的工作人员	53	43
特定情境下的专业工作人员	39	32
为了这一项目而雇用的专业人士	7	6
家庭/宿舍教育人员	7	6
其他学生	4	3
不清楚	12	10
合计	122	100

表 6　培训所采用的模式

模式	*N*	百分比
没有特定的模式	57	46
微格咨询/基本关注技巧（Ivey；Carkuff）	18	15
来访者中心（罗杰斯）	10	8
折中/混合	8	7
心理咨询的操作过程与技巧（Egan）	7	6
危机干预（Huff；Delworth & Rudow）	6	5
学生发展（Perry）	5	4
学生互助（Ender 等）	3	2
认知行为（Mahoney & Thoresen；Meichenbaum；Beck）	3	2
人际交往回想（Kagan）	2	2
人际关系/人际交往技巧（Pfieffer & Jones）	2	2
人的心理社会性发展（Erikson；Chickering）	1	1
合计	122	100

机构的限制：资金

从表 7 中所显示的朋辈咨询项目的所有资金信息可以发现仅少数的朋辈咨询项目得到了充足的资金资助。尽管如此，很多朋辈咨询项目仍尝试着在最低或没有资金的情况下维持营运。仅仅有 14 个项目得到了每年 10 000 美元以上的资金资助，这些钱仅仅够为一个一般规模大小的综合型朋辈咨询中心提供进行最低限度的人事培训、员工维持以及宣传。如表 8 所示，项目资金来源于各种公共基金、传统的大学校内资源等。其中有些项目通过一年一度的手工品集市来获得资金，另一些项目则通过对来访者收取少量费用以获得资金。

表 7　年度预算

每年拥有的资金（美元）	*N*	百分比
0	17	14
1～1 000	12	10
1 001～5 000	9	7
5 001～10 000	8	7
10 001～15 000	4	3
15 001～20 000	1	1

续前表

每年拥有的资金（美元）	*N*	百分比
＞20 000	9	7
不知道	62	51
合计	122	100

表 8　资金的主要来源

来源	*N*	百分比
联邦拨款/勤工俭学	16	13
学生事务处主任	15	12
学生会/学费	14	11
州政府	13	11
住房处主任	13	11
健康服务/咨询服务	12	10
慈善（公益金等）	2	2
自给自足	2	2
县政府	1	1
其他	14	11
没有回答	20	16
合计	122	100

注：一个项目可能有不止一个的资金来源。

总结及意义

这一项研究。显示了以下关于校园朋辈咨询开展情况的信息：

1. 朋辈咨询普遍存在于高校中。

2. 大量的朋辈咨询师在扮演大学校园中的各种角色，其中最常见的是为学生提供宿舍与学业方面的帮助。

3. 在朋辈咨询中，来访者最常见的问题是学业及人际关系问题。

4. 一般来说，平均每所大学有 100 多名朋辈咨询师在工作。

369 5. 一个学年中，平均每所大学中有超过 25%的学生会寻求朋辈咨询的服务。

6. 朋辈咨询的培训项目间差异很大。很多学生在成为朋辈咨询师之前没有接受足够的培训。

7. 各学校没有一种统一的培训模式。需要未来研究以明确各种可行模式中的益处及效果。

8. 很多朋辈咨询项目没有充裕的资金来源；多数朋辈咨询中心的负责人不清楚项目的资金状况。

在调查中出现了很多的“不知道”、“不清楚”以及对问题不回答的现象，表明很多朋辈咨询中心缺乏一个系统化的记录保存体系。实际上，所有咨询中心，无论其规模大小，都应该对来访者的服务、朋辈咨询师的培训及资金情况进行记录。

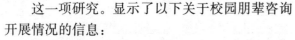

附录 D

自杀热线①

371 唐：您好。这里是咨询中心。

皮特：你好。

唐：请问您是？

皮特：我叫皮特。

唐：你好，皮特。我叫唐。

皮特：你好，我叫皮特，我觉得我就快要自杀了。

唐：发生什么了，皮特？

皮特：我的生活一团糟，我简直想要杀了自己。现在我手上就拿着一把枪。

唐：嗯……

皮特：所以我才打电话给你。你一定能做些什么的，是吗？

唐：是的。皮特，首先我想跟你好好谈一谈，了解一下到底发生了什么。

372 皮特：我不想说话——我需要帮助！

唐：嗯，有时候……

皮特：一直以来我都在和别人谈话，但是一点效果都没有。我需要帮助！

唐：皮特，我在。我很想帮助你。可是让我知道到底发生了什么才能更好地帮助你。我会努力和你一起制定出一个可以改善你处境的计划。

皮特：我现在有一把上了膛的 0.22 英寸手枪，我的手指就在扳机上。情况就是这样。

唐：好吧。皮特，你能告诉我你在哪儿吗？

皮特：我坐在我的公寓里。

唐：只有你一个人吗？还是有其他人跟你在一起？

皮特：我一个人生活。

唐：你一个人生活。

皮特：在郊区，一个又小又破的公寓。

唐：地址呢，皮特？

皮特：别问……别管地址。喂！你在追踪记录吗？

唐：不，皮特，我没有。

皮特：我怎么知道你有没有在追踪记录？如果我认为你在追踪，我会马上挂电话。

唐：好吧，皮特，我只能说我真的没有追

① 这个附录是“桥”（斯坦福大学）的培训课程中角色扮演环节的脚本。

踪，而且我绝对不会骗你。这是我所能做的，我会以真诚和诚挚的态度和你讲话。皮特，我保证
373 我不会对你撒谎。我真的没有追踪电话。退一步来说，即使我想，我也无法追踪，因为我们没有这个能力。

皮特：好吧，你最好没有。

唐：我真的想知道更多，皮特。如果你告诉我更多情况，那么我能给你更好的建议。

皮特：好吧，我的生活一团糟，这就是我握着手枪坐在这里的原因。

唐：是的，最近发生了什么让你无法接受的事情了吗，皮特？

皮特：是的，我失业了。

唐：我能理解。

皮特：我和我的妻子离婚了。

唐：嗯，她什么时候离开的？

皮特：大概在三天前。从那之后我吃不下饭，睡不了觉，我太累了。

唐：你上次吃东西是什么时候，皮特？

皮特：我不知道，我不知道。可能是两天之前吧。

唐：哦，离婚真的让你感觉很沮丧，是吗？

皮特：是的，我真的很沮丧，你知道的，我别无选择。这就是我握着手枪坐在这里的原因。我刚拿到这把枪，你懂吗？

唐：你以前尝试过自杀吗？

皮特：嗯，嗯。

唐：什么时候？

皮特：大概两年前吧。

唐：那个时候你怎么了？

374 皮特：好吧，我申请了一所研究生院。我已经工作了六年，其间从来没有认真学习过。因此我想上学。我申请了，但没被录取。

唐：然后呢？

皮特：我吃了一堆药丸。

唐：嗯……

皮特：我妻子回家发现了我。

唐：我明白了。在自杀未遂之后你感觉如何？

皮特：我觉得自己很傻，感到很尴尬。我的意思是——你懂的——这就是我握着这把枪的原因。我的意思是，药丸显然没用，它需要很长一段时间才发挥效果，这期间有人可以发现你。而有了这把枪，一切都可能随时结束。就像现在，你对我说话的时候，我就可以一枪把自己毙了。

唐：是的，这是真的。

皮特：我只是想确认你真的知道。

唐：嗯，我真的知道。而且我知道这是由你决定的。我想让你知道我是真的希望你可以和我说话，而不要扣动扳机。

皮特：好吧，我找不到其他人可以倾诉。这就是我指望你的原因。

唐：有时候我们总得有个开始。我很高兴你打电话过来。我很高兴你跟我交谈，我真的很想帮你想个好办法。

皮特：比如呢？

唐：好吧，我想知道你还能和什么人谈话？你和谁有保持联系吗？

皮特：好吧，我父母住在东部。我来自马萨 375
诸塞，上大学后找了一份工作，因此，我猜——我不知道，我没什么朋友。我有点孤单。当我坐着想我可以跟谁联系、向谁倾诉的时候，却想不出任何人。

唐：所以你真的想把这件事告诉别人，是吗？

皮特：是的，我不知道。我猜我既想又不想。我不知道。事情在我脑里转啊转。“见鬼，我就是要自杀”这样的念头总是会在脑海中突然闪过。你懂吗？然后我又会好点儿。就这样来来回回，反反复复，没完没了。

唐：当你要打消自杀念头的时候，你会对自己说什么？你的理由是什么？你想了些什么？

皮特：好吧，我猜我或许可以和妻子复合。我不知道，我不知道。但她已忍受我四五年了，终于她受不了了。

唐：这是你们俩第一次分手吗？

皮特：不是。上次我要自杀的时候，她也跟我分手了。

唐：哦……

皮特：但我说服她和我复合了。我不知道。我真不知道。

唐：皮特，她这次离开的时候说了些什么？

皮特：她说我酗酒。这是我的另一个问题。 376
她说她无法忍受我总是喝醉。啊……她无法接

受——她说我一直很绝望，这是真的，我的意思是，我能说什么呢？这是真的，我就是绝望，这是真的。

唐：是的。

皮特：她再也无法忍受了。她说我太让她失望了。我让所有人都失望了。

唐：那么你们现在的关系怎么样？她是三天前离开的？

皮特：她离开了，就再也没联系我。你知道的，她没有打电话给我。我猜她厌倦了。我不知道，她可能跟朋友们在一起。

唐：你不知道她在哪儿吗？

皮特：不知道，她没打电话给我。我想——你知道的，她已经远离我了。

唐：除了父母，你有其他亲戚吗，或者其他与你亲密的人？

皮特：亲戚？没有。我所有亲戚都住在东部。

唐：如果你和你妻子复合，你希望情况是什么样的？你妻子叫什么？

皮特：菲。

唐：菲。当你上一次尝试恢复你们的关系，你想看到什么发生？你是以什么目标而努力的？

皮特：和她吗？

377 唐：关于你们的关系，或者更笼统一点。

皮特：我不知道。我只是想令自己感觉好过一点，你明白我的意思？

唐：嗯，我知道。

皮特：我很不舒服。工作不顺，我的工作一团糟，我的工作很无聊，我不喜欢那里的人，那个地方很糟糕，我和那些人几乎没有共同之处。

唐：所以，没有什么值得你留在那里工作，是吧？

皮特：是的，是的，我有点儿炒了我自己的意思。它就像……

唐：嗯，你真的意识到你可以为你自己做得更好，对吧？

皮特：我再也无法承受那些压力。我总觉得身上有太多压力。和人交往也会带来很多压力，这或许是我朋友不多的原因。

唐：嗯。

皮特：我试着缓解这些压力，我试着和我妻子好好相处，但就是没有效果。这就是我握着枪坐在这里的原因。

唐：和我对话时，你感觉怎么样？你对我有什么感觉？

皮特：我不知道。我觉得我不确定你清不清楚我在说什么。

唐：哦，我至少明白一些，即使我无法完全体会你的感受。我知道你很沮丧，你觉得你别无选择。尽管我没有体验过这些感受，但我真的理解这些问题。我真的理解想跟人说话的感觉。与 378
人交谈对我也很重要，而且这真的很难。

皮特：是的，但为什么这对我而言那么困难？我的意思是，我周围的其他人在这方面都没问题。他们的人际关系很好，有朋友，这对我来说却很困难。

唐：你认为结婚……

皮特：好吧，我们还没结婚，我们只是同居。

唐：我懂了。

皮特：你结婚了吗？

唐：不，我没有。

皮特：好的，你曾经想过自杀吗？我的意思是，你是如何摆脱自杀的想法，而现在坐在这里与别人聊天的？

唐：嗯，我想过要自杀。这可能是我做朋辈咨询师的原因之一。当我为别人提供朋辈咨询服务时，就会出现某些情绪，让我知道自己并没有比来访者更优秀。我觉得我们都会偶尔经历这些。皮特，我觉得我们的不同之处在于我的生活中有一些支持——你知道，一些人或一些事物可以帮助我。因此，当这些发生在你身上的事情发生在我身上的时候，我得到更多的外界帮助。现在，你只是恰巧处于没有防备的状况下。你知道的，我真的认为考虑自杀的主要原因是没有其他人可以依赖。

皮特：是的，但我觉得我一直都是没有防 379
备，也没有人可以依靠的。我受够了！

唐：什么……

皮特：我能做什么呢？我能改变什么呢？我怎么才能和别人和谐地相处？

唐：好吧，你可以想想你的工作。你可以想一想，为什么上一份工作让你感到不舒服，想一想如何找到一份更舒服的工作。工作是与人相处的有效途径。如果你在工作上感觉舒服，你就更容易与工作中遇到的人们相处。

皮特：好吧。其实那工作也没有那么差。只是因为与人相处让我太紧张了，当别人走进我的办公室并与我交谈时，我就会紧张。找另一份需要和其他人相处的工作也不会改变现状。与人相处才是问题所在。

唐：好吧，我觉得我越来越了解你了。我不知道和我讲话时你感觉怎么样，但我觉得我们可以解决一些问题了。

皮特：我还没从你那得到任何答案。我需要答案。

唐：皮特，你还拿着枪吗?

皮特：是的，我还握着它。

唐：我在想，跟我谈话时，希望你可以放下枪，因为如果你死了……

380 皮特：如果我把它放进嘴里怎么样?

唐：哦……我真不想你这么做。皮特，我觉得你想要和我交谈，虽然现在我还没有给出个答案，而你因此感到沮丧。但你真的想解决这些问题。

皮特：好吧，我能做什么？告诉我，我能做什么。

唐：好吧，有些办法可以解决你的人际问题。你试过任何种类的咨询吗？你有没有找过处理人际关系的专家?

皮特：有啊，当我服下那些药丸后，我被送进急诊室，然后我在镇里的精神健康中心待了一阵子。但那儿都是些古怪的人。我懂的比他们还多，他们只是想让你出去然后更好地照顾强奸犯或者其他的人，我的意思是，真正情况紧急的人。

唐：这附近有些咨询机构不是这种类型的，规模比较小，比较私人化。

皮特：好吧，得花多少钱?

唐：不贵的，皮特。

皮特：小公司?

唐：嗯，不贵的小公司。附近有个家庭服务机构，它有很多分店，很有名，处理的都是私人事务。第一次收费 5 美元，之后他们会根据你的支付能力设立一个可调节的支付金额范围。没有你想的那么贵，咨询时间也不用这么长。你确实 381
该做些什么，现在菲离你而去，在我看来你有点儿停滞不前。

皮特：好吧，我真的不知道接下来要去哪里，要做什么，你知道找工作有多难吗?

唐：嗯，我知道。

皮特：找工作，你知道……

唐：你听过“工作新方法”吗?

皮特：嗯。

唐：它是镇上的一个地方，而且……

皮特：是的，我知道很多……

唐：它也不是大规模的官方组织。

皮特：好吧，我知道我有能力找到工作。有些人总会给你提建议，但他们无法提供一个岗位给你!

唐：好吧，现在有两个问题。皮特，我认为，关于工作，你必须做出决定。你也必须决定你和菲的关系要如何发展。你知道吗？我发现我们到目前为止还没谈到这些，但你必须做些什么。你也有你的感受，如果我们可以开始应对这些事情，那么甚至在问题解决之前——比如在你找到工作之前——可以让你感觉好一些。我认为只要你做出一些努力，总会有一些收获。或许我们的谈话已经让你感觉好些了，至少我希望是这样子。

皮特：好吧，至少你愿意和我交谈。大部分 382
人听到我要自杀以后都吓坏了。

唐：是的，我不会骗你，你自杀的念头确实把我吓坏了。

皮特：好的，我很高兴听到这些……

唐：但你知道，怎么说呢……我能做的不多。如果你要自杀，你就可以自杀，我无法阻止你。所以，我尽量不跟你争吵，而是帮你找到你自杀的潜在原因。

皮特：是的。你知道，主要是因为菲离开了我。你知道，有她在，我可以忍受很多事，感觉她就是我唯一的社会支持。她离开以后，就像有人踢走了我最后的桩基。

唐：是的，这真的很艰难，特别是它发生在仅仅三天之前。你一定还在承受这些情绪。

皮特：是的，我还在震惊之中。我觉得很艰难，我没有很多情绪，我只是生气。

唐：哦，生谁的气？

皮特：生她的气，生工作的气，生我自己的气，生全世界的气，因为我努力了那么久却没有获得好的结果。我现在很生气，可能又会绝望，我不知道，因为这就是我的常态。

唐：我希望我们可以谈一谈，并列个表来帮
383 你处理这些事情，让你不至于变得在绝望中沉沦。

皮特：沉沦！你认为我沉沦了？

唐：不，我不认为你沉沦了，我的意思是至少你打电话给我了。我遇到过有些不是真正想寻求帮助的人，他们讲几句话就放弃了，这才是真的绝望。我建议你过来，我们可以面对面谈谈，我很想见你，有时面对面的交谈会比较有效。

皮特：不，我不想亲自过去。因为到目前为止这一切都是匿名的。你没有在追踪这次电话吧？

唐：我没有。我现在只知道你的姓。我只是认为这应该是很私人的一件事。你知道，我们这里有很多材料可以帮你克服困难。但就你目前的状态而言，我认为面对面的交谈会更有效。或许你对咨询没有把握，但现在打电话是一个好的开端。

皮特：好吧，我还是认为电话交谈比较好，至少比走进一家咨询机构然后说“好吧，我决定自杀了”更好。

唐：是的，我知道这很困难。但我们不是专家，我不是专家，皮特。我是志愿者。我接受过一些良好的培训，不会把你看成一个病人
384 或者比我差的人。现在的情况是我们两个人在谈心。我有一定的经验，因此我可以在一定程度上帮助你。如果你愿意，我真的想帮助你。我的时间表很灵活，我们可以安排任意一个时间再次交谈。

皮特：好吧，我也说不清。你知道的，就像我坐着与你交谈，你知道的……我可能……你知道的……我还是会自杀。但我说不清，我真的很累。

唐：我理解。

皮特：累了。

唐：让我们做个约定吧，你今天晚上别用这把枪，我明早给你打电话。然后，我们看看你那时的感觉，你再决定是否过来。你知道的，一晚上，皮特，这是你的生活。

皮特：好的，我的意思是，现在已经11点30了，你知道吗？我已经两天没吃东西了，我累坏了。我脑子里总有一些奇怪的东西，我真希望我可以睡着。

唐：你知道的，你失去了工作，菲离你而去，你很沮丧。但现在最重要的是你很累，你两天没吃东西了。

皮特：是的，每当我吃东西，我都会吐。

唐：啊？

皮特：而且……

唐：虽然听起来可能有些奇怪，但我真的相信，而且你也知道你有权自杀。

皮特：嗯。 385

唐：好吧，我相信。但我更希望你小心谨慎地做出决定。你知道吗？你需要等自己的情绪稳定后再做决定。你很沮丧，而且你很累。

皮特：我永远无法冷静！你只是不停地说啊！说啊！说啊！只是一堆废话！

唐：你刚刚说你愿意先睡一个晚上，等早上起来看看效果再做决定的。

皮特：但我觉得我今晚必须做出决定。我的意思是，必须是今晚——或者一天后——不，必须是今晚。

唐：如果你现在自杀，你会有什么感觉？

皮特：我不知道，我很忐忑。

唐：好吧，那现在感觉如何？

皮特：我现在……你说的事情真的很好，但我觉得要实现它们得花好久的时间。

唐：是的，我们需要找到一个切入点，皮特，我相信事情不用像现在这样的。

皮特：等一下，你刚才说“我们”——如果我明天去和你谈话了——比如和你谈了一个小时，你明白吗？“我们”是什么意思？

唐：好吧，我觉得和你已经有某种联系了，皮特。我真的这么想。我的意思是，在这段时间里你已经告诉了我不少事情。我真的觉得自己也融入了你的叙述之中，我也是这个事情的一部分了。而且……

皮特：好吧，你是的。如果我开枪自杀，你可能会感到很沮丧吧。

386 唐：是的，我会的。我会很沮丧。我认为你以前没有尝试与我交谈——你明白的，通过与另一个人交谈来解决你的问题。交谈的内容不应该是能去哪儿玩的琐碎事情，而是与自己紧密相关的事情。

皮特：是的，但真的很难！就像我让你进入我的生活。如果我明天来到咨询中心并且相信你的话，那么会发生什么？你是不是也会像别人一样离开我？我的意思是，我真的很难相信别人。真的很难，真的很难！

唐：嗯，我理解。

皮特：我的意思是你会不会离我而去？就像“好吧，今天和你聊得很开心。但我现在要回家吃晚餐了”。

唐：好，我保证明天我不会那么说。我想说的是我对你很感兴趣，我觉得我们可以一起解决你的问题。我真的这么想。我并不是说我可以解决你所有的问题，但我觉得我们可以一起把事情变得简单。每次谈话后，你都会重新获得一些力量。

皮特：是的，我只是不想受伤。但我觉得我可能会受伤。

387 唐：好吧，你说的是自杀。你明天如果来找我，可能会感觉好一些。

皮特：我说的是与其他选择相比，比如被别人伤害，自杀可能不那么痛苦。

唐：好吧，我理解。我明白你的意思。你知道，我们每天都在与人接触，每天都在做决定。你将自己与他人隔离开，这虽然不危险，但也会带来危害。我真的相信你有时候是身不由己才这样做的。皮特，我觉得今天和我交谈的你和平常的你并不一样。

皮特：我不知道。或许我不是，或许是。我只是很混乱——感觉真的很乱。

唐：是的，我们做个约定怎么样？你现在挂掉电话，但在一小时内不要自杀，我一小时后打电话给你。你可以趁这个机会好好考虑考虑，或者洗个澡什么的。你先暂时抛开自杀的念头，我过会儿再打给你，怎么样？

皮特：好的，一个小时，没问题。

唐：你同意了？……

皮特：但如果我还是感觉很糟糕，我可以打电话给你，对吧？

唐：当然可以。我会一直在这里，因为我知道你今晚真的很沮丧，你的情况随时都可能变化。让我们看看接下来会发生什么，你能告诉我你的电话号码吗？

皮特：不，不，我不想见警察。 388

唐：皮特，我保证我不会报警。

皮特：那你要我的电话干什么？我会打给你的。

唐：好吧，诚实地说，这是我自私的要求。你知道的，如果我挂断电话，而我又没有你的号码，可能我就无法和你再次取得联系了，这对我来说也很困难。

皮特：好吧，可是如果我把我的号码告诉你，我会失控的。我不知道会发生什么。我不知道。你可能会报警。

唐：好吧，皮特，我真的不会报警。我告诉你我这样做的原因。因为我知道我如果报警了，你会更生气。

皮特：嗯。如果你报警了，我会朝自己开很多枪的。

唐：是的，我猜你可能会这么做。我觉得如果我报警，你可能会自杀。我非常关心你。我关心你是否还活着，所以我不会报警。因此，我也不会对你撒谎。但我要求你……

皮特：你要我的电话号码干什么？如果我要打给你，你要我的电话干什么？

唐：我告诉你了。我只是想让我自己更安心，因为那能让我有办法联系你。我的意思是，你可能会在挂了电话后就自杀。如果你想，你就可以那样做。如果我认为你会自杀，我会考虑派一个人去你那里帮助你。因为你对我真的很重 389
要。我们在这次谈话中取得了一些进步，你愿意过会儿再打回来与我交谈吗？我相信你真的愿意。

皮特：你叫什么名字？

唐：唐。

皮特：好吧，好吧，好吧，我把号码给你，但是你不要告诉其他人。

唐：我保证。皮特，你电话多少？

皮特：好吧，321－5261。

唐：好的，皮特。

皮特：我现在应该做什么？

唐：好吧，我觉得你一个人静一会儿会好一些。当然如果你愿意，我们可以继续交谈。这样我也可以知道一些细节。

皮特：我有点儿累了。或许我该躺下休息会儿。我累得就像刚打了一场架。

唐：是的，或许你该睡会儿。

皮特：是的，我会这么做的。

唐：皮特，我很高兴你打电话给我，而且我也觉得我们的交谈进行得不错。

皮特：你觉得跟我交谈感觉很好？

唐：我知道你正经历很多艰难的事，但我真的很高兴你能向我倾诉这些事情，因为我们可以一起解决你的问题。情况会变好的。

390 皮特：希望如此！因为情况真的该改变了，它们已经错得太久了。

唐：好吧。那就暂时先谈到这里，我一小时后再打电话给你。

皮特：好的，那是什么时候？我已经没有时间概念了。

唐：12 点 45。

皮特：好的。如果铃响了一分钟，我还没接的话，那么我可能在另一个房间睡觉，所以过一阵子才能接电话。

唐：好的，我会尽快——另一方面，我想让你多睡会儿，但像你说的，事情有点复杂，我到时候会打给你，如果你还在睡觉，那么我们可以先不谈，你继续睡觉，好吗？

皮特：好的。

唐：但我今晚还想和你谈话。

皮特：好的，再见，唐。

唐：过会儿聊，再见。

附录 E

关于男同性恋、女同性恋和双性恋人群的误解

纳贾 · B · 古尔德

误解

391 男同性恋者都是女性化的（如手腕柔软、语调高），而女同性恋者都是男性化的或者说是“大老粗”（如短发、骑摩托车）。

事实

一些同性恋者的确表现得与自己的性别不符，但是绝大多数同性恋都不是这样的。无论男同性恋者还是女同性恋者，都会有各种不同的表现，我们不可能通过观察别人的外在表现而分辨出哪些人是同性恋。当某人公开承认自己是同性恋时，人们经常表示“我永远也不会猜得到他（她）会是同性恋”。另一方面，同性恋者会喜爱自己的性取向。这可能是因为同性恋的身份使同性恋者不仅可以表现出那些传统的限定在他们本身性别上的特质，而且还可以自由地表现并获得与另一性别相关的积极特质。对于女性来说，这意味着她们可以是独立的、强健的、善于分析的、有机械技能的、“成功的”。对于男性来说，这意味着他们可以是善于支持他人的、能感受到自己情感的、有创意的、自然率真的、敏感的。

误解

双性恋者其实是半隐秘的男同性恋者或女同性恋者，他们只是太害怕了而不敢公开承认。

事实

对有些人来说，双性恋是一个过渡阶段；但 392
对有些人来说，它可能真的是一个终身的身份。人们经常到了中年才知道自己属于哪种。所以，朋辈咨询师的工作是去探究双性恋对于来访者的意义和日常表现。

误解

女性成为女同性恋者，是因为她们找不到男性伴侣，或曾与男性伴侣有过不好的经历，或就

是还没有找到适合的男性。

事实

目前大多研究者们认为，一个人经历爱和性吸引的性质在生命的相对早期就确定了，一般不会被后天环境所改变。所以，尽管女性会经历不同的关系，但她对其他女性的吸引总会表现出来。从另一方面来说，即使女性已经与男性有过一些愉快的亲密恋爱关系，但是她们也可能更加满意自己和其他女性之间的亲密关系。一些女性用“女性身份的男性”来表达他们的个人和政治态度。

误解

在同性恋情侣中，一个人通常扮演男性角色，另一个人扮演女性角色。

事实

这种情况在部分同性恋情侣中是存在的，但是大多数同性恋者都倾向于追求一种平等的关系，挣脱传统性别角色的束缚。

误解

同性恋教师会诱奸孩子，所以任何教育系统都不应该雇用他们。

事实

393 同性恋者并不会比异性恋者更喜欢和儿童发生性关系。反而几乎所有的儿童性侵犯案例中，性侵犯的实施者都是异性恋男性。

误解

同性恋的老师可能会使孩子变成同性恋。

事实

大部分同性恋者在遇到其他同性恋者前，就已经意识到了自己是同性恋。同性恋夫妇和异性恋夫妇的孩子的性取向并没有差异。从另一方面来说，一名孤单的年轻同性恋者在挣扎要不要公开自己是同性恋时，如果他知道一位老师或者其他重要的人是同性恋者，他就会得到安慰和鼓励。

误解

人们不是异性恋就是同性恋。

事实

研究表明绝大多数人曾与同性伙伴有亲密关系或性行为。而且，一个人的性取向在一生中是会变化的。许多人很晚，甚至是在结婚和有小孩之后，才意识到自己同性恋或者双性恋。

误解

同性恋者肯定不快乐。

事实

最近的研究表明，同性恋者并不比异性恋者更快乐或更不快乐。但是儿童和青少年同性恋者因为受到他人误解等，可能会经历一段困难且痛苦的时期来接受自己是同性恋这个事实。

误解

同性恋是一种疾病。

事实 394

1973 年，美国精神病学协会通过投票表决将同性恋从病理学疾病中清除。任何一名负责的受过良好教育的医生、治疗师或教师都不会坚持这个过时又不可信的说法。

误解

同性恋可以被治愈。

事实

这个误解和认为同性恋是疾病的误解是相似的，所以也是不正确的。然而，当同性恋者年轻时，或因为自己的性取向而苦恼时，他们可能会试图爱上某位异性，从而否定自己对同性的情感。他们也可能试图向某些宗教机构或治疗机构寻求帮助。致力于消除自己对同性的情感的尝试往往会失败。而有些治疗则强调帮助同性恋者接受和适应自己的真实感受，这样的治疗比较成功。

附录 F

发起一个关于 HIV 抗体检测的匿名朋辈咨询项目

王乔安、
莎琳·C·佩雷拉

395 即使对于最有兴趣且最积极的学生们来说，发起一个关于 HIV 抗体检测的匿名朋辈咨询项目也需要付出相当大的努力。组织该项目的困难在于获得制度上的支持，以及确保充足的资金来源。

项目每年的开支包括实验室维护费用，购买避孕套和口交安全套的花费，制作宣传册、做广告、提供教育资助的费用和培训费。项目的资金可以来自一些小型学生组织，或者其他的机构。

首先，组织者必须努力让学校的健康中心支持该项目。其次，还需要获得学校各行政部门的批准。作为发起项目的学生组织应该做好充足的准备来处理各种问题，比如如何恰当地将医学信息告知学生，以及项目具体会如何运作。

396 如果学校健康中心的职工和行政部门支持这个项目，学校就更可能批准该项目，健康中心的代表们可以在一些会议和活动中倡导这样的项目并提供医疗保障。

获得学校健康中心对项目的支持也是十分重要的，这主要有以下几个原因。学校健康中心可以将朋辈咨询师和专业人员联系起来。专业人员对项目管理非常重要，他们能督导在职的咨询师以及仍在接受培训的咨询师。项目需要各种领域的专业人员，比如实验技术员（进行抽血和抗体检测）和医生（作为顾问并提供关于最新的治疗预防趋势的信息）。该项目需要健康教育主任或专家来解决有关 HIV 预防问题和提供特定医疗信息，也需要心理学家解决咨询上的问题和负责督导学生。同时，需要医生作为顾问，当咨询师需要回答来访者一些关于医学的问题时，医生能提供相关信息给咨询师。

此外，专业人员可以组织每周的临床督导会议来提高咨询师的咨询技巧，从而使健康教育者更好地提供服务。并且专业人员还可以经常提供机会就特定问题向他们咨询。专业工作者还能给朋辈咨询师提供情感和心理支持，特别是当朋辈咨询师遇到困难的案例或是需要通知来访者检测结果为阳性时。同时，专业人员可以将该项目及项目成员同其他学校的相关机构联系起来。

参与该项目的专业工作者每月需要投入 6～10 个小时在项目相关的活动上。在项目初始阶段往往需要投入更多的时间。

培训朋辈咨询师

目前，每年开设两次新咨询师的培训。每次培训都包括两期课程。培训时间表如下所示。

一期课程

感兴趣的学生们：

- 填好一张申请表。
- 参加一次朋辈咨询的入门介绍课。
- 参加一次为期两天的由国家认证的 HIV/AIDS 教育工作者授课的密集培训，（如果学生有丰富的朋辈咨询经验，此项要求就可以免除）培训费由学校健康中心提供。

二期课程

培训期的咨询师们：

- 参加一次会议来学习项目的具体程序和政策。
- 参加两次两小时的课程，在专业人员的督导下进行角色扮演，从而提高自己的咨询技巧。在两次检测前环节中作为观察者旁观学习。
- 亲自接受 HIV 检测并在督导会上分享自己的经验。

397 在第二期课程培训的角色扮演模块中，专业工作者作为培训中的咨询师，主持检测前环节（医师自由选择是否参与）。然后成员们进行讨论，以自己的经历为基础给出建议。

在第二期课程中，新咨询师们可以开始进行咨询，且需要参加每周 1 小时的督导课。咨询师选择一周中固定的时间段（1～3 小时）来参加督导课。如果新的咨询师由于课程冲突而无法参加督导课，那么可以等自己时间允许时再参加二期课程。有时候，培训方会开展特殊专题的讲座，涉及一些大家特别感兴趣的话题（比如，性侵犯、艾滋病患者医疗情况的最新进展等）。

斯坦福大学开展该项目的历史

398 如果学生在进行 HIV 检测时遇到的是无偏见的学生而不是令人下意识惧怕的医生，那么他们会更主动地去做检测。正是基于这样的看法，我们让学生参与 HIV 的检测。在学校健康推广项目主任和 AIDS 入门课程协调员的要求下，一位学生调查了一些学生对接受 HIV 检测的看法。许多学生表示担心会暴露自己的身份，对于医生们居高临下的态度感到害怕，而且觉得很难和一位健康专业人员讨论性行为。开设一个匿名监测点也可能让学生产生对 HIV 检测的惧怕心理，所以健康推广项目主任和一群学生一起在学校健康中心创立了这个项目。

对项目的评价主要来自来访者和工作人员两方面。每位来访者在检测后都会做一份匿名评价问卷，而且所有参与的咨询师和工作人员也提供了反馈。截至目前，这个匿名 HIV 抗体检测项目已经得到了大家的认可。学生们对咨询师的知识、专业性和客观态度表达了感谢。同时也有学生提出意见：项目可提供的预约数不足，以及要等待两周才能够获得检测结果时间太长等等。

参考文献

危机咨询

Aguilera, D. C. (1990). *Crisis intervention: Theory and methodology*, Sixth edition. St. Louis, MO: Mosby.

Caplan, G. (1964). *Principles of preventive psychiatry*. New York: Basic Books.

Delworth, U., & Rudow, T. (1972). *Crisis center hotline: A guidebook to beginning and operating*. Springfield, IL: Charles C. Thomas.

Directory of national helplines: A guide to toll-free public telephone service numbers. Ann Arbor, MI: Pierian Press (1994).

Hoff, L. A. (1978). *People in Crisis*. Reading, MA: Addison-Wesley.

Hyman, S. E., & Tesar, G. E. (1994). *Manual of psychiatric emergencies*. Boston: Little, Brown.

Kennedy, E. C. (1981). *Crisis counseling: An essential guide for nonprofessional counselors*. New York: Continuum Books.

Lester, D., & Brockopp, G. (1973). *Crisis intervention and counseling by telephone*. Springfield, IL: Charles C. Thomas.

Roberts, A. R. (Ed.) (1990). *Crisis intervention handbook: Assessment, treatment, and research*. Belmont, CA: Wadsworth.

Slaikeu, K. A. (1984). *Crisis intervention: A handbook for practice and research*. Boston: Allyn & Bacon.

跨文化咨询

American Psychological Association (1993). Guidelines for providers of psychological services to ethnic, linguistic, and culturally diverse populations. *American Psychologist*, *48*(1), 45–48.

Aranda, M. P. (1990). Culture-friendly services for Latino elders. Special Issue: Counseling and therapy for elders. *Generations*, *14* (1), 55–57.

Atkinson, D. R., & Gim, R. H. (1989). Asian/Pacific American cultural identity and attitudes toward mental health services. *Journal of Counseling Psychology*, *36*(2), 209–121.

Atkinson, D. R., Maruyama, M., & Matsui, S. (1978). Effects of counselor race and counseling approach on Asian/Pacific Americans' perceptions of counselor credibility and utility. *Journal of Counseling Psychology*, *25*(1), 76–83.

Atkinson, D. R., & Matsushita, Y. J. (1991). Japanese-American acculturation, counseling style, counselor ethnicity, and perceived counselor credibility. *Journal of Counseling Psychology*, 38(4), 473–478.

Atkinson, D. R., Morten, G., & Sue, D. W. (1989). *Counseling American minorities*. Dubuque, IO: W. C. Brown.

Bamford, K. W. (1991). Bilingual issues in mental health assessment and treatment. *Hispanic Journal of Behavioral Sciences*, *13* (4), 377–390.

Berg, J. H., et al. (1988). Effects of racial similarity and interviewer intimacy in a peer counseling analogue. *Journal of Counseling Psychology*, *35* (4), 377–384.

Bernal, M. E., et al. (1990). The development of ethnic identity in Mexican-American children. *Hispanic Journal of Behavioral Sciences*, *12*(1), 3–24.

Bonilla, L., et al. (1990). A comparison of Latino, Black, and non-Hispanic White attitudes toward homosexuality. *Hispanic Journal of Behavioral Sciences*, *12*(4), 437–452.

Brown, P. (1990). Black social workers in private practice: Challenges and dilemmas. *Journal of Independent Social Work*, *5*(1), 53–67.

Buck, M. R. (1977). Peer counseling from a Black perspective. *Journal of Black Psychology*, *3* (2), 107–113.

Carpenter, R. A., et al. (1985). Peer-managed self-control program for prevention of alcohol abuse in American Indian high school students: A pilot evaluation study. *International Journal of Addictions*, *20*(2), 299–310.

Chang, S. C. (1991). *Asian American history*. Boston, MA: Twayne Publishers.

Cheung, F., & Snowden, L. (1990). Community mental health and ethnic minority populations. *Community Mental Health Journal*, *26*(3), 277–291.

The Crisis (1981, Oct.). Suicide taking its toll on Blacks (p. 401).

D'Andrea, M., & Daniels, J. (1991). Four stages of multicultural counseling training in counselor education. Special Issue: Multiculturalism as a fourth force in counseling. *Journal of Counseling & Development*, 70(1), 29–36.

Domino, G., et al. (1987). The relation of acculturation and values in Mexican Americans. Special Issue: Acculturation research. *Hispanic Journal of Behavioral Sciences*, 9(2), 131–150.

Draguns, J. G. (1976). Counseling across cultures: Common themes and distinct approaches. In P. Pedersen, W. J. Lonner, & J. D. Draguns (Eds.), *Counseling across cultures*. Honolulu: University Press of Hawaii.

Fabrega, H. (1990). Hispanic mental health research: A case for cultural psychiatry. *Hispanic Journal of Behavioral Sciences*, *12*(4), 339–365.

Faulkner, C. W. (1981). Racism: What should you do? *The Observer*, December 3–9, C-6.

French, L. (1989). Native American alcoholism: A transcultural counselling perspective. Special Issue: Counselling women and ethnic minorities. *Counselling Psychology Quarterly*, 2(2), 153–166.

Gim, R. H., Atkinson, D. R., & Whiteley, S. (1990). Asian/Pacific American acculturation, severity of concerns, and willingness to see a counselor. *Journal of Counseling Psychology*, *37*(3), 281–285.

Hendin, H. (1969). *Black suicide*. New York: Basic Books.

Hess, R., & Street, E. (1991). The effect of acculturation on the relationship of counselor ethnicity and client ratings. *Journal of Counseling Psychology*, 38(1), 71–75.

Ho, M. K. (1992). *Minority children and adolescents in therapy*. Newbury Park, CA: Sage Publications.

Horner, D., & Vandersluis, K. (1981). Cross-cultural counseling. In G. Althen (Ed.), *Learning across cultures* (pp. 30–50). Washington: National Association of Foreign Student Affairs.

Hu, H. C. (1975). The Chinese concepts of face. In D. G. Haring (Ed.), *Personal character and cultural milieu* (p. 452). Syracuse, NY: Syracuse University Press.

Institute of International Education (1993). *Open doors 1992/93*. Report on international educational exchange. New York: Institute of International Education (809 United Nations Plaza, New York, NY 10017-3580).

Jones, N. S. (1990). Black/white issues in psychotherapy: A framework for clinical practice. *Journal of Social Behavior & Personality*, 5(5), 305–322.

Juarez, R. (1985). Core issues in psychotherapy with the Hispanic child. *Psychotherapy*, *22*, 441–448.

Kahn, M. W., & Fua, C. (1985). Counselor training as a therapy for alcohol abuse among Aboriginal people. *American Journal of Community Psychology*, *13*(5), 613–616.

Kitayama, S., & Markus, H. (Eds.) (1994). *Emotion and culture*. Washington, DC: American Psychological Association.

LaFromboise, T. D., et al. (1988). Cultural and cognitive considerations in the prevention of American Indian adolescent suicide. Special Issue: Mental health research and service issues for minority youth. *Journal of Adolescence*, *11*(2), 139–153.

Locke, D. C., et al. (1987). Effects of peer-counseling training on psychological maturity of Black students. Special issue: Blacks in U.S. higher education. *Journal of College Student Personnel*, *28*(6), 525–532.

Lubin, B., et al. (1986). Comparison of Mexican and Mexican American college students on the Spanish (American) version of the Depression Adjective Check List. *Hispanic Journal of Behavioral Sciences*, 8(2), 173–177.

Mack, D. E. (1989). Peer counseling: Increasing Mexican-American and Black student contact with a university counseling center. *Journal of College Student Development*, 30(2), 187–188.

Marin, G., et al. (1989). A comparison of three interviewing approaches for studying sensitive topics with Hispanics. *Hispanic Journal of Behavioral Sciences*, *11*(4), 330–340.

Martinez, A., Huang, K., Johnson, S., & Edwards, S. (1989). Ethnic and international students. In P. A. Greyson & K. Cauley, *College psychotherapy*. New York: Guilford Press.

Mason, J. C., et al. (1982). Paraprofessional training of Indian and Alaskan native mental health workers. *White Cloud Journal*, 2(4), 3–8.

Mena, F. J., et al. (1987). Acculturative stress and specific coping strategies among immigrant and later generation college students. *Hispanic Journal of Behavioral Sciences*, 9(2), 207–225.

Menchaca, M. (1989). Chicano-Mexican cultural assimilation and Anglo-Saxon cultural dominance. *Hispanic Journal of Behavioral Sciences*, *11*(3), 203–231.

Miller, K. L. (1989). Training peer counselors to work on a multicultural campus. *Journal of College Student Development*, 30(6), 561–562.

Morales, A. (1971). Distinguishing psychodynamic factors from cultural factors in the treatment of Spanish-speaking patients. In N. N. Wagner & M. J. Haug (Eds.), *Chicanos: Social and psychological prospectus* (pp. 279–280). Saint Louis: C. V. Mosby Company.

Moore, W., Jr., & Wagstaff, L. (1974). *Black education in white colleges*. San Francisco: Jossey-Bass.

National Asian Pacific American Legal Consortium (1993). *Audit of violence against Asian Pacific Americans*. Washington, DC: NAPALC (1629 K Street, NW, Suite 1010, Washington, DC 20006).

Native Hawaiian Study Commission (1988). *The native Hawaiian people* (vol. 2, chapter 8). Part of a report submitted to the Committee on Energy and Natural Resources of the U.S. Senate and the Committee on Interior and Insular Affairs of the U.S. House of Representatives.

Ohnuma, K. (1990, Dec. 7). Asian blackbelt fends off 6 attackers in Seattle. *Asian Week*, p. 3.

Ong, P., & Azores, T. (1991). *Asian Pacific Americans in Los Angeles: A demographic profile*. Public policy project. Los Angeles: Asian American Studies Center, University of California.

Parrillo, V. N. (1980). *Strangers to these shores: Race and ethnic relations in the*

United States. Boston: Houghton Mifflin.
Pedersen, P. (1987). The frequent assumptions of cultural bias in counseling *Journal of Multicultural Counseling & Development*, *15*(1), 16–24.
Pedersen, P., Lonner, W. J., & Draguns, J. D. (1976). *Counseling across cultures*. Honolulu: University Press of Hawaii.
Pedersen, P., & Pedersen, A. (1989). The cultural grid: A complicated and dynamic approach to multicultural counseling. Special Issue: Counselling women and ethnic minorities. *Counselling Psychology Quarterly*, *2*(2), 133–141.
Peng, S. (1988, Apr.). *Attainment status of Asian/Pacific Americans in higher education*. Paper presented at a conference of the National Association for Asian and Pacific American Education, in Denver, CO.
Ponterotto, J. G., et al. (1986). Afro-american students' attitudes toward counseling as a function of racial identity. *Journal of Multicultural Counseling and Development*, *14*(2), 50–59.
Pye, L. (1968). *The spirit of Chinese politics: A study of authority crisis in political development*. Cambridge, MA: MIT Press.
Ramirez, M. (1991). *Psychotherapy and counseling with minorities: A cognitive approach to individual and cultural differences*. New York: Pergamon Press.
Rodriguez, R. (1974-1975). Going home again: The new American scholarship boy. *The American Scholar*, *44*(1).
Rueschenberg, E., et al. (1989). Mexican American family functioning and acculturation: A family systems perspective. *Hispanic Journal of Behavioral Sciences*, *11*(3), 232–244.
Ruiz, R. A., & Padilla, A. M. (1977, March). Counseling Latinos. *Personnel and Guidance Journal*, pp. 401–408.
Sanchez, E., & Mohl, P. (1992). Psychotherapy with Mexican-American patients. *American Journal of Psychiatry*, *149*, 626–630.
Smith, E. M. (1989). Black racial identity development: Issues & concerns. *Counseling Psychologist*, *17*(2), 277–288.
Speight, S. L., et al. (1991). A redefinition of multicultural counseling. Special Issue: Multiculturalism as a fourth force in counseling. *Journal of Counseling and Development*, *70*(1), 29–36.
Suan, L. V., & Tyler, J. (1990). Mental health values and preference for mental health resources of Japanese-American and Caucasian-American students. *Professional Psychology: Research and Practice*, *21*(4), 291–296.
Sue, D. W., & Sue, D. (1990). *Counseling the culturally different: Theory and practice*. New York. Wiley.
Sue, D. W., et al. (1992). Multicultural counseling competencies and standards: A call to the profession. *Journal of Counseling and Development*, *70*(4), 477–486.
Sue, S., Fujino, D., Hu, L., Takeuchi, D., & Zane, N. (1991). Community mental health services for ethnic minority groups: A test of the cultural responsiveness hypothesis. *Journal of Consulting and Clinical Psychology*, *59*(4), 533–540.

Sue, S., & Okazaki, S. (1990). Asian-American educational achievements: A phenomenon in search of an explanation. *American Psychologist*, *45*(8), 913–920.

Takaki, R. (1989). *Strangers from a different shore*. New York: Penguin Books.

Time (1987, August 31). The new whiz kids (pp. 42–51).

Toupin, E. A. (1980). Counseling Asians: Psychotherapy in the context of racism and Asian-American history. *American Journal of Orthopsychiatry*, *50*(1), 76–86.

Trippi, J., & Cheatham, H. E. (1991). Counseling effects on African-American college student graduation. *Journal of College Student Development*, *32* (4), 342–349.

U.S. Bureau of the Census (1990). *Census of population: General population characteristics, United States summary*. Washington, DC: U.S. Government Printing Office.

U.S. Department of Education, National Center for Education Statistics (1993). *Digest of education statistics*. Washington, DC: U.S. Government Printing Office.

U.S. Department of Education, National Center for Education Statistics (1994). *The condition of education*. Washington, DC: U.S. Government Printing Office.

Vohra, S., et al. (1991). A cross-cultural training format for peer counselors. *Journal of College Student Development*, *32*(1), 82–84.

Yau, T. Y., Sue, D., & Hayden, D. (1992). Counseling style preference of international students. *Journal of Counseling Psychology*, *39*(1), 100–104.

Young, T. J. (1989). Treatment of multicultural counseling in correctional psychology textbooks. *Psychological Reports*, *65* (2), 521–522.

Zuniga, M. E. (1988). Assessment issues with Chicanas: Practical implications. *Psychotherapy*, *25*, 288–293.

伦理

Abelson, R., & Nielson, K. (1967). History of ethics. In P. Edwards (Ed.), *The encyclopedia of philosophy*, Vol. 3. New York: Macmillan.

Alves, J. T. (1959). *Confidentiality in social work*. Washington, DC: The Catholic University of America Press.

American Psychological Association (1989). *Ethical principles of psychologists*. Washington, DC: APA Press.

Beyerstein, D. (1993). The functions and limitations of professional codes of ethics. In E. R. Winkler & J. R. Coombs (Eds.), *Applied ethics: A reader*. Cambridge: Blackwell Press.

Brabek, M. M. (Ed.) (1989). *Who cares: Theory, research, and educational implications of the ethic of care*. New York: Praeger.

Brown, R. D. (1985). Creating an ethical community. In H. J. Canon & R. D. Brown (Eds.), *Applied ethics in student services*. San Francisco: Jossey-Bass.

Canon, J. H., & Brown, R. D. (1985). How to think about professional ethics. In H. J. Canon & R. D. Brown (Eds.), *Applied ethics in*

student services. San Francisco: Jossey-Bass.
Chenault, J. (1969). Help-giving and morality. *Personnel and Guidance Journal*, 48: 89–96.
Collins, P. H. (1989). The social construction of black feminist thought. *Signs: Journal of Women in Culture and Society*, *14*(4), 745–773.
Delworth, U., & Seeman, S. (1984). The ethics of care: Implications of Gilligan for the student services profession. *Journal of College Student Personnel* (Nov.), 489–492.
Fuqua, D. R., & Newman, J. L. (1989). Research issues in the study of professional ethics. *Counselor Education and Supervision*, *29*, 84–93.
Gilligan, C. (1982). *In a different voice: Psychological theory and women's development*. Cambridge, MA: Harvard University Press.
Gilligan, C. (1986). Reply by Carol Gilligan. In L. K. Kerber, C. G. Greeno, E. E. Maccoby, Z. Luria, C. B. Stack, & C. Gilligan, On In a different voice: An interdisciplinary forum. *Signs: Journal of Women in Culture and Society*, *11*(2), 304–333.
Gilligan, C. V., Ward, J. V., Taylor, J. M., & Bardig, B. (1988). *Mapping the moral domain: A contribution of women's thinking to psychological theory and education*. Cambridge, MA: Harvard University Press.
Huston, K. (1984). Ethical decisions in treating battered women. *Professional Psychology: Research and Practice*, 6, 822–832.
Iasenza, S. (1989). Some challenges of integrating sexual orientations into counselor training and research. Special Issue: Gay, Lesbian, and Bisexual Issues in Counseling. *Journal of Counseling and Development*, 68(1), 73–76.
Johnston, K. (1985). Two moral orientations—two problem-solving strategies: Adolescents' solutions to dilemmas in fables (Ed.D. dissertation). Cambridge, MA: Harvard University Graduate School of Education.
June, L. N., Curry, B. P., Gear, C. L. (1990). An 11-year analysis of black students' experience of problems and use of services: Implications for counseling professionals. *Journal of Counseling Psychology*, *37*(2), 178–184.
Kitchener, K. S. (1985). Ethical principles and ethical decisions in student affairs. In H. J. Canon & R. D. Brown (Eds.), *Applied ethics in student services*. San Francisco: Jossey-Bass.
Kochman, T. (1981). *Black and white: Styles in conflict*. Chicago: University of Chicago Press.
Kohlberg, L. (1969). Stage and sequence: The cognitive developmental approach to socialization. In D. Goslin (Ed.), *The handbook of socialization theory and research*. Chicago: Rand McNally.
Larrabee, M. J. (Ed.) (1993). *An ethic of care: Feminist and interdisciplinary perspectives*. New York: Routledge.
Luria, Z. (1986). A methodological critique. In L. K. Kerber, C. G. Greeno, E. E. Maccoby, Z. Luria, C. B. Stack, & C. Gilligan, On In a different voice: An interdisciplinary forum. *Signs: Journal of Women in Culture and Society*, *11*(2), 304–333.

Lyons, N. (1983). Two perspectives: On self, relationships, and morality. *Harvard Education Review*, *53*(2), 125–146.

May, L., & Sharratt, S. C. (1994). *Applied ethics: A multicultural approach*. Englewood Cliffs, NJ: Prentice-Hall.

Muehlman, T., Pickens, B., & Robinson, F. (1985). Informing clients about the limits to confidentiality, risks, and their rights: Is self-disclosure limited? *Professional Psychology: Research and Practice*, *3*, 385–397.

Pollitt, K. (1992). Are women morally superior to men? *The Nation*, *255*(22): 799–807. (Letters of criticism, with rebuttal, appear in *The Nation*, *25*(9), 290, 319–320.)

Tennyson, W. W., & Strom, S. A. (1986). Beyond professional standards: Developing responsibleness. *Journal of Counseling and Development*, *64*, 298-302.

Waithe, M. E. (1989). Twenty-three hundred years of women philosophers: Toward a gender undifferentiated moral theory. In M. M. Brabek (Ed.), *Who cares: Theory, research, and educational implications of the ethic of care*. New York: Praeger.

Wicker, A. W. (1985). Getting out of our conceptual ruts: Strategies for expanding conceptual frameworks. *American Psychologist*, *40*, 1094–1101.

Winston, R. B., & Dagley, J. C. (1985). Ethical standards statements: Uses and limitations. In H. J. Canon & R. D. Brown (Eds.), *Applied ethics in student services*. San Francisco: Jossey-Bass.

男同性恋、女同性恋和双性恋议题

Bell, A. P., Weinberg, M. S., & Hammersmith, S. K. (1981). *Sexual preference: Its development in men and women*. Bloomington, IN: Indiana University Press/Alfred C. Kinsey Institute for Sex Research.

Blumenfeld, W. J., & Raymond, D. (1988). *Looking at gay and lesbian life*. Boston: Beacon Press.

Buhrke, R. A., & Douce, L. A. (1991). Training issues for counseling psychologists in working with lesbians and gay men. *Counseling Psychologist*, *19* (2), 216–234.

Coleman, E. (1987). Assessment of sexual orientation. In E. Coleman(Ed.), *Psychotherapy with homosexual men and women*. New York: Haworth Press.

de Monteflores, C. (1986). Notes on the management of difference. In T. S. Stein & C. J. Cohen (Eds.), *Psychotherapy with lesbians and gay men*. New York: Plenum.

Gonsiorek, J. (Ed.). (1985). *A guide to psychotherapy with gay and lesbian clients*. New York: Harrington Park Press.

Hencken, J. D. (1984). Sexual-orientation self-disclosure. Unpublished doctoral dissertation. University of Michigan, Department of Psychology.

Herdt, G. (1989). Gay and lesbian youth: Emergent identities and cultural scenes at home and abroad. In G. Herdt (Ed.), *Gay and lesbian youth*. New York: Harrington Park Press.

Hetrick, E. S., & Martin, A. D. (1987). Developmental issues and their resolution for gay and lesbian adolescents. In E. Coleman (Ed.), *Psychotherapy with homosexual men and women*. New York: Haworth Press.

Iasenze, S. (1989). Some challenges of integrating sexual orientations into counselor training and research. Special Issue: Gay, lesbian, and bisexual issues in counseling. *Journal of Counseling and Development*, 68(1), 73–76.

Nichols, S. E. (1986). Psychotherapy and AIDS. In T. S. Stein & C. J. Cohen (Eds.), *Psychotherapy with lesbians and gay men*. New York: Plenum.

Shively, M., & DeCecco, J. (1977). Components of sexual identity. *Journal of Homosexuality*, 3, 41–48.

Sophie, J. (1987). Internalized homophobia and lesbian identity. In E. Coleman (Ed.), *Psychotherapy with homosexual men and women*. New York: Haworth Press.

Troiden, R. R. (1989). The formation of homosexual identities. In G. Herdt (Ed.), *Gay and lesbian youth*. New York: Harrington Park Press.

Wertheimer, D. M. (1990). Treatment and service interventions for lesbian and gay male crime victims. Special Issue: Violence against lesbians and gay men: Issues for research, practice, and policy. *Journal of Interpersonal Violence*, 5(3), 384–400.

Wolf, T. J. (1987). Group counseling for bisexual men. *Journal for Specialists in Group Work*, 12(4), 162–165.

HIV议题

Baiss, A. (1989). A peer counselling program for persons testing HIV antibody positive. *Canadian Journal of Counselling*, 23(1), 127–132.

Bracho de Carpio, A., et al. (1990). Hispanic families learning and teaching about AIDS: A participatory approach at the community level. Special Issue: Hispanics and AIDS. *Hispanic Journal of Behavioral Sciences*, 12(2), 165–176.

Brown, V. B. (1990). The AIDS crisis: Intervention and prevention. *New Directions for Student Services*, Spr (49), 67–74.

Cantania, J., Coates, T., Stall, R., Turner, H., Peterson, J., Hearst, N., Dolcini, M., Hudes, E., Gagnon, J., Wiley, J., & Groves, R. (1992, November 13). Prevalence of AIDS-related risk factors and condom use in the United States. *Science*, 258, 1101–1106.

Cantania, J., Kegeles, S., & Coates, T. (1990, Spring). Towards an understanding of risk behavior: An AIDS risk reduction model (ARRM). *Health Education Quarterly*, 17(1), 53–72.

de Vroome, E., Sandfort, T., & Tielman, R. (1992, July). *Overestimating the risk of orogenital sex may increase unsafe anogenital sex*. Paper presented at the International Conference on AIDS, Amsterdam, The Netherlands.

Dodd, R. (1992). American Red Cross. (Editorial.) *New England Journal of Medicine*, *327*, 419–420.

Factors influencing behavior and behavior change. (1991, October). Final report of the Theorists' Workshop, Washington, DC.

Gambe, R., et al. (1989). Group work with gay men with AIDS. *Social Casework*, *70*(3), 172–179.

Herek, G. M. (1984). Beyond "homophobia": A social psychological perspective on attitudes toward lesbians and gay men. *Journal of Homosexuality*, *10*, 1–21.

Kalibala, S., et al. (1989). AIDS and community-based care in Uganda: The AIDS support organization TASO. AIDS *Care*, *1*(2), 173–175.

Kaminsky, S., et al. (1990). Life enhancement counseling with HIV-infected Hispanic gay males. Special Issue: Hispanics and AIDS. *Hispanic Journal of Behavioral Sciences*, *12*(2), 165–176.

Krieger, I. (1988). An approach to coping with anxiety about AIDS. *Social Work*, *33*(3), 263–264.

Marin, B. V., et al. (1990). Differences between Hispanics and non-Hispanics in willingness to provide AIDS prevention advice. Special Issue: Hispanics and AIDS. *Hispanic Journal of Behavioral Sciences*, *12*(2), 153–164.

McEwan, R. T., McCallum, A., Bhopal, R. S., & Madhok, R. (1992). Sex and the risk of HIV infection: The role of alcohol. *British Journal of Addiction*, *87*, 577–584.

Morales, E. S. (1990). HIV infection and Hispanic gay and bisexual men. Special Issue: Hispanics and AIDS. *Hispanic Journal of Behavioral Sciences*, *12*(2), 212–222.

O'Leary, A., Goodhart, F., Jemmott, L. S., & Boccher-Latimore, D. (1991). Predictors of safer sex on the college campus: A social cognitive theory analysis. *Journal of American College Health*, *40*, 254–263.

Safer sex guidelines: A resource for researchers and educators. (1987). Brochure. Toronto, Ontario: Canadian AIDS Society.

San Mateo County (1991). *HIV counseling: Sharing the news*. Trainee's manual, version 2.2. San Mateo County, CA: Office of AIDS.

Shapshak, P., McCoy, C. B., et al. (1993). Letter to the editor. *Journal of AIDS*, 6, 218–219.

Surgeon General's report to the American public on HIV infection and AIDS (1992, Dec.). Washington, DC: Center for Disease Control and Prevention, National Institutes of Health, and Health Resources and Services Administration.

Wallack, J. J., et al. (1991). An AIDS bibliography for the general psychiatrist. *Psychosomatics*, *32*(3), 243–254.

宿舍辅导员

Boswinkel, J. P. (1986). The college resident assistant (RA) and the fine art of referral for psychotherapy. *Journal of College Student Psychotherapy*, *1*(1), 53–62.

Frisz, R. H., et al. (1987). Student user evaluations of peer advisor services. *Journal of College Student Personnel*, 28(3), 241–245.

Fuehrer, A., et al. (1988). Individual and situational factors as predictors of burnout among resident assistants. *Journal of College Student Development*, *29*(3), 244–249.

Hetherington, C., et al. (1989a). Resident assistant burnout: Factors of job and gender. *Journal of College Student Development*, *30*(3), 266–269.

Hetherington, C., et al. (1989b). Resident assistants: Training to define personal boundaries. *Journal of College Student Development*, *30*(3), 274–275.

Russel, J. H., et al. (1987). Evaluation of a program of peer helping for first-year students. *Journal of College Student Personnel*, *28*(4), 330–336.

Schinke, S. P., et al. (1979). Crisis-intervention training with paraprofessionals. *Journal of Community Psychology*, *7*(4), 343–347.

Schuh, J. H. (1981). *Increasing the educational role of residence halls*. San Francisco: Jossey-Bass.

Shipton, W. C., & Schuh, J. H. (1982). Counseling problems encountered by resident assistants: A longitudinal study. *Journal of College Student Personnel*, 23, 246–252.

Winston, R. B., Jr., & Buckner, J. D. (1984). The effects of peer helper training and timing of training on reported stress of resident assistants. *Journal of College Student Personnel*, *25*(5), 430–436.

Wolf, M., Dorosin, D., & D'Andrea, V. (1968). *How to be there when you're there: A guide to handling student problems in the residences*. Counseling and Psychological Services, Stanford University.

性侵犯

Bart, P. B., & O'Brien, P. H. (1985). *Stopping rape: Successful survival strategies*. Elmsford, NY: Maxwell House.

Benedict, H. (1985). *Recovery: How to survive sexual assault: For women, men, teenagers, and their friends and families*. Garden City, NY: Doubleday.

Ehrhart, J. K., & Sandler, B. R. (1985). *Campus gang rape: Party games?* Washington, DC: Association of American Colleges/Project on the Status and Education of Women.

Estrich, S. (1991). *Real rape*. Cambridge, MA: Harvard University Press.

McDermott, J. (1979). *Rape Victimization in 26 American Cities*. Washington, DC: U.S. Department of Justice. As cited in P. B. Bart & P. H. O'Brien (1985), *Stopping Rape* (p. 131). New York: Pergamon Press.

Pritchard, C. (1985). *Avoiding rape on and off campus*. Wenonah, NJ: Sate College Publishing.

Sweet, E. (1985, Oct.). *Date rape: The story of an epidemic and those who deny it*. Ms., 56.

自杀

Avery, D., & Winokur, G. (1978). Suicide, attempted suicides and relapse rates and depression. *Archives of General Psychiatry*, 38, 749.

Beck, A. T., Resnick, H. L. P., & Lettieri, D. J. (1986). *The prediction of suicide*. Philadelphia: Charles Press.

Bruyn, H. B., & Seiden, R. H. (1965). Student suicide. *Journal of the American College Health Association*, *14*, 69–77.

Characteristics of 26,000 suicide prevention center patients. *Bulletin of Suicidology*, 6, 24–34.

Devries, A. G. (1966). A potential suicide personality inventory. *Psychological Reports*, *18*, 731–738.

Drye, R., Goulding, R., & Goulding, M. (1973). No-suicidedecisions: Patient monitoring of suicidal risk. *American Journal of Psychiatry*, *130*: 2.

Evans, J. & Boyd, M. (n.d.). *Suicidal crisis*. Riverside, CA: Helpline Volunteer Center.

Friedman, P. (Ed.) (1967). *On suicide: With particular reference to suicide among young students*. New York: International Universities Press.

Friedrich, M. C., et al. (1985). An interdisciplinary supervised student program focused on depression and suicide awareness. Paper presented at the annual meeting of the National Association of Social Workers (New Orleans, LA, January 31–February 3, 1985).

Goodwin, D. W. (1973). Alcohol in suicide and homicide. *Quarterly Journal of Studies on Alcohol*, *33*, 33–64.

Hatton, C. L., & Volente, S. M. (1984). *Suicide, assessment, and intervention*. Norwalk, CT: Appleton-Century-Crofts.

Hawron, K., et al. (1978). Attempted suicide and suicide among Oxford University students. *British Journal of Psychiatry*, *132*, 506–509.

Herring, R. (1990). Suicide in the middle school: Who said kids will not? *Elementary School Guidance and Counseling*, 25(2), 129–137.

Hollinger, P. (1978). Adolescent suicide: An epidemiological study of recent trends. *American Journal of Psychiatry*, *135*, 754–757.

Knight, J. (1968). Suicide among students. In H. L. P.Resnik (Ed.), *Suicidal behaviors*. Boston: Little, Brown.

LaFromboise, T. D., et al. (1988). Cultural and cognitive considerations in the prevention of American Indian adolescent suicide. Special Issue: Mental health research and service issues for minority youth. *Journal of Adolescence*, *11* (2), 139–153.

Lipschitz, A. (1990). *College suicide: A monograph*. New York: American Suicide Foundation.

Martin, D., et al. (1987). A peer counselor crisis intervention training program to help prevent adolescent suicide. *Techniques*, 3(3), 214–218.

Mauk, G. W., et al. (1991). Peer survivors of adolescent suicide: Perspectives on grieving and postvention. Special Issue: Death and adolescent bereavement. *Journal of Adolescent Research*, 6(1), 113–131.

McIntire, M. S. & Angle, C. R. (1980). *Suicide Attempts in Children and Youth*. New York: Harper & Row, pp. 1–13.

Mishara, B., et al. (1976). The frequency of suicide attempts. *American Journal of Psychiatry*, *136*, 516–520.

Motto, J. (1979). The psychopathology of suicide: A clinical model approach. *American Journal of Psychiatry*, *136*, 516–520.

Rosenkrautz, A. (1978). A note on adolescent suicide. *Adolescence*, 13, 208–214.

Shneidman, E. S. (1985). *Definition of suicide*. New York: Wiley.

Seiden, R. (1966). Campus tragedy. *Journal of Abnormal Psychology*, *71*, 389.

Slaby, A. E., & Garfinkel, L. F. (1994). *No one saw my pain: Why teens kill themselves*. New York: Norton.

U.S. Department of Health and Human Services, National Center for Health Statistics (1991). *Health United States 1990*. Washington: U.S. Government Printing Office.

Whitaker, L. C., & Slimak, R. E. (Eds.) (1990). College student suicide. Special issue. *Journal of College Psychotherapy*, 4, 3–4.

Wold, L. (1971). *Suicide among youth*. Washington, DC: U.S. Public Health Service.

理论与培训

Beck, A. T. (1976). *Cognitive therapy and the emotional disorders*. New York: International Universities Press.

Berg, J. H., et al. (1988). Effects of racial similarity and interviewer intimacy in a peer counseling analogue. *Journal of Counseling Psychology*, *35*(4), 377–384.

Berne, E. (1964). *Games people play: The psychology of human relationships*. New York: Random House.

Bowen, N. H., et al. (1985). Women helping women: A peer counseling service. *Women & Therapy*, 4(2), 43–51.

Bratter, B., et al. (3990). The maturing of peer counseling. Special Issue: Counseling and therapy for elders. *Generations*, *14*(1), 49–52.

Brown, W. F. (1976). Effectiveness of paraprofessionals: The evidence. *Personnel and Guidance Journal*, 53(4), 257–263.

Buck, C. B., & Pineda, C. (1985). A peer counseling training module for campus outreach and support services. Paper presented at the annual meeting of the California Association for Counseling and Development, San Diego, CA.

Burns, D. D. (1980). *Feeling good: The new mood therapy*. New York: Morrow.

Caplan, G., & Killilea, M. (Eds.) (1976). *Support systems and mutual help*. New York: Grune & Stratton.

Carkhuff, R. R. (1969). *Helping and human relations*, Vol. 1. New York: Holt, Rinehart & Winston.

Carr, R. A. (1981). *Theory and practice of peer counseling/Le co-conseil theorie et pratique*. Ottawa: Canadian Commission of Employment and Immigration.

Carr, R. A. (1984). Theory and practice of peer counseling. *Educational & Vocational Guidance*, 42, 1–10.

Carroll, M. R., & King, V. G. (1985). The peer helping phenomenon: A quiet revolution. *Counseling & Human Development*, *17*(9), 1–8.

Cooper-White, P. (1990). Peer vs. clinical counseling: Is there a place for both in the battered women's movement? *Response to the Victimization of Women & Children*, *13*(3), 2–6.

Cormier, W. H., & Cormier, S. (1991). *Interviewing strategies for helpers: Fundamental skills and cognitive behavioral interventions*. Pacific Grove, CA: Brooks/Cole.

Danish, S. J., & Brock, G. W. (1974). The current status of paraprofessional training. *Personnel and Guidance Journal*, *53*(4), 299–303.

Delworth, U. (1974). The paraprofessionals are coming! *Personnel and Guidance Journal*, *53*(4).

de Rosenroll, D. (1989). A practitioner's guide to peer counselling research issues and dilemmas. *Canadian Journal of Counselling*, *23*(1), 75–91.

de Rosenroll, D. A., et al. (1990). A centralized approach to training peer counselors: Three years of progress. *School Counselor*, *37*(4), 256–260.

DiPaulo, J (1980). Training of American Indian mental health professionals. *White Cloud Journal*, *2*, 8–13.

Dorosin, D., D'Andrea, V., & Jacks, R. (1977). A peer counselor training program: Rationale, curriculum and evaluation. *Journal of American College Health*, *25*(4), 259–262.

Durlak, J. A. (1979). Comparative effectiveness of paraprofessional and professional helpers. *Psychological Bulletin*, *86*, 80–92.

Egan, G. (1982). *The skilled helper*, Second edition. Monterey, CA: Brooks/Cole.

Egan, G. (1985). *Exercises in helping skills: A training manual to accompany the skilled helper*. Monterey, CA: Brooks/Cole.

German, S. C. (1979). Selecting undergraduate paraprofessionals on college campuses: A review. *Journal of College Student Personnel*, *20*(1), 28–34.

Giddan, N. S., & Austin, M. J. (Eds.) (1982). *Peer counseling and self-help groups on campus*. Springfield, IL: Charles C. Thomas.

Gordon, V. N. (1992). *Handbook of academic advising*. Westport, CT: Greenwood Press.

Goulding, R., & Goulding, M. (1978). *The power is in the patient: A TA/Gestalt approach to psychotherapy*. San Francisco: T.A. Press.

Gruver, G. G. (1971). College students as therapeutic agents. *Psychological Bulletin*, *76*, 111–128.

Hailey, R. T. (1989). The impact of peer supervision on the counseling effectiveness of beginning counselor trainees. *Dissertation Abstracts International*, *49*(8-A), 2112.

Harman, . M., & Baron, A. (1982). A student-focused model for the development of counseling services. *Personnel and Guidance Journal*, *50*, 290–293.

Hill, L. (1990). Facing life transitions: A peer counseling program. *Journal of College Student Development*, *31*(6), 572–573.

Hinrichsen, J. J., & Zwibelman, B. B. (1979). Longitudinal evaluation of service demand at a university peer counseling center. *Journal of Counseling Psychology*, *26*(2), 159–163.

Homme, L. (1970). *Use of contingency contracting in the classroom*. Champaign, IL: Research Press.

Ivey, A. E. (1974). *Microcounseling: Innovations in interviewing training*. Springfield, IL: Charles C. Thomas.

Ivey, A. E., & Gluckstern, N. (1976). *Basic influencing skills*. North Amherst, MA: Microtraining Associates.

Ivey, A. E. (1978). *Microcounseling: Innovations in interviewing, counseling, psychotherapy, and psychoeducation*. Springfield, IL: Charles C Thomas.

Ivey, A. E., & Downing, S. (1980). *Counseling and psychotherapy: Skills, theories, practice*. Englewood, NJ: Prentice-Hall. [See especially chapter 11, sections 8–11.]

Ivey, A. E., & Gluckstern, N. (1974). *Basic attending skills. An introduction to microcounseling and helping*. Amherst, MA: Microcounseling Associates.

Ivey, A. E., & Matthews, W. J. (1984). A meta-model for structuring the clinical interview. *Journal of Counseling and Development*, 63, 237–243.

Jacks, R., Bottjer, F., & D'Andrea, V. (1978). Student perceptions of the relative competence of peer and professional counselors in a career counseling setting. Unpublished manuscript. Counseling and Psychological Services, Stanford University.

Kagan, N. (1972). *Influencing human interaction*. East Lansing, MI: Michigan State University, College of Education and Human Medicine.

Kazdin, A. E. (1994). *Behavior modification in applied settings*. Pacific Grove, CA: Brooks/Cole.

Kingsland, L. J., et al. (1986). Peer programs in post-secondary institutions in Canada. Canadian *Journal of Counselling*, *20*(2), 114–121.

Krumboltz, J. D., Scherba, D. S., Hamel, D. A., & Mitchell, L. K. (1982). Effects of training in rational decision making on the quality of simulated career decisions. *Journal of Counseling Psychology*, 29, 618–625.

Lawson, D. (1989). Peer helping programs in the colleges and universities of Quebec and Ontario. *Canadian Journal of Counselling*, *23*(1), 41–64.

Lenihan, G., et al. (1990). Using student paraprofessionals in the treatment of eating disorders. *Journal of Counseling & Development*, 68(3), 332–335.

Luft, J., & Inghan, H. (1963). The Johari window: A graphic model of awareness. In J. Luft (Ed.), *Interpersonal relationships in group processes: An introduction to group dynamics*. Palo Alto, CA: National Press Books.

Lyons, J. W. (1983). Forward in V. J. D'Andrea & P. Salovey (1983), *Peer counseling: Skills and perspectives*. Palo Alto, CA: Science & Behavior Books.

Mahoney, M. J., & Thoresen, C. W. (1974). *Self-control: Power to the person*. Monterey, CA: Brooks-Cole.

Meilman, P. W. (1986). Meeting the mental health needs of medical students: The effects of a peer support program. *Journal of College Student Personnel*, 27(4), 373–374.

McMullin, R. E. (1986). *Handbook of cognitive therapy techniques*. New York: Norton.

Miller, K. L. (1989). Training peer counselors to work on a multicultural campus. *Journal of College Student Development*, 30(6), 561–562.

Morey, R. E., et al. (1989). Peer counseling: Students served, problems discussed, overall satisfaction, and perceived helpfulness. *School Counselor*, 37(2), 137–143.

Morrill, C. M., et al. (1987). Peer helpers: Overview and caution. *International Journal of Adolescence & Youth*, 1(1), 33–37.

Okun, B. (1976). *Effective helping: Interviewing and counseling techniques*. Belmont, CA: Wadsworth/Duxbury.

Okun, B. (1990). *Seeking connections in psychotherapy*. San Francisco, CA: Jossey-Bass.

Paritzky, R. S. (1981). Training peer counselors: The art of referral. *Journal of College Student Personnel*, 22(6), 528–532.

Pedersen, P. (1987). The frequent assumptions of cultural bias in counseling. *Journal of Multicultural Counseling & Development*, 15(1), 16–24.

Rioch, M., et al. (1963). NIMH pilot study in training and mental health counselors. *American Journal of Orthopsychiatry*, 33, 678–690.

Robinson, S. E., et al. (1991). Peer counselors in a high school setting: Evaluation of training and impact on students. *School Counselor*, 39(1), 35–40.

Russel, J. H., et al. (1990). Evaluation of peer-advisor effectiveness. *Journal of College Student Development*, 31(5), 388–394.

Sala, I. T. (1986). Role-playing: A useful tool in the training of peer counselors and other mental health paraprofessionals. *Techniques*, 2(1), 67–75.

Salovey, P., & D'Andrea, V. (1984). A survey of campus peer counseling activities. *Journal of American College Health Association*, 32, 262–265.

Schinke, S. P., et al. (1979). Crisis-intervention training with paraprofessionals. *Journal of Community Psychology*, 7(4), 343–347.

Silver, E. J., et al. (1992). Effects of a peer counseling training intervention on psychological functioning of adolescents. *Journal of Adolescent Research*, 7(1), 110–128.

Smith, R. A. (1971). A strategy for health manpower. *Journal of American Medical Association*, 10 (217): 1362–66.

Tinsley, H. E. A., et al. (1984). Relation between expectancies for a helping relationship and tendency to seek help from a campus help provider. *Journal of Counseling Psychology*, 31(2), 149–160.

Varenhorst, B. B. (1983). *Real Friends: Becoming the Friend You'd Like To*

Have. San Francisco: Harper & Row.

Vijayalakshmi, S., et al. (1985). Effect of human relations training on the students' ability to function as peer counselors. *Journal of Indian Academy of Applied Psychology, 11*(1), 31–38.

White, R. W. (1974). Strategies of adaptation: An attempt at systematic description. In G. Coelho, D. Hamburg, and R. Adams (Eds.), *Coping and adaptation*. New York: Basic Books.

Wolberg, L. (1967). *The technique of psychotherapy*, 2nd ed. New York: Grune & Stratton.

索　引

（页码为英文原书页码，即本书边码）

图书在版编目（CIP）数据

朋辈心理咨询：技巧、伦理与视角（第2版）/（美）文森特·丹德烈亚，（美）萨洛维编；中国人民大学朋辈心理咨询中心译. —北京：中国人民大学出版社，2013.3

心理咨询与治疗系列教材

ISBN 978-7-300-16870-8

Ⅰ．①朋… Ⅱ．①丹…②萨…③中… Ⅲ．①心理咨询-教材 Ⅳ．①R395.6

中国版本图书馆 CIP 数据核字（2013）第 036167 号

心理咨询与治疗系列教材

朋辈心理咨询：技巧、伦理与视角（第 2 版）

［美］文森特·J·丹德烈亚　彼得·萨洛维　编

中国人民大学朋辈心理咨询中心　译

Pengbei Xinli Zixun：Jiqiao、Lunli yu Shijiao

出版发行	中国人民大学出版社		
社　　址	北京中关村大街 31 号	**邮政编码**	100080
电　　话	010－62511242（总编室）		010－62511770（质管部）
	010－82501766（邮购部）		010－62514148（门市部）
	010－62515195（发行公司）		010－62515275（盗版举报）
网　　址	http://www.crup.com.cn		
经　　销	新华书店		
印　　刷	天津鑫丰华印务有限公司		
规　　格	215 mm×275 mm　16 开本	**版　　次**	2013 年 3 月第 1 版
印　　张	13.5 插页 1	**印　　次**	2023 年 3 月第 4 次印刷
字　　数	362 000	**定　　价**	48.00 元